Hospital Personnel Management

|제2판|

병원인사관리

유형식 · 고성진 · 양혜정 · 양희정 · 이수재 · 정희태 · 황미경 편저

계축문화사

머리말

PREFACE

2021년 초판이 나온 지 벌써 4년이라는 세월이 지났다.

부족함이 있었지만 꾸준한 관심과 사랑을 베풀어 주신 독자님들의 덕분으로 제2판을 출간하게 되어 무한히 감사드린다.

제2판 개정에서 책의 전체 구성 체계는 초판과 동일하게 유지하였다.

다만, 초판본의 전체 내용을 재검토하여 미흡한 부분을 보완하고 불필요한 부분을 삭제하는 작업을 수차례 반복하여 다듬었다. 이와 더불어 독자들의 가독성을 높이고, 책의 내용도 쉽고 명확하게 이해할 수 있도록 문장의 흐름과 적합한 단어의 선택에 많은 노력을 기울였다.

본 책의 특징은 책의 체계를 인사관리의 가장 기본적인 프로세스 순서에 따라 구성하고 내용을 전개하였다. 그리고 각각의 프로세스를 긴밀하게 연계하여 인사관리 전체의 맥락을 하나의 통합적 흐름에서 이해할 수 있도록 집필하였다.

즉, 본 책은 조직의 운영과 목표 달성에 필요한 인력의 확보관리(제3장)에서부터 시작하여, 확보한 인력이 조직의 발전과 성과향상을 이루는데 필요한 역량의 개발관리(제4장), 개발된 인력의 최적 배치전환을 위한 인사이동 및 이직관리(제5장), 구성원이 조직발전에 기여한 성과와 역량을 평가하는 인사고과(제6장), 인사고과의 결과에 따른 공정하고 적정한 보상관리(제7장) 그리고 우수한 인력의 유지 및 이직의 최소화로 조직의 지속적인 성과 창출에 핵심적 관건이 되는 인적자원 유지관리(제8장)로 구성하였다.

그리고 이에 더하여 인사관리의 필수적 내용에 해당하는 사람과 직무의 최적합한 결합을 통해 조직의 유효성 제고를 추구하는 직무관리(제2장)와 구성원 간의 협동관계를 통해 조직의 효율성을 높이려는 인간관계관리(제9장), 조직구성원이 즐겁고 만족하는 조직문화를 창조하고 변화시키는 경영자의 리더십과 갈등관리(제10장) 그리고 노사 간의 협력을 통해 상호 공존과 상생을 모색하는 노사관계관리(제11장)의 내용을 함께 포함하고 있다.

끝으로 이번 제2판 개정의 추진에 큰 도움을 주신 계축문화사 주영일 대표님과 이종언 · 최승규 부장님의 관심과 노고에 깊이 감사드린다.

2025년 6월

대표 편저자 씀

차 례

CONTENTS

제 1 장

인사관리의 개요

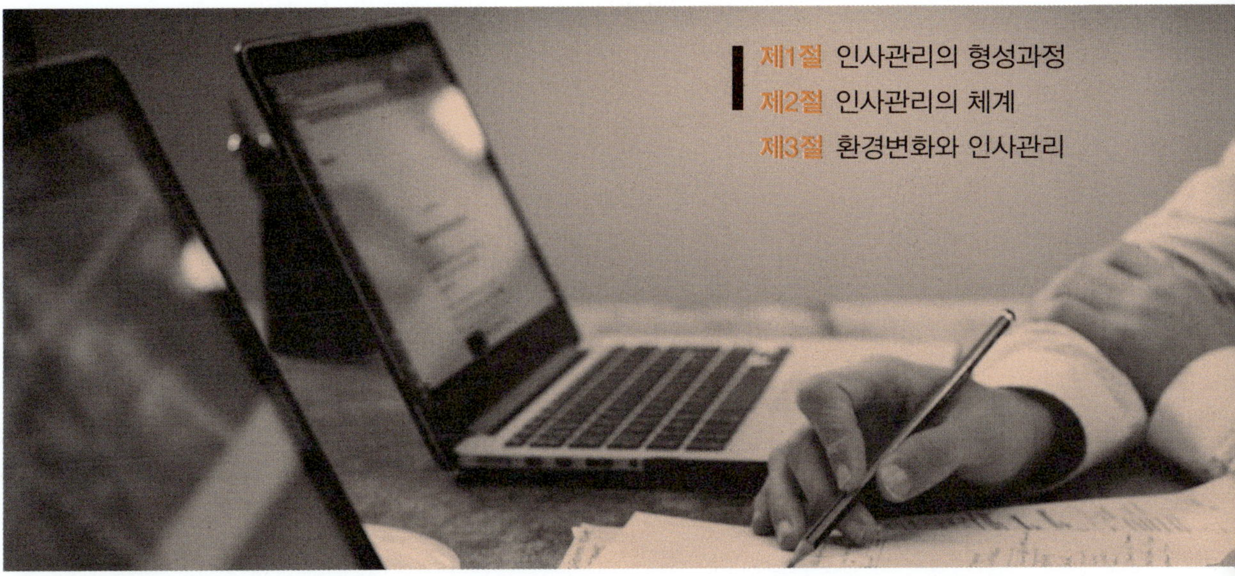

제1절 인사관리의 형성과정
제2절 인사관리의 체계
제3절 환경변화와 인사관리

학습목표

1. 인사관리의 개념을 설명할 수 있다.
2. 인사관리의 중요성을 설명할 수 있다.
3. 인사관리의 목표를 설명할 수 있다.
4. 인사관리의 외부환경과 내부환경을 설명할 수 있다.
5. 인사관리 패러다임의 변화를 설명할 수 있다.

01 인사관리의 개요

제1절 인사관리의 형성과정

1. 인사관리의 개념

1) 인사관리(Personnel Management : PM)란?

인사관리(인적자원관리)란 조직의 경제적 효율성과 조직구성원의 사회적 효율성을 극대화하기 위해 조직에서 필요로 하는 인력을 확보-개발-평가-보상-유지-방출 활동을 계획(Plan)하여 실천(Do)하고 통제(See)하는 활동을 말한다. 즉, 조직과 구성원의 욕구를 동시에 충족시키는 방향으로 전략적인 가치를 지닌 인적자원을 확보-개발-보상-유지의 과정을 관리하는 활동으로 정의할 수 있다. 또한 인사관리는 조직이 구성원인 인적자원의 잠재능력을 최대한으로 발휘하게 하여 그들 스스로가 최대한의 성과를 달성하도록 하며, 그들이 인간으로서의 만족을 얻게 하려는 일련의 체계적인 관리 활동이라고도 할 수 있다.

제2차 세계대전 이전의 인사관리는 주로 생산방법을 배경으로 구성원의 개인적 능률을 중시한 데 반하여, 제2차 세계대전 이후에는 인간관계 연구의 영향과 생산방법의 집단화 및 자동화 등에 따른 팀워크의 필요성 그리고 노사관계의 안정에 의한 원활한 경영활동을 위한 조직과 구성원과의 협력관계의 형성이 특별히 요구되었다.

따라서 오늘날의 인사관리는 다음 3가지 핵심 목표를 달성하기 위해 이들을 효과적으로 관리하는 기술체계라고 할 수 있다.

① 기업의 생산적 목적의 달성

② 조직 내 이해관계의 조정

③ 구성원에 대한 인간적 측면의 충실

즉, 오늘날의 인사관리는 인간노동력의 관리로서의 인력관리(Manpower Management)에 그치지 않고, 조직구성원을 전인적 존재로 인식하고 인간으로서의 욕구를 충족시켜 줌으로써 구성원의 사기와 근로의욕을 드높여 그들 스스로가 창의력을 발휘하는 자발적 협동체제가 형성되고 유지되도록 하는 관리 활동이다.

2. 인사관리의 발전사

인사관리에 결정적인 변화를 일으켰던 가장 중요한 사건은 18세기 후반에 시작되었던 산업혁명이다. 따라서 근대적 인사관리는 산업혁명 이후에 시작되었다고 보고 있다. 왜냐하면 산업혁명 이후에 ① 기술의 발전, ② 교육 · 훈련의 변화, ③ 노동운동의 태동과 노동입법, ④ 노동복지운동이 일어났기 때문이다. 산업혁명 이전과 이후 전개되어온 사용자와 근로자의 관계 변화는 다음과 같다.

1) 원시적 인사관리(Primitive Personnel Management : PPM) 단계

이 단계에서는 인사관리의 기능들이 제대로 갖춰지지 않았거나, 대부분 기능이 갖춰졌다 하더라도 비합리적이거나 제대로 정착되지 못한 상태로서 초보적 형태의 인사관리라고 할 수 있다. 인사부서의 주요 역할로는 조직구성원의 인적사항 등의 기록, 문서의 보관 및 관리, 기본적인 구성원의 태도와 행위 및 업적의 관리, 보상지급이다.

2) 인사관리(Personnel Management : PM) 단계

이 단계에서는 인사관리의 각 기능이 나름대로 정리되어 있으나, 기능별 조정은 미비한 단계라고 할 수 있다. 이 단계의 인사관리의 특징은 다음과 같다.

첫째, 사람을 비용 요소로 보고 조직 전략의 객체로 간주하며, 인건비 감축에 집중을 두었다.

둘째, 개별적인 인사 능력이 통합되지 못하고 분리되어 운영되었으며, 인사관리 부서는 스탭 부서로서 존재하였다.

셋째, 조직의 전략에 따라 인사정책이 결정되는 '일방적 연계' 수준을 형성하고 있었다.

넷째, 반응적 관리(reactive management)로서 조직 내에 문제가 발생한 경우에 이에 대한 조치를 하는 수준에 머물러 있었다.

인사부서의 주요 역할은 기능별 분리된 활동을 활발히 추진하고, 기능별 제도화가 되어 있어 인사 담당자가 바뀌더라도 일관된 업무추진이 가능해졌다.

3) 인적자원관리(Human Resource Management : HRM) 단계

이 단계에서는 각 인사 기능이 조정되고 조화를 이루어 시스템화되어 있으나, 조직의 전략이나 목표의 적합성을 갖지는 못하였다. 이 단계의 인적자원관리의 특징은 다음과 같다.

첫째, 사람에 대한 투자를 중시하고 자원으로 보게 됨으로써 인적자원개발을 강조하게 되었다.

둘째, 개별 인사 기능들이 통합되었다.

셋째, 조직문화에 의해 조직의 경제적 목표와 구성원의 사회적 목표가 균형을 이룰 수 있다는 가능성을 제시하였다.

넷째, 수직적 관리가 아닌 수평적 경영을 중시하게 되고, 인사부서는 인사관리의 기능을 독점하지 않고 라인 관리자에게 분권적으로 이관되었다.

인사부서의 주요 역할은 기능별 활동을 서로 조정해가며 하나의 통합된 시스템을 통해서 계획된 업무를 추진할 수 있게 되었다.

4) 전략적 인적자원관리(Strategic Human Resource Management : SHRM) 단계

(1) 기능별 전략적 인적자원관리(Functional SHRM)

개별 인사 기능들이 조직의 전략이나 목표에 적합성을 갖추어 인적자원을 관리하게 되었으나, 기능별 전략적 접근 간의 통합은 미비한 상태로 남게 되었다. 인사부서의 역할은 개별 인사 기능별로 사례조사 등을 통한 혁신을 추구하여, '전략적 선발', '전략적 인사평가', '전략적 보상관리' 등의 표현들이 등장하기 시작하였다.

(2) 협의의 전략적 인적자원관리(Strategic HRM)

조직의 전략이나 목표의 적합성을 갖추어 인적자원을 관리하려고 하였으나, 경쟁우위 확보와 유지를 위한 주도적인 역할을 하지는 못하였다. 인사부서의 역할은 조직의 목표와 전략이 정해지면 그것에 부합하는 인사정책을 수립하고 실행하였으며, 인사 담당자가 전략기획 담당자에게 피드백을 주거나 상호조정하게 되었다.

(3) 창의적 인적자원관리(Creative HRM : CHRM)

조직의 내부 자원인 사람을 경제적 원천으로 파악하고, 학습이나 지식 창출 및 창의성을 강조하게 되며, 조직의 경쟁우위 확보와 유지에 적극적이고 주도적인 역할을 하게 되는 것이 특징이다. 인사부서의 역할은 구성원 개인의 역량 강화를 위해 학습을 조장하여 지식의 창출과 공유 및 활용을 관리하며 구성원 개개인의 조직에 대한 헌신을 높이기 위한 문화를 개발하게 된다.

3. 인사관리 부서의 역할 재정립

1) 인사관리자의 역할모형

오늘날 인사관리 부서는 비용 중심적이 아니라 수익 중심적으로 변화하고 있다. 이에 대해 울리히(D. Ulrich) 교수는 1997년 그의 저서 'HR champion'에서 인사관리자의 다중역할모델을 제시하면서 인사관리자는 여러 가지의 임무를 수행해야 한다고 주장하였다. 그는 역할 구분에 대한 기준으로 "인사관리의 분석 측면"에서 인사관리자는 업무적(단기)이면서도 전략적(장기) 관리를 수행해야 한다. 그리고 "인사관리 활동 측면"에서 인사관리자는 시스템지향적이면서도 사람에 대한 동기부여 지향적인 기능관리를 수행하여야 한다고 주장하였다. 그의 인사관리자의 역할에 대한 구체적인 내용은 다음과 같다.

(1) 행정전문가(administrative expert) : 효율적 인프라 구축, 인사제도관리

일상적인 인사업무를 효율적으로 수행하는 전문가로서 역할을 수행한다. 불필요한 비용을 제거하고, 직무를 잘 수행할 수 있는 방법을 찾는 활동을 그 목표로 한다. 대표적인 활동은 일상적인 인적자원관리의 지원, 지원 서비스의 가치 극대화, 하부구조의 효율적 설계 및 개선, 리엔지니어링, 효율적 운영 등이 있다.

(2) 근로자의 대변인(employee spokesman) : 구성원의 헌신 · 역량 향상, 동기유발 관리

인사관리자는 구성원들의 니즈(needs)를 이해하고 그들의 고충을 처리하기 위해 노력하며, 구성원에 대한 기대를 홍보하는 등 근로자의 대변인이면서도 조력자로서의 활동을 수행한다. 대표적인 활동은 인간관계관리, 커미트먼트(commitments), 사기 향상, 고충처리, 구성원의 문제 경청, 욕구 충족, 필요자원의 조달 등이 있다.

(3) 전략적 파트너(strategic partner) : 전략의 실행, 전략적 인적자원관리

인사관리자의 역할이 개별 업무보다는 조직의 전체 전략에 맞춰지는 단계로서, 조직체의 경영전략 형성과정에 적극적으로 참여하고 조직의 전략 수립과 인적자원 전략을 통합시키는 활동을 하게 된다. 대표적인 활동으로는 경영이념 정립 과정에 참여, 전략 수립과정에 참여, 조직진단, 조직설계, 사업 전략과의 연계 등이 있다.

(4) 변화 담당자(change agent) : 조직 쇄신, 조직변화관리

기업 내 · 외부의 변화를 민감하게 포착하여 변화와 혁신을 촉진하고, 구성원의 사기와 기업문화의 활성화 및 조직유효성 제고를 위한 변화관리자로서의 활동을 수행하는 것을 말한다. 대표적인 활동으로는 변화 주도, 변화 촉진, 변화관리, 조직개발, 조직문화개발 및 관리 등이 있다.

2) 인사부서의 역할 변화

첫째, 성과 공동체 향상을 위한 인적자원의 자산화 '목적 차원'에서 리엔지니어링이 요청되는데, 인사부서는 기업의 '전략 센터'의 기능을 수행해야 할 필요성이 있다.

둘째, 성과 도출과 공정한 보상을 위한 직무관리, 보수관리, 신분관리, 평가관리의 '구조적(structural) 차원'에서의 리엔지니어링으로서 '서비스 센터'와 같이 구성원을 관리의 대상이 아닌 지원의 대상으로 인식하는 변화가 필요하다.

셋째, 효율적인 인적자원 확보 및 활용 등을 위한 계획(plan), 실천(do), 통제(see)의 '기능적(functional) 차원'에서의 리엔지니어링으로서 '사업 센터'와 같이 인사부서를 더 이상관리부서가 아닌 조직 내 · 외부에서 부가가치를 창출하는 부서로 변화가 필요하다.

4. 인적자원(Human Resource)의 중요성

일반적으로 조직체가 목적을 달성하는데 필요한 경영의 3요소(3M)는 주로 사람(Man), 돈(Money), 물자(Material)를 말한다. 이러한 경영의 3요소 중에서도 가장 중요한 자원은 흔히 숨은 가치라고 부르는 인적자원이다. 인적자원을 숨은 가치라고 하는 이유는 인적자원은 회사의 공시정보인 재무제표에는 표시되지 않기 때문이다. 그러나 특정 기업의 재무상태나 지급능력을 평가할 때는 숨어 있는 인적자원의 가치를 평가하는데, 이는 인적자원이 지니는 특수한 속성인 성과의 수행자, 비용 요소, 인격을 갖춘 개인, 의사결정자, 기업 외부와의 인터페이스이기 때문이다. 이러한 독특한 속성으로 인하여 인적자원은 경영요소 가운데 매우 다양한 특성을 지니고 있어 기업의 운명을 좌우할 수 있는 매우 민감한 요소라고 할 수 있다.

바니(J. Barney)는 자원기반 관점에서 조직체의 지속적인 경쟁우위를 창출하는 자원의 특성을 다음과 같이 제시하고 있다.

① 가치가 있고(valuable)
② 희소하며(rare)
③ 모방이 불가능하고(inimitable)
④ 대체될 수 없는(non-substitutable)

인적자원은 다른 자원에 비해 다음과 같은 특별한 특성을 갖는다.

① 인적자원의 부가가치는 유한한 가치를 지닌 물적자원과는 다르게 무한하다.
② 인적자원은 모방하기가 어려운 자원이다.
③ 인적자원은 스스로 주체적으로 성과 활동에 참여하므로 제공되는 자극에 따라 다르게 반응한다.
④ 인적자원은 개인적인 목표와 욕구가 있고, 독립된 인격적 주체로서 스스로 의사결정을 할 수 있다는 점에서 기계 및 설비와 같은 물적자원과 다르다.

⑤ 인적자원은 교육훈련을 통해 그 부가가치가 무한히 증대될 수 있다.

⑥ 인적자원은 재고나 비축이 어렵고, 인적자원이 존재하는 그 시기에만 활용할 수 있다.

이처럼 인적자원의 속성은 '무한한 부가가치'에 있다고 볼 수 있다. 물리적 자산은 즉시 모방할 수 있으나, 인적자원은 모방할 수 없는 자원으로서 조직 경쟁력의 원천이 된다. 21세기는 지식 정보의 시대이자 창의력이 중시되는 시대로써 한 사람의 특별한 인재가 조직 전체의 성장과 발전에 결정적으로 큰 영향을 미치는 시대가 된 것이다.

과거에는 조직들이 경쟁우위를 확보하기 위해 자본이나 원료, 기계나 공장 설비 같은 물적 요소에 치중하였지만, 오늘날에는 자본이나 물적 자원 차원에서는 어느 기업이나 거의 평균 수준에 도달해 있다. 또한 대량생산으로 원가를 저렴하게 공급하는 규모의 경제도 한계 상황에 와 있다. 결국 인적자원은 조직의 경쟁우위의 핵심적 요소이고, 창의성과 협력을 바탕으로 한 팀워크가 새로운 제품을 창조하고 타 기업의 모방에 튼튼한 방어벽으로써의 원동력이 되는 것이다.

과거의 인사관리는 조직의 구성원을 적재적소에 배치해서 각자의 업무를 성실히 수행하도록 관리만 잘 하면 만사가 문제없이 잘 된다고 생각했다. 그러나 오늘날은 새로운 것을 창조하는 지식과 정보가 조직의 경쟁우위를 확보하는 최고의 요소가 되었다. 그런데 지식은 똑똑한 개인에게서도 나오지만 그 한계는 분명히 존재한다. 조직의 많은 인재들이 머리를 맞대고 지식을 교환하면 새로운 지식이 눈덩이처럼 불어난다. 따라서 기업은 똑똑한 개인을 선발하고 키우는 것도 중요하지만, 이들이 서로 머리를 맞대어 협력하여 집단지성을 발휘할 수 있도록 환경을 조성해주고 활용하는 것이 더 중요하다는 사실을 알게 되었다. 결국 이러한 활동이 인적자원관리에서 큰 부분을 차지하며 과거보다 인적자원관리가 더 중요하게 된 이유 중의 하나이다.

자원기반 이론에서는 인적자원을 비물질적인 자원으로 간주한다. 비물질적 자원은 때에 따라 자산 또는 역량으로도 표현되는데, 인적자원은 사람이 지식과 역량을 발휘하여 무형의 자산을 만들어 낼 수 있다는 점에서 매우 독특하며 무궁한 부가가치를 창출할 수 있다고 본다.

'조직은 사람이다.' 혹은 '인사가 만사'라는 표현은 그만큼 인적자원이 조직의 생존경쟁에 직결된 강력하고도 핵심적인 중요한 자원임을 말해주는 것이다. 조직 내부에는 여러 자원이 있는데, 오늘날 대부분의 다른 자원들은 이전보다 획득하기가 쉬워졌으나 조직의 전략적 우위를 확보하고 지속적으로 유지하기는 어려워지고 있는 현실에서 인적자원의 중요성이 그만큼 더 커지고 있다고 볼 수 있다(Pfeffer, 1994). 일반적으로 조직의 경쟁우위의 원천이었던 경제적 및 재무적 역량과 전략적 마케팅 역량 그리고 기술적 역량 등과 더불어 현재 그 중요성이 더해가는 것이 조직역량이라고 할 수 있다. 이 조직역량은 주로 인적자원관리 시스템으로 구축될 수 있는 것이다. 또한 오늘날 제품의 수명주기는 점점 짧아지고, 기술개발 사이클도 짧아졌으며, 제품의 모방이 쉬워졌기 때문에 지속적인 경쟁우위를 확보하고 유지하기 위해서는 확실한 모방 장벽을 구축하는 것이 중요하게 되었다. 이러한 모방 장벽을 구축하기 위해서는 무엇보다도 조직역량에 해당하는 인적자원관리 시스템을 체계화하여 효율적으로 운영하는 것이 중요하다.

학습정리

1. 인사관리(인적자원관리)란 기업의 경제적 효율성과 구성원의 사회적 효율성을 극대화하기 위해 조직이 필요로 하는 인력을 확보 · 개발 · 평가 · 보상 · 유지 · 방출과 관련된 활동을 계획(Plan)하고, 실천(Do)하며, 통제(See)하는 관리 과정을 말한다.
2. 인사관리의 중요성이 대두된 시기는 산업혁명 이후이며, 그 이유로는 ① 기술의 발전, ② 교육 · 훈련의 변화, ③ 노동운동의 태동과 노동입법, ④ 노동복지 운동의 등장 등이다.
3. 오늘날 대부분의 다른 자원들은 이전보다 획득하기가 쉬워졌기 때문에 전략적 우위의 확보와 유지는 어려워지고 있으므로 인적자원의 중요성이 더해가고 있다.

제2절 인사관리의 체계

1. 인사관리의 연구대상

1) 직무(일, Job)

인사관리에서 직무는 공간적 측면에서 직무구조와 시간적 측면에서 직무수행 과정이 주요 연구대상이 된다. '직무의 구조적 측면'이란 특정 직무가 존재하는 이유, 다른 직무들과의 관계, 일을 수행하는 방법, 필요한 도구 등에 관련된 것을 말한다. '직무의 시간적 측면'이란 직무를 성공적으로 수행하기 위한 일의 순서, 직무의 진행 과정에서의 타 직무와의 연결 등을 말한다.

2) 사람(노동, Human resource)

조직의 경영활동을 위해 존재하는 직무는 인간의 활동을 통해서 그 기능을 발휘한다. 주어진 임무를 수행하는 인간이 과연 이 일을 수행할 능력을 갖추고 있는지, 수행 능력이 없을 때 능력을 갖춘 인력을 새로 구할 것인지 혹은 조직에서 교육 · 훈련을 통해 능력을 갖추도록 할 것인지, 그리고 직무를 수행하는 사람이 이 일에 만족하고 계속 조직에 남아서 일을 할 것인지 등이 중요 관심사이다.

2. 인사관리의 목표

인사관리의 목표는 조직의 '경제적 효율성'과 조직구성원의 '사회적 효율성'을 함께 달성하는 것이다. 조직의 목표는 '경제적 효율성'으로서 최적의 비용을 들여 노동의 산출에 있어 최대한의 효과를 거두는 것이다. 그리고 조직구성원의 목표는 '사회적 효율성'으로서 구성원 개인이 갖는 욕구 및 기대와 관련된 목표를 이루는 것이다. 인사관리의 목표는 조직의 목표와 구성원의 목표 이 두 가지를 조화시키는 방향으로 인사제도를 운용하여 조직의 유지와 성장을 추구하는 것이다.

인사관리에서 추구하는 세부 목적은 다음과 같다.

첫째, 조직의 경제적 효율성을 달성하도록 하는 데 이바지한다. 이에 대한 성과는 수익성, 노동생산성, 비용, 품질, 결근율, 이직률, 업적 등으로 나타난다.

둘째, 구성원의 욕구 충족을 달성하도록 지원하여 조직에의 협력적 의욕을 높이는 것이다. 이에 대한 성과는 근로의욕조사(morale survey) 등을 통해 측정할 수 있다.

셋째, 신체장애인의 고용, 정실주의 인사의 배제, 성별 · 학력별 차별의 폐지, 지역사회의 복지향상과 같은 사회적 책임의 수행에 참여한다.

3. 인사관리의 내용

인사관리의 내용은 개별적 차원과 집단적 차원으로 구분할 수 있다. 인사관리의 개별적 내용은 고용관리, 교육훈련관리, 인사이동관리, 평가관리가 해당한다. 이에 반해 인사관리의 집단적 내용에는 임금관리, 복리후생관리, 인간관계관리, 노사관계관리가 해당한다.

그리고 인사관리 활동의 진행 과정은 일반적으로 인력 확보, 인력 개발, 인력 활용, 인사보상, 유지관리 순으로 이루어진다.

1) 인사관리의 '기능적' 차원

(1) 인력 확보

조직의 목표 달성에 필요한 직무를 수행하는데 적절한 인적자원의 수와 질을 기획(Planning)하고, 모집(Recruitment)하며, 선발(Selection)하는 모든 활동을 말한다.

(2) 인력 개발

조직의 목표를 달성하기 위해 확보된 인력의 역량(competency)을 최대한으로 개발함으로써 조직의 유효성을 높이는 과정을 말한다.

(3) 인력 평가

직무에 종사하고 있는 구성원의 역량과 업적을 평가하여 그가 보유하고 있는 실제적 또는 잠재적 유용성을 체계적으로 평가하는 활동을 말한다.

(4) 인력 보상

구성원이 조직의 목표 달성에 공헌함으로써 제공받는 다양한 유형의 보상을 통해 조직의 목적 달성에 이바지하도록 체계적으로 관리하는 과정을 말한다.

(5) 인력 유지

구성원이 조직의 성과창출 의지와 역량을 계속 유지하도록 유연한 근로시간과 근무장소의 제공, 안전한 근무환경의 제공, 적절한 동기부여 및 스트레스의 관리, 원활한 노사관계 등의 총체적인 활동을 의미한다.

(6) 인력 이직

조직과 구성원 간의 고용관계를 종료시키는 것으로 크게 조직이 주도하여 이루어지는 비자발적 이직(인력감축 활동)과 구성원이 주도하여 발생하는 자발적 이직이 있다.

2) 인사관리의 '관리적' 차원

(1) 인력 계획(Plan)

인사관리의 제 기능을 효율적으로 수행하기 위하여 개별 기능들을 계획하는 활동을 말한다. 인력 계획에는 인력확보 계획, 인력개발 계획, 인력평가 계획, 인력보상 계획, 인력유지 계획, 인력이직 계획 등을 포함한다.

(2) 인력 실천(Do)

조직 인사 부분의 실천 활동은 수립한 인력 계획을 요구 시점에서 집행하는 활동을 말한다.

(3) 인력 통제(See)

인력 통제 활동이란 수행된 일(성과)을 평가하고, 이것을 인력 계획과 비교하여 그 차이

를 발견하고 이를 개선하는 활동을 말한다,

3) 인사관리의 '제도적' 차원

인사관리의 제도적 차원이란 인사관리가 적용되는 '기업형태(조직특성)'에 따라 그 내용과 효율성이 달라질 수 있다는 것을 전제로 하고 있다. 즉 제조기업과 서비스 기업의 경우 그 특성상 인사관리의 내용이 달라질 수 있으며, 서비스 기업군 속에서도 은행 · 보험 회사와 병원 그리고 호텔의 인사관리가 동일할 수는 없는 것이다.

4) 인사관리의 '환경적' 차원

오늘날 조직이 직면한 인사관리의 주요 환경적 요소는 다음과 같다.

첫째, 인력 구성의 다양화 및 구성원의 고령화가 가속되고 있다.

둘째, 조직구성원의 근로에 대한 가치관으로서 삶의 질을 중시하는 경향이 점점 중요해지고 있다.

셋째, 세계화의 가속화로 글로벌 인재의 수요가 증가하고 있다.

넷째, 스마트워크의 확산으로 일하는 방식이 변화하고 있다.

다섯째, 윤리경영에 대한 요구가 더욱 강해지고 있다.

4. 인사관리의 주체

1) 계선조직(Line)

계선조직이란 조직체의 존재 목적을 달성하기 위해 조직경영을 직접적으로 운영하고 집행하는 계층구조를 가진 조직으로 직무와 권한 그리고 책임이 명확하다. 예를 들어, 병원의 경우 구매팀장은 의료소모품 등의 구매계획을 수립하고, 회계팀장은 병원의 현금흐름계획과 예산편성계획을 수립한다. 이처럼 업무를 직접 담당하여 수행하는 주체가 라인이라고 할 수 있다. 이처럼 병원의 진료, 원무, 보험, 재무, 구매, 회계, 연구개발 담당 관리자들 모두가 인사관리를 담당할 수 있다.

2) 참모조직(Staff, 인사전문가)

스텝이란 라인이 담당하는 업무를 보다 효과적으로 수행할 수 있도록 권고, 자문, 협의 등을 지원해 주는 조직을 말한다. 예를 들어, 인사전문가는 사원들을 모집 · 선발하고, 각 라인에서 제출받은 업적평가표를 검토하여 승진율을 조정하며, 임금 인상률에 대한 자료를 조사하여 노동조합 대표들과 검토하여 임금협상에 임하기도 한다. 인사전문가의 업무는 노동생산성 향상, 임금의 공정 배분, 노사안정, 인건비 효율화, 이직 · 결근율 최소화 등이 목표가 된다.

3) 라인과 스텝의 관계

최근 라인과 스텝의 인사관리 활동이 명확하게 구분되지는 않는다. 회사의 규모, 경영자의 스타일, 회사의 전통과 역사 등 각 회사의 특성과 정책에 따라 라인과 스텝은 인사업무를 놓고 분담, 공유, 협조, 지원의 관계 형태를 모두 달리하고 있다.

학습정리

1. 인사관리의 연구대상 중 하나는 직무(일)이다. 특정 직무가 존재하는 이유와 직무를 성공적으로 수행하기 위한 일의 순서, 직무 진행 과정에서의 타 직무와의 연결 등이 연구의 대상이다. 다른 하나는 주어진 임무를 수행하는 인간(노동)이 과연 이 일을 수행할 능력을 갖추고 있는지, 수행 능력이 없을 때 능력을 갖춘 인력을 새로 구할 것인지 혹은 기업에서 교육 · 훈련을 통해 능력을 갖추도록 할 것인지, 그리고 직무를 수행하는 사람이 이 일에 만족하고 계속 기업에 남아서 일을 할 것인지 등이 중요 관심사이다.
2. 인사관리의 목적은 ① 조직의 경영목적의 효율적인 달성에 이바지한다. ② 구성원 각자의 욕구를 충족시켜 조직에의 협동적 의욕을 높인다. ③ 신체장애인의 고용, 정실주의 인사의 배제, 성별 · 학력별 차별의 폐지, 지역사회의 복지향상과 같은 사회적 책임의 수행에 기여한다.
3. 인사관리의 내용은 인사관리의 '기능적' 차원에서 인력의 확보, 개발, 평가, 보상, 유지, 이직이 있으며, 인사관리의 '관리적' 차원에서 인력 계획, 실천, 통제가 있다.

제3절 환경변화와 인사관리

1. 외부환경

1) 노동시장

(1) 고령화

노동력이 조직 활동의 가장 기본적인 동력이라는 점을 고려할 때, 인구감소가 급격히 진행되고 인구구조가 고령화되는 환경에서 조직 활동을 최대한 영위할 수 있도록 적정인력을 확보, 유지해나가는 일이 조직 성공의 중요한 관건 중 하나가 된다.

(2) 여성 경제활동 참가의 증대

여성인력의 양적 증가 및 사회적 지위 향상은 성차별 해소, 고용 평등 노력의 강화, 모성보호, 일과 가정 양립에 대한 지원 등과 같은 이슈들이 인사관리에 새로운 과제로 등장하였다.

(3) 고학력화

고학력화는 조직의 인사관리에 있어서 인력의 자격 과잉 현상을 초래하게 되는데, 이는 구성원의 학력, 자격, 능력과 자신이 수행하는 직무 수준과 불일치가 발생하게 된다.

(4) 비정규근로의 증가

정보화 사회의 진전과 서비스산업의 발달로 고용 형태의 다양화, 조직의 인력 운용방식의 변화, 정부의 노동시장 유연화 정책 등에 따른 비정규직 증가는 낮은 처우 및 열악한 근로조건으로 인한 조직구성원의 근로의욕 감소와 사기 저하 및 충성심의 감소로 나타나 이는 결국 조직 생산성 감소로 이어지는 가능성을 높이고 있다.

2) 세계화

세계시장의 개방 시대를 맞아 다국적 기업 문제, 외국인 근로자의 차별 대우와 문화차이 및 법적 신분 문제 등에 대하여 인사관리에서 여러 가지 이슈에 대한 검토가 필요하게 되었다.

3) 사회문화적 환경

사회문화적 환경은 특히 조직구성원 세대 간의 행동양식에 큰 영향을 미치기 때문에 각 조직구성원 세대의 의식구조와 가치관 등을 이해하여 인사관리를 수행해야 하는 요구가 제기되었다.

4) 기술환경

기술 수준의 발전은 양적인 고용수준에 영향을 미칠 뿐만 아니라, 고용의 질적인 측면인 직종의 구성, 직무의 구조, 업무 분담 등에 영향을 미치고 있다.

5) 정부

정부는 기업을 둘러싼 다양한 이해관계자들의 이해를 조정하기 위하여 채용, 최저임금, 퇴직금, 휴가, 차별금지 등의 문제를 법령으로 개입하고 있다. 이러한 정부의 개입은 점차 증가하는 추세에 있다.

6) 노동조합

노동조합은 노동조합 및 노동관계조정법과 단체교섭 등을 통하여 조직의 인사정책 수립 및 운영 등의 인사관리 전반에 대하여 영향을 미친다.

2. 내부환경

1) 전략

조직의 전략은 인사관리에 있어서 중요한 내부환경이 된다. 인사관리가 전략적으로 중요해지면서 조직의 전략과 인사관리를 연계시켜 조직의 목표를 효율적으로 달성하고자 하는 노력이 증대하고 있다. 또한 인사관리를 통한 조직의 인적자원의 역량 개발 및 축적이 조직의 전략 수립과 실행에 영향을 미치게 된다.

2) 조직의 생명 주기

조직을 유기체로 볼 때 탄생기, 성장기, 성숙기, 쇠퇴기별로 인사관리에서 주요 과제가 다르게 나타나므로 조직은 각각의 생명주기(라이프 사이클)에 적합한 인사관리 방안을 개발하여 이를 적절하게 대응하여야 한다.

3) 기업지배구조

기업지배구조는 경영권이 이해관계자들 간에 어떻게 분포되어 있는가를 의미하는 것이다. 예를 들어 공기업은 상대적으로 인사관리의 공식화 및 집권화 정도가 높고 관행 및 안정성을 중시한다. 이에 비해, 민간기업은 상대적으로 인사관리의 유연성이 높고 인사관리에 있어서 경쟁과 변화를 중시하는 경향이 크다.

4) 최고경영자

최고경영자의 인사 철학이 인적자원을 인건비를 발생시키는 비용요인(cost)으로 보는가, 기업의 경쟁력을 결정하는 핵심 자산(asset)으로 보는가에 따라 기업의 인사관리 정책과 내용은 달라진다. 전자의 경우의 인사관리는 인건비 절감에 초점을 맞출 것이고, 후자의 경우는 우수인력을 확보하고 육성하여 이들에게 동기를 부여하는데 인사관리의 초점을 둘 것이다.

5) 조직규모

조직규모가 매우 작은 조직의 경우에는 인사관리 기능의 분화가 크게 일어나지 않지만, 조직규모가 매우 큰 조직의 경우에는 인사관리 기능이 전문화 · 집중화되면서 조직 내 전문 부문으로서 인사담당 부서가 생기게 된다. 이때부터 본격적으로 인사관리의 제도화가 이루어지게 되며, 조직규모가 일정 수준에 이르게 되면 인사관리 기능의 분권화가 시작된다. 인사관리 기능이 각 사업 부문과 기능 부문 그리고 일반관리자에게 위임되어 조직의 일선 현장에서 인사관리 기능이 실행되게 되고, 인사부서는 주로 전략기능, 전문스태프 기능, 서비스 기능을 수행하게 된다.

3. 인사관리 패러다임의 변화

1) 분석 수준 측면

과거에는 개별 인사제도 중심의 미시적 인사관리에서 오늘날에는 조직 수준으로의 인사관리 시스템에 초점을 두는 거시적 인사관리로 변화하고 있다.

2) 초점 측면

인사관리에서 제도도 중요하지만, 사람(지식 창출, 사회적 자본)에 초점을 두는 것을 중시한다.

3) 핵심 질문 측면

인사관리가 무엇을 하느냐는 관점에서, 무엇을 제공하느냐는 관점으로 변화하고 있다.

4) 기능 측면

인사관리가 단순한 보조의 역할을 하는 것에서 탈피하여, 가치를 창출하는 기능으로 재편성되고 있다.

5) 반응적(reactive) 접근에서 선행적(proactive) 접근으로

과거에 직원들에게 문제가 발생하면 이를 해결하기 위한 특정한 조치를 실행하거나 단편적 처방을 내리는 것에서, 이제는 문제가 발생하지 않도록 미리 예방하고 혹시 문제가 발생하면 어떻게 처리하겠다는 대응책을 미리 세워놓고 지속적이고 장기적인 관점에서 인사

문제를 풀어나가는 것으로 변화하였다.

6) 일원 관리에서 다원 관리로

과거에는 전체 구성원을 일률적으로 관리하였으나, 이제는 구성원을 여러 차원으로 분류한 다음 각각의 분류에 따라 부문별로 인사관리를 달리 적용하게 되었다.

7) 스텝 중심에서 라인 중심으로

과거의 인사관리는 인사팀이나 인사전문 스텝의 일로만 여겨졌지만, 이제는 각 부문의 인사는 그 부서원과 부서장의 주도하에서 이루어지고, 인사 스텝은 그들의 지원자 및 조언자의 역할을 담당한다.

8) 비용 중심에서 수익 중심으로

과거에는 인력을 최소화하여 인건비나 인사 비용을 줄이려고만 하였으나. 이제는 인사관리에 드는 돈은 비용이 아니라 수익이라는 관점으로 변화되었다.

9) 연공 중심에서 능력 중심으로

인사평가와 승진 결정 그리고 보상 결정 시 과거에는 연공이 높은 자는 후임자보다 유리한 입장이었지만, 오늘날은 업적과 역량을 중시하는 경향으로 변화되었다.

10) 표준형 인재에서 이질적 인재로

과거 합리성과 생산성이 중시되던 제조업 중심의 시대는 인간은 기계의 도구나 부속품처럼 순응적 · 안정적 분위기를 중시하였으나, 최근에는 창조성 · 유연성 · 특이성을 추구하는 고객의 욕구 충족을 위해 자율적이고 개성이 뚜렷한 이색적 인재를 필요로 하게 되었다.

11) 개인 중심에서 팀 중심으로

제조업 산업이 중심이 된 시대에는 구성원 각 개인은 독립적으로 상급자가 부여한 규정과 할당량에 따라 자신이 맡은 일만 하면 업무가 진행되었으나, 오늘날 첨단 정보산업사회에서의 생산은 주로 팀워크를 이루어 팀원이 서로 협동하여 진행하는 것이 중요하게 되었다.

학습정리

1. 인사관리의 외부 환경으로는 노동시장, 세계화, 사회문화적 환경, 기술환경의 변화와 정부의 능력과 노동조합의 존재 등이 있다. 그리고 내부환경은 기업의 전략, 조직의 생명주기, 기업의 지배구조와 최고 경영자의 인사 철학, 조직의 규모 등이 있다.

[참고문헌]

김유미(2018). 제4판 인사노무관리 전략 노트. 새흐름.

정수진 · 고종식(2000). 인적자원관리. 삼우사.

정연현 외(2010). 인사관리. 명진.

피터F.드레커/이재규(2014). 21세기 지식경영. 한국경제신문사.

한국노동연구원(2000). 21세기형 인적자원관리. 명경사.

황규대(2008). 인적자원관리. 박영사.

Barney, J.(1991). Firm resources and sustained competitive adventage. Journal of Management. 17(1): 99-120.

Pfeffer. J(1994). Competitive Adventage Though Peple, Harvard Business School Press. Winter: 9-28.

http://www.doopedia.co.kr(2020). (인사관리 [personnel management, 人事管理]). 두산백과.

제2장

직무관리

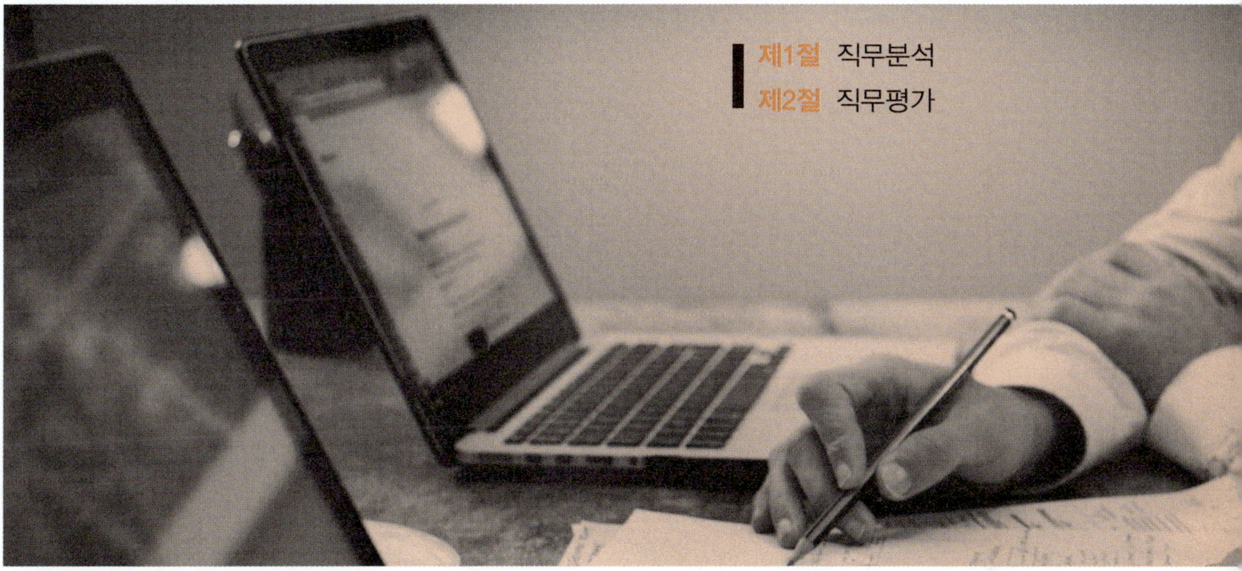

학습목표

1. 직무분석의 개념을 설명할 수 있다.
2. 직무분석의 방법을 설명할 수 있다.
3. 직무분석의 활용범위를 설명할 수 있다.
4. 직무기술서와 직무명세의 차이를 설명할 수 있다.
5. 직무평가의 개념을 설명할 수 있다.
6. 직무평가의 방법을 설명할 수 있다.

02 직무관리

직무관리 분야는 일반적으로 직무분석과 직무평가 그리고 직무설계 등으로 구성이 된다. 그러나 본 장에서는 직무분석과 직무평가 내용을 위주로 설명하고자 한다.

직무분석에서 명확히 이해하고 알아야 하는 것은 "직무분석이란 무엇을 하는 것인가?", "직무분석을 하는 이유는 무엇인가?", "직무분석을 하는 방법은 어떤 것들이 있는가?"이다. 그리고 직무분석을 실시한 후에 그 결과를 정리하여 직무기술서와 직무명세서를 작성하게 되는데, 이 직무기술서와 직무명세서는 어떤 내용들로 구성되는지를 알아야 한다.

조직에는 조직의 목적 달성을 위해 다양한 활동을 하는 직무들이 존재한다. 조직은 조직 내의 직무들에 대한 중요도나 가치 등의 상대적 차이를 파악하기 위해서 직무평가를 하게 된다. 왜냐하면 직무의 상대적 가치에 따라서 보상 등의 수준을 다르게 해야 하기 때문이다. 따라서 직무평가의 개념과 직무평가의 방법 등을 명확히 이해하고 알 필요가 있는 것이다.

제1절 직무분석

1. 직무분석의 개념과 목적

1) 직무분석의 개념

조직은 조직의 목적을 달성하기 위해 조직의 구성원들에게 각각의 과업을 부여하고 그 과업을 수행하게 한다. 과업(task)이란 조직의 구성원이 조직의 목표 달성을 위해 수행하는 작업활동으로서 일을 말한다. 그리고 직위(position)란 조직의 한 구성원에게 부과된 여러 개의 과업을 하나로 묶어서 일컫는 말인데, 한 조직 내에는 구성원의 수와 동일한 수의 직위가 존재한다. 그리고 직무(job)란 조직의 목적 달성을 위해서 수행해야만 하는 조직 내의 동일하거나 유사한 작업들의 한 집단을 일컫는 말이다(최종태, 1995, p.49, 수정 인용; R.WAYNE MONDY · ROBERT M. NOE, 1996, p.92).

직무분석(job analysis)이란 특정한 직무의 내용 및 특성을 구체적으로 분석하고, 그 직무 및 직무수행에 요구되는 지식과 기술, 능력, 숙련 그리고 책임 등의 기본요건을 구체화하는 체계적인 과정이다. 즉, 직무분석은 특정 직무의 내용 및 특성에 대한 모든 정보를 체계적으로 수집하고 분석해서 정리하는 것을 말한다. 좀 더 구체적으로 말하면 먼저 직무를 구성하고 있는 과업의 내용을 정리하고, 이어서 그 직무를 수행하는 직원에게 요구되는 지식과 능력에는 어떤 요건이 필요한지를 분석해서 정리하는 것이다. 이와 같이 직무를 구성하고 있는 과업들의 내용을 분석해서 정리하는 것은 직무기술서라고 하고, 직무를 수행하는 직원에게 요구되는 지식과 능력을 정리한 것이 직무명세서이다(이학종 · 양혁승, 2009, p.226; 김영훈, 2013, p.239, 수정 인용).

이처럼 직무분석은 인적자원관리 전반에 걸쳐서 기본자료로 활용되는 직무기술서와 직무명세서를 작성하기 위하여 직무의 목적과 내용, 직무수행방법과 작업조건, 그리고 자격요건 등 직무에 관한 모든 자료를 체계적으로 수집하고 분석하는 과정이다(이학종, 1995, p.197, 수정 인용)

2) 직무분석의 목적 및 활용

직무분석의 목적은 인사관리 업무를 효율적으로 추진하는데 가장 기본적인 자료를 얻기 위한 것이다. 직무분석을 하게 되면 해당 직무의 내용이 무엇인지를 알 수가 있다. 그리고 그 직무수행에 요구되는 직원의 능력이 무엇인지도 알 수가 있는 것이다. 따라서 직무분석 자료는 조직 내의 직원과 일을 유기적이고 합리적으로 연계시키는데 필요한 유용한 정보가 된다. 즉, 직무분석의 결과는 각 직무에 요구되는 지식과 능력을 갖춘 적합한 사람을 선발해서, 직무수행에 필요한 교육훈련을 실시하여 조직의 목적 달성에 기여할 수 있도록 직무수행을 하는 데 유용한 자료로 활용되는 것이다.

직무분석의 결과가 가장 직접적으로 활용되는 것은 직무평가의 기초자료가 된다는 점이다. 그리고 직무분석은 인사관리 전체의 모든 과정에서 기초자료로 활용된다. 즉 직무분석의 결과는 인사관리 분야의 인력계획과 직원의 선발, 교육훈련, 배치, 인사평가, 인사이동, 임금 결정 그리고 승진 등 인사관리의 전 분야에서 활용이 된다.

직무분석의 활용 분야를 구체적으로 살펴보면 다음과 같다.

첫째, 직무분석은 인력의 확보 및 배치에 활용된다. 조직 내의 직무별로 필요로 하는 인력을 산정하거나 그 직무에 적합한 직원을 선발하고자 할 때 그리고 직무에 대한 적합한 직원을 배치하고자 할 때 직무분석의 결과 후에 정리되는 직무기술서와 직무명세서가 기초자료로 활용된다.

둘째, 직무분석은 직무평가 시 기초자료로 활용되어 직무의 상대적 가치에 따른 임금 결정의 핵심적인 기준으로 활용된다.

셋째, 직무분석은 직원의 인사평가를 위한 평가기준을 마련할 때 기초자료로 활용된다.

넷째, 직무분석은 직원의 교육훈련 및 경력개발을 위한 계획을 수립할 때 기초자료로 활용된다.

다섯째, 직무분석은 인력의 유지, 인력감축, 이직방지를 위한 기본방침을 수립하거나 운영할 때 기초자료로 활용된다.

여섯째, 직무분석은 직무수행 중에 발생할 수 있는 안전사고 예방계획의 수립에 기초자료로 활용된다.

일곱째, 직무분석은 직무설계 시 기초자료로 활용된다.

2. 직무분석의 방법

직무분석을 하기 위해서는 직무에 대한 정보를 조사해서 수집해야 한다. 직무분석을 위한 자료수집 방법은 일반적으로 관찰법과 면접법, 질문지법, 작업자기록법 그리고 조합법 등을 사용한다. 그리고 각 직무분석 방법의 구체적인 내용을 살펴보면 [표 2-1]과 같다.

표 2-1 직무분석 방법의 종류

직무분석 방법	내용	장점	단점
① 관찰법	관찰법은 직무분석자가 직무를 담당하는 직원이 직무를 직접 수행하는 모습을 현장에서 관찰하여 해당 직무의 수행내용, 수행절차, 수행방법, 작업조건 등을 기록하는 방법이다.	• 직무수행 기간이 짧은 생산직이나 기능직 직무에 활용이 적합하다. • 실시하기가 간편하다.	• 직무수행 기간이 긴 직무나 정신적 작업이 많은 직무에는 적용하기에 적합하지 않다. • 직무수행자의 업무수행에 지장을 줄 수 있다.
② 면접법	면접법은 직무분석자가 해당 직무의 수행자나 그의 상사를 직접 만나서 면접을 통해 직무에 대한 정보를 얻는 방법이다.	• 해당 직무에 대해 정신적인 작업까지 충분한 정보를 얻을 수 있다.	• 직무분석자의 질문 능력과 직무수행자의 설명 능력이 모두 적정 수준 이상이 되어야 좋은 정보를 얻을 수 있다. • 면접에 많은 시간과 비용이 소요된다.
③ 질문지법	질문지법은 직무수행자에게 직무 및 직무수행에 관련된 질문지를 주어서 질문에 기록하게 하여 해당 직무에 관한 정보를 얻는 방법이다.	• 모든 직무에 적용할 수가 있다. • 짧은 시간 내에 정보를 얻을 수가 있다.	• 직무수행자가 질문 문항을 잘못 이해하거나 불성실하게 작성하게 된다면 직무분석에 원하는 정보를 얻는 데 한계가 있을 수 있다.
④ 작업자 기록법	직무수행자가 자신이 매일 수행하는 업무에 대해 기록한 업무일지 및 상사의 지시사항 등의 정보를 수집해서 해당 직무를 분석하는 방법이다.	• 직무수행자가 업무일지를 충실히 기록하였으면 직무수행자의 업무를 방해하지 않고 비교적 신뢰도 높은 구체적인 자료를 얻을 수가 있다.	• 업무일지가 직무 전체의 내용을 모두 다 기록할 수는 없기 때문에 직무분석에 충분한 정보수집에는 제한적인 방법이다.
⑤ 조합법	어떤 직무분석 방법을 하나만 사용했을 때 직무분석에 필요한 충분한 정보를 얻기는 어렵기 때문에 보통 몇 개의 직무분석 방법을 함께 조합하여 사용하는 방법이다. 예를 들어 면접법과 질문지법을 함께 사용하거나 관찰법과 면접법을 함께 사용하여 직무분석에 필요한 정보를 얻는 방법이다.	• 두 개 이상의 직무분석 방법을 조합하여 사용함으로써 직무분석에 필요한 보다 더 충분한 정보를 수집할 수가 있다.	

3. 직무기술서와 직무명세서

어떤 직무에 대한 직무분석을 실시한 후 그 직무분석의 결과는 두 가지 형태의 문서로 정리하게 된다. 하나의 문서는 직무기술서로 작성이 되고, 다른 하나의 문서는 직무명세서로 작성되는 것이다. 직무기술서는 주로 직무에 관련된 내용을 중심으로 정리되는 것이고, 직무명세서는 그 직무를 수행하는 사람 즉 직무수행에 필요한 인적 요건을 중심으로 그 내용이 구성되게 된다. 이와 같이 직무분석의 결과 후에 작성된 직무기술서와 직무명세서는 직무평가의 중요한 기본자료로 활용된다.

1) 직무기술서(Job Description)

직무기술서는 직무분석의 결과를 그 직무에 포함된 과업과 책임을 일정한 양식에 따라 기술한 문서이다. 직무기술서에 포함된 구체적인 내용은 직무명칭, 직무의 목적, 직무 내용, 직무에 포함된 과업, 직무수행 방법, 직무수행에 사용되는 장비와 도구, 직무수행의 작업조건, 타 직무와의 관계 등이 기술되어 있다. 그리고 직무기술서는 해당 직무에서 기대되는 결과를 명백히 제시해 주기 때문에 그 직무를 수행하는 직원에 대한 오리엔테이션과 교육훈련 그리고 실적 및 성과평가에 대한 기본자료로 사용된다(이학종, 1995, pp.195~197 수정 인용).

2) 직무명세서(Job Specification)

직무분석 결과를 기초로 작성되는 직무명세서는 직무수행자가 해당 직무를 수행하기 위해서 요구되는 지식과 기술 수준, 교육 수준, 정신적 및 육체적 능력, 해당 직무의 경험 수준 등의 인적 요건을 중심으로 작성한 문서를 말한다. 그리고 직무명세서는 주로 직원의 모집과 선발 그리고 배치에 유용하게 사용된다(이학종, 1995, p.197 수정 인용).

학습정리

1. 직무분석의 개념을 설명하시오.
2. 직무분석의 방법을 설명하시오.
3. 직무분석의 활용범위를 설명하시오.
4. 직무기술서와 직무명세의 차이를 설명하시오.

제2절 직무평가

1. 직무평가의 개념과 목적

직무평가(job evaluation)란 어떤 하나의 조직체 내의 전체 직무들 간의 상대적 가치를 비교하여 체계적으로 결정하는 방법이다. 즉, 전체 조직체 내의 모든 직무를 조직 목적의 달성 측면에서 기여하는 정도를 평가하여 어느 직무가 상대적 가치가 더 높고 또는 어느 직무가 상대적 가치가 더 낮은지를 결정하는 방법이다. 따라서 직무평가를 하게 되면 그 조직체 내에서 어떤 직무가 더 중요하고 가치가 있는지 또는 그렇지 않는지를 알 수 있는 것이다. 직무평가를 실시하기 위해서는 먼저 직무분석의 자료가 필요하다. 즉 직무분석을 실시하여 그 결과를 정리한 직무기술서와 직무명세서가 직무평가 시 사용되는 가장 중요한 핵심 정보가 되는 것이다(이학종 · 양혁승, 2009, p.428 수정 인용).

직무평가의 가장 직접적인 목적은 각 직무의 임금수준을 결정하는 데 기준이 되는 가장 기본적이고 객관적인 자료를 얻기 위한 것이다. 따라서 상대적 가치가 높은 직무는 기본임금을 보다 높게 책정하고, 또한 상대적 가치가 낮은 직무는 기본임금을 보다 낮게 책정함으로써 직무의 상대적 가치에 따라 조직체의 공정하고 합리적인 임금체계의 기반을 구축할 수가 있는 것이다. 또한 동일 가치를 갖는 직무는 동일 임금수준을 책정하게 된다. 그리고 직무평가는 각 직무의 중요도와 난이도, 위험성 그리고 책임성 등에서 직무의 가치가 어느 수준에 해당하는지 평가되기 때문에 이에 따라 조직 내의 인력의 배치 및 인력개발에도 활용될 수가 있다.

2. 직무평가의 방법

앞에서 설명한 바와 같이 직무평가는 어떤 한 조직체 내에 존재하는 각 직무 간의 상대적 가치를 평가하여 그 상대적 가치에 따라 임금수준을 결정하고자 하는 것이다. 일반적으로 직무평가의 방법은 크게 비량적 방법과 양적 방법으로 구분된다(그림 2-1).

비량적 방법(Non-quantitative Method)은 직무를 수행하는 데 있어서 그 직무의 중요도와 난이도, 위험성 그리고 책임성 등을 포괄적이고 종합적으로 판단하여 직무의 상대적 가치를 평가하는 방법이다. 반면에, 양적 방법(Quantitative Method)은 각 직무에 대한 평가요소를 양적으로 계량화하여 분석적으로 평가하는 방법이다. 따라서 비량적 방법은 종합적 방법이라고도 하며 서열법과 분류법이 있고, 양적 방법은 분석적 방법이라고도 하며 점수법과 요소비교법이 있다.

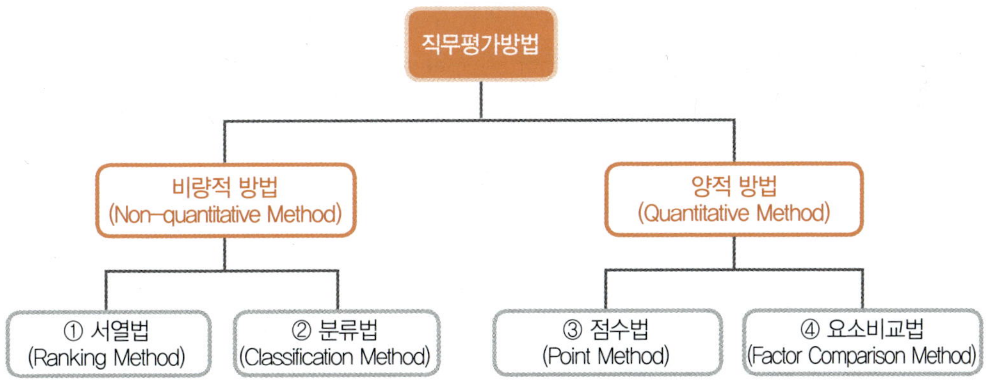

그림 2-1 직무평가 방법의 종류

자료 : 김영훈, 2013, p.248. 수정 인용

1) 서열법(Ranking Method)

서열법은 조직 내 전체 직무들의 상대적 가치를 총체적이고 포괄적으로 상호 비교해서 각 직무의 상대적 가치를 파악한 후에 이에 따른 서열을 결정하는 평가방법이다. 서열법에서는 각 직무 간의 상대적 가치를 보다 정확하게 판단하기 위해서 쌍대비교법(paired comparison method) 등을 사용하기도 한다.

쌍대비교법의 예를 들면, 어떤 조직의 직무가 A직무, B직무, C직무, D직무, E직무, F직무로 구성이 되어 있다고 가정하면, 먼저 A직무와 B직무 이 두 개의 직무를 비교하여 어느 직무가 상대적 가치가 높고, 어느 직무가 상대적 가치가 낮은지를 이와 같이 계속해서 직무들을 두 개씩 비교해서 평가함으로써 전체 직무들의 순위를 결정하는 방법이다.

이와 같이 서열법은 간단한 편이라 사용하기가 쉬운 방법이지만, 직무들 간에 상대적 가치가 명확하게 차이가 나거나, 직무의 수가 많지 않을 때 사용하는 직무평가 방법이다. 그러나 직무의 수가 많게 되면 직무 간의 상호비교가 어려우므로 사용하기 어려운 방법이다.

2) 분류법(Classification Method)

분류법은 등급법이라고도 하며, 서열법을 개선한 직무평가 방법이다. 분류법은 상대적으로 간단한 방법으로 아래에서 설명하는 과정을 통해서 평가가 진행된다.

① 직무기술서와 직무명세서를 이용하여 직무의 중요도, 난이도, 위험도, 책임성 등을 고려하여 직무의 등급을 설정하고, 직무의 등급에 대한 기준 및 정의를 설명하는 직무의 등급기술서(grade description)를 제작한다.

② 직무의 등급기술서를 참조하여 각 직무가 어느 등급에 해당하는지를 판단하여 직무의 상대적 가치를 결정한다.

분류법의 장점 및 단점을 살펴보면 다음과 같다.

① 분류법은 직무의 등급기술서(grade description)를 잘 만들어 놓으면 평가자가 평가방법을 쉽게 이해할 수가 있어 직무평가를 비교적 간편하게 실시할 수가 있다.

② 직무의 등급기술서(grade description)를 제작할 때 직무의 등급별 기준이나 정의를 하는 데 있어서 이를 제작하는 사람의 주관적인 판단이나 개인적 생각이 개입될 여지가 많으므로 등급분류 자체에 객관성의 문제가 존재할 가능성이 있다.

③ 평가요소의 기준이나 정의가 명확하게 정리되어 있지 않을 때는 평가자의 해석이나 판단에서 일관성이 결여되는 오류가 발생할 수 있다.

3) 점수법(Point Method)

점수법은 분석적이고 체계적인 양적 방법이다. 그리고 평가자가 비교적 사용하기도 쉬운 편이라서 가장 많이 사용되는 직무평가 방법이다. 점수법은 직무를 평가하기 위해서 몇 개의 평가요소를 선정하고, 각 평가요소별로 상대적 중요도에 따라 가중치를 부여하여 점수를 정해놓고 각 직무에 대해 평가요소별로 해당하는 점수를 부과한 후에 각 평가요소별 점수를 합산하여 그 직무에 대한 전체 점수를 산정한다. 그리고 각 직무별로 산출된 점수를 상호 비교하여 점수의 높고 낮음에 따라 직무의 상대적 가치를 결정하는 방법이다.

점수법의 직무평가 절차는 다음과 같이 이루어진다(김영훈, 2013, pp. 249~253. 수정 인용; 이학종 · 양혁승, 2009, p.434. 수정 인용).

(1) 직무평가의 평가요소 선정

(2) 평가요소별 가중치 설정

(3) 평가요소 수준별 점수 부여

(4) 직무별 총점수의 산출

(5) 총점수에 따른 서열화

일반적으로 직무평가에서 주로 사용되는 평가요소는 숙련도(skill), 노력(effort), 책임(responsibility), 직무 조건(job condition) 등이 있다. 예를 들어, 점수법에서 평가요소 및 평가요소별 가중치의 설정, 평가요소별 세부평가요소의 설정 및 가중치의 배분, 세부평가요소별 각 수준의 점수 부여에 대해 임의로 제작한 표의 예시는 [표 2-2]와 같다.

표 2-2 직무평가의 평가요소 및 평가요소 수준별 가중치(예시)

평가요소	세부평가요소	수준				
		1수준	2수준	3수준	4수준	5수준
숙련도(50점)	지식(15)	3	6	9	12	15
	경험(20)	4	8	12	16	20
	창의성(15)	3	6	9	12	15
노력(15점)	정신적 노력(10)	2	4	6	8	10
	육체적 노력(5)	1	2	3	4	5
책임(20점)	대인적 책임(15)	3	6	9	12	15
	대물적 책임(5)	1	2	3	4	5
직무조건(15점)	작업조건(10)	2	4	6	8	10
	위험성(5)	1	2	3	4	5

점수법의 장점 및 단점을 살펴보면 다음과 같다.

① 점수법은 평가요소와 가중치가 정확하게 설정이 되면 평가 시 평가자의 주관을 최소화할 수 있다.
② 각 직무에 대한 평가점수가 명확하게 산출되므로 직무 간의 상호비교가 가능하여 직무의 상대적 가치에 따른 서열을 결정하기가 쉽다.
③ 직무의 상대적 가치를 기준으로 임금수준을 결정할 수가 있으므로 임금의 결정에 합리적이고 공정성을 기할 수가 있다.
④ 점수법은 평가요소의 선정과 평가요소별 가중치를 설정할 때 설계자의 주관이 개입될 경우 평가결과의 객관성을 확보하기가 어렵다.
⑤ 평가에 필요한 자료를 만드는데 많은 시간과 노력이 요구된다.

4) 요소비교법(Factor Comparison Method)

요소비교법은 먼저 직무를 평가할 평가요소를 선정하고, 이어서 조직 내에서 가장 중심이 되는 몇 개의 대표직무(기준직무)들을 선정한다. 그리고 대표직무(기준직무)들에 대해 미리 정해놓은 평가요소별로 상호비교하여 서열을 정하고 대표직무들의 임금을 각각의 평가요소에 배분한다. 그다음에는 대표직무들의 평가요소별 기준과 평가할 직무를 상호비교하여 해당 직무의 상대적 가치를 결정하고, 마지막으로 평가 대상 직무의 상대적 가치를 임금액으로 결정하는 방법이다. 요소비교법의 평가 진행 과정은 아래의 설명과 같다.

(1) 평가요소의 선정

직무를 평가할 때 주로 사용되는 평가요소는 숙련도(skill), 노력(effort), 책임(responsibility), 직무조건(job condition) 등을 선정한다.

(2) 조직 내의 중심이 되는 몇 개의 대표직무 선정

여기서는 대표직무를 대표직무A, 대표직무B, 대표직무C, 대표직무D, 대표직무E의 5개로 선정하기로 한다.

(3) 평가요소별 대표직무들의 서열을 정함

숙련도, 노력, 책임, 그리고 직무조건의 4개의 평가요소 각각에 대해서 대표직무 5개에 대한 서열을 정한다(표 2-3, 그림 2-2).

표 2-3 평가요소별 서열 결정(예시)

평가요소	대표직무A	대표직무B	대표직무C	대표직무D	대표직무E
숙련도	1	5	4	3	2
노력	5	1	2	4	3
책임	1	4	5	2	3
직무조건	4	1	5	3	2

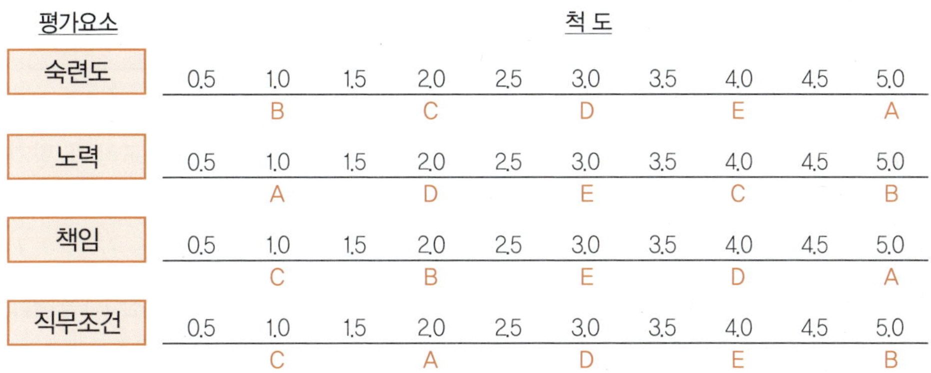

그림 2-2 요소비교법의 평가요소 및 척도(예시)

* A, B, C, D, E 는 대표직무A, 대표직무B, 대표직무C, 대표직무D, 대표직무E를 말함

(4) 평가요소별 서열에 따른 기준 임금액을 정함(표 2-4 참고)

표 2-4 평가요소별 서열에 따른 기준 임금액(예시)

평가요소	1	2	3	4	5
숙련도(40%)	16,000	12,800	9,600	6,400	3,200
노력(30%)	12,000	9,600	7,200	4,800	2,400
책임(20%)	8,000	7,200	4,800	3,200	1,600
직무조건(10%)	4,000	3,200	2,400	1,600	800

(5) 각 대표직무들의 시간당 임금액을 배분하여 산출함

평가요소별 대표직무들의 서열 결과(표 2-3)와 평가요소별 기준 임금액(표 2-4)을 상호

매칭시켜서 대표직무들의 시간당 임금을 산출한다(표 2-5).

표 2-5 대표직무들의 시간당 임금 산출(예시)

평가요소	대표직무A	대표직무B	대표직무C	대표직무D	대표직무E
숙련도	16,000	3,200	6,400	9,600	12,800
노력	2,400	12,000	9,600	4,800	7,200
책임	8,000	3,200	1,600	3,200	4,800
직무조건	1,600	4,000	800	2,400	3,200
시간당 임금	28,000	22,400	18,400	20,000	28,000

(6) 대표직무들의 평가요소별 값을 기준으로 평가 대상 직무를 상호비교하여 평가 대상 직무의 상대적 가치를 결정한다.

(7) 평가 대상 직무의 상대적 가치를 평가요소별 기준 임금액(표 2-4 참고)을 참고하여 시간당 임금액을 산출한다.

요소비교법의 장점 및 단점을 살펴보면 다음과 같다.

① 요소비교법은 대표직무가 잘 선정되고, 직무평가를 위한 측정 척도가 잘 준비되면 가장 합리적이고 신뢰도 높은 직무평가를 할 수가 있다.
② 요소비교법은 직무평가와 더불어 임금산출이 가능하므로 공정한 임금책정을 가능하게 하는 장점이 있다.
③ 요소비교법은 실시하기 위해 준비하는 과정이 복잡하고 시간이 많이 소요된다.
④ 요소비교법은 대표직무가 잘못 선정되거나 측정한 척도가 정확하지 않게 되면 직무평가의 타당성에 문제가 생길 수 있는 단점이 있다.

이상에서 직무평가 방법들을 살펴보았다. 직무평가 방법 중에서 서열법과 요소비교법은 조직 내의 직무와 직무들을 상호 비교하여 평가하는 방법이고, 분류법과 점수법은 특정 기준을 미리 만들어 놓고 조직 내의 각 직무들이 어느 기준에 부합하는지를 검토하여 직무를 평가하는 방법이다.

학습정리

1. 직무평가의 개념을 설명하시오.
2. 직무평가의 방법을 설명하시오.
3. 직무평가의 방법들의 장점 및 단점을 설명하시오.

[참고문헌]

김영훈(2013), 「병원인적자원관리」 제4판, 수문사

이학종(1995), 「인적자원관리」 제3판, 세경사

이학종 · 양혁승(2009), 「전략적 인적자원관리」, 박영사

최종태(1995), 「현대인사관리론」, 박영사

R.WAYNE MONDY · ROBERT M. NOE(1996), 「HUMAN RESOURCE MANAEEMENT」 SIX EDITION, Prentice-Hall, Inv. A Simon & Schuster Company Noe et. al., 2000, p.117

제3장

인적자원의 확보관리

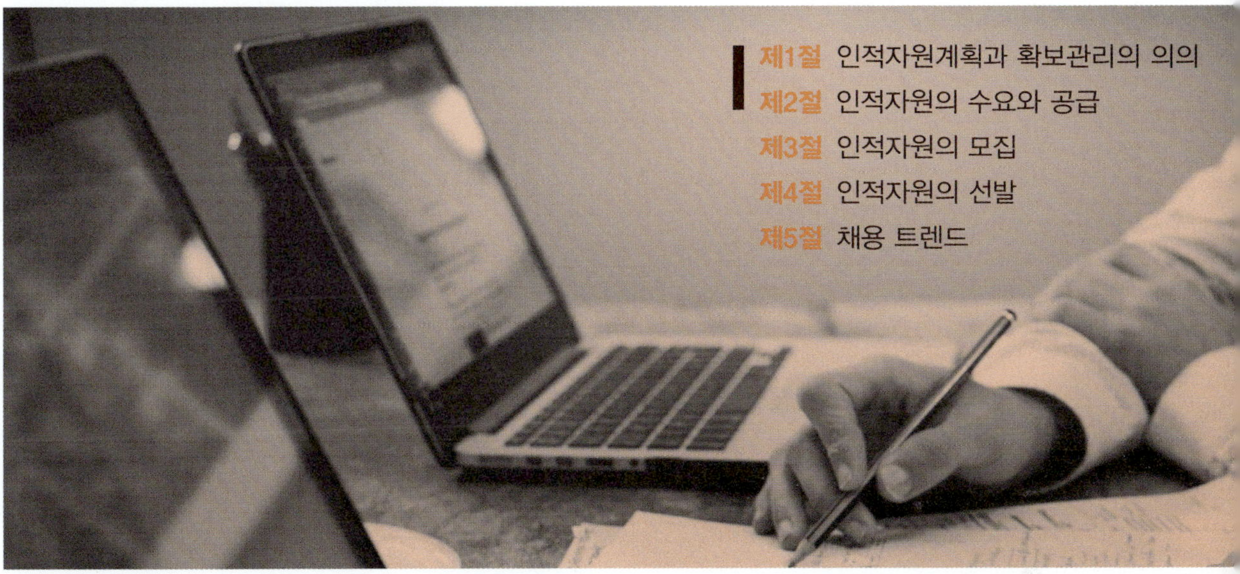

학습목표

1. 채용관리의 중요성과 채용 절차를 설명할 수 있다.
2. 모집과 선발관리의 절차와 내용을 설명할 수 있다.
3. 채용형태의 변화를 설명할 수 있다.
4. 미래의 채용 변화 추세를 설명할 수 있다.

03 인적자원의 확보관리

제1절 인적자원계획과 확보관리의 의의

1. 인적자원계획의 의미와 내용

1) 의의

인적자원계획(Human Resource Planning, HRP)은 보통 인사계획 또는 인력계획이라고도 하며 조직이 그 목표를 달성하는데 필요로 하는 인적자원의 수요와 공급을 분석하고 파악하여 계획을 수립하는 과정이다.

2) 인적자원계획의 검토사항

의료기관에서 필요로 하는 인적자원의 양과 질은 환경요인에 따라 매우 민감하게 변화한다. 주요 환경요인으로는 노동시장의 구조적 변화(노동시장의 유연화 및 경제 상황의 변화에 따른 인력수요의 변화), 직무영역의 구조적 변화(새로운 직무의 등장), 노동 동기부여의 구조적 변화(국민생활수준의 향상에 따른 노동계층의 욕구 변화) 등을 예로 들 수 있다.

미래 사회는 자동화와 인공지능과 관련된 노동력이 중요한 역할을 할 것으로 예측됨에 따라 이러한 점이 인적자원계획에서 주요한 검토사항으로 등장할 것이다. 특히 사회적 및 감정적인 영역에서 더 섬세한 인지능력이 요구된다. 기본적이고 단순한 업무는 줄어들고 높은 인지력과 고급 기술력이 주목받게 될 것으로 예상된다. 4차 혁명시대에 자동화와 인공지능과 관련된 일자리의 대체 정도에 따른 다양한 직무의 미스매치가 발생할 것으로 예상된다.

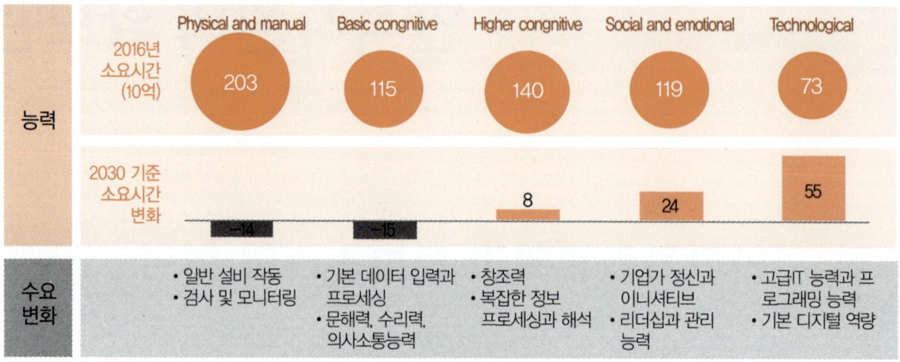

그림 3-1 자동화와 인공지능이 초래하는 업무 변화

자료 : 고용노동부, 미래 일자리 세계의 변화, 2018에서 재인용

3) 인적자원계획의 과정

인적자원계획의 과정은 다음과 같은 단계를 거쳐 진행된다.

(1) 첫 번째 단계, 인적자원계획의 수립

인적자원계획의 시작은 노동시장에서의 수요와 공급의 예측에서 비롯된다. 인사담당자는 병원에서 필요한 다양한 인적자원의 수요량을 직종별로 예측하고, 이를 기초로 노동시장에서의 인력공급량을 점검해야 한다. 즉, 현재 병원에 요구되는 인력이 직종별, 직급별로 얼마나 되는지?, 현재 병원에서 필요한 인력은 쉽게 공급받을 수 있는지? 등에 대해 병원이 필요로 하는 인력자원의 수요와 공급량을 예측한다.

(2) 두 번째 단계, 인력수요 및 인력공급의 예측

인력의 수요 공급 예측에 기반하여 소요 인력별 인력의 부족과 과잉 여부를 판단한다. 이를 기초로 병원의 자체 인력확보계획을 수립한다.

(3) 세 번째 단계, 인적자원계획의 목표설정 및 전략기획

앞 단계의 분석 결과를 토대로 병원의 인적자원확보 계획과 전략을 수립한다.

(4) 네 번째 단계, 인적자원계획의 실시

수립된 목표와 전략에 따라 인력을 모집하고 집행하는 활동이다. 인력수급 예측과 단계별 과정을 통해 모집과 선발 활동이 실행된 후에는 반드시 인력계획의 첫 번째 단계와 네 번째 단계까지의 전체 과정을 피드백한다. [그림 3-2]에서 보는 바와 같이 인력계획의 수행단계별로 피드백이 이루어져야 한다.

(5) 다섯 번째 단계, 평가 및 통제

네 번째 단계까지 수행하고 난 후에는 인적자원계획의 전 과정을 평가하여 새로운 인력수요와 공급을 예측하고 목표를 설정하는 데 반영하는 과정을 지속하여 인력계획과 모집 그리고 선발과정이 원활하게 진행될 수 있도록 관리한다.

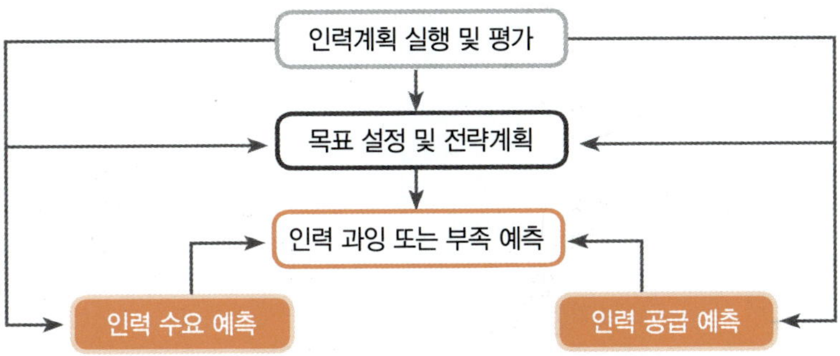

그림 3-2 전반적인 인력계획과정

자료 : aymond Noe et al., Fundamentals of human resource management, Mcgraw hill, 2018, p. 130

4) 확보관리와 전략

인적자원의 확보관리는 병원조직의 목표를 달성하기 위하여 특정 직무를 수행할 수 있는 구성원을 획득하는 체계적이고 합리적인 관리 과정으로 충원이라고도 한다. 확보관리는 인력관리(인적자원관리)의 4대 기능 중 가장 먼저 진행되는 운영기능으로서, 광의로는 모집에서부터 시작하여 선발, 배치, 퇴직 및 해고에 이르기까지의 모든 관리 활동을 의미하지만 일반적으로는 인력계획, 모집, 선발 및 배치의 과정을 의미한다. 즉 인적자원의 확보관리의 구성은 인력수급 예측, 인력의 모집 및 선발과 그에 대한 평가과정으로 이루어진다. 인력수급 예측은 조직이 미래 시점에 필요로 하는 인적자원의 양과 질을 판단하고 그에 대한 공급원을 모색하는 과정이다. 그리고 모집은 의료기관의 예비근로자가 해당 의료기관의 조직과 직무에 관심을 갖게 하는 과정이며, 선발은 이들 중 최적의 인재를 의료기관이 확보하는 과정이다. 마지막으로 배치는 선발된 인력을 적재적소에 위치시키는 활동이다.

인적자원의 확보관리(채용관리)의 단계와 주요 내용을 정리하면 다음과 같다(표 3-1).

표 3-1 인적자원의 확보관리 단계별 내용

확보관리의 단계	주요 내용
인력계획	• 인력 충원의 목적과 필요성의 명확화 • 확보 대상 인력 및 해당 인력의 직무수행기술 내용의 명확화 • 확보 대상 인력의 수와 질의 명확화 • 기업 내 · 외부 노동시장의 현황에 대한 조사 및 철저한 분석 • 인력확보 시점의 명확화
인력모집	• 지원자의 모집방법 결정 • 모집에 대한 구체적 계획 수립 • 모집 공고방안 수립
인력선발	• 채용 대상 직무에 적합한 지원자 선발 방안의 제시 • 구체적 선발 도구의 사전 개발 • 공정한 선발 절차의 수립 • 선발된 인력의 조직 목표 달성의 기여도 측정
인력배치	• 배치 기준의 수립 • 배치 후 만족도 및 효과성 측정 및 분석

자료 : 안상윤, 병원조직인사관리, 보문각, 2020(수정하여 재정리함)

조직이 인력을 확보하는 방법은 크게 두 가지로 구분할 수 있다(최중락, 2020, p.147). 첫째 방법은 적응전략으로서, 인력의 소요가 발생할 때 그에 대응하여 선발을 시도하는 것이다. 둘째 방법은 계획전략으로서, 미래의 인력수요에 대응하여 적합한 인재를 미리 육성해 두는 전략이다. 현재 우리나라 대다수 의료기관은 필요할 때마다 인력 모집을 통해 소요인력을 선발하고 채용하는 적응전략을 추구하는 경우가 많은 편이다.

의료기관이 조직의 목표를 달성하고, 지속적으로 발전하기 위해서는 조직에 적합한 사람이 누구인지를 명확히 파악하고 필요인력을 확보하는 조치를 최우선적으로 해야 한다. 우수한 인재들로 가득한 조직은 조직구성원 스스로 올바른 방향을 알아서 찾아갈 수 있지만, 그러하지 못한 조직은 아무리 훌륭한 전략을 개발하여 가지고 있더라도 이를 제대로 실행할 수 없을 것이다. 짐 콜린스는 자신의 저서 '좋은 기업을 넘어 위대한 기업으로(Good to Great)'에서 성공한 관리자들은 버스가 어느 방향으로 갈 것인지 보다는, 버스에 어떤 사람을 태울지를 먼저 결정한다고 강조하였다(김면식, 2020, p.165).

이처럼 오늘날 의료기관에서의 인적자원의 확보는 매우 중요한 관리기능이므로 단지 의료기관에서 필요한 인력을 모집하여 선발과정을 거쳐 채용하는 일련의 수동적 역할에 머물러서는 위대한 병원으로 나아갈 수 없다. 따라서 의료기관은 다른 의료기관에 앞서 우수한 인적자원을 사전에 확보하고, 조직의 유능한 인재로서 거듭날 수 있도록 육성하여, 적재적소의 배치를 통해 이들이 조직에 생동감과 활력을 불어넣어 조직의 목표를 효율적으로 달성할 수 있도록 의료기관은 인사관리를 조직의 핵심적인 생존전략으로 인식하고 적극적 관점의 인사관리 마인드를 갖추려는 변화가 필요하다.

학습정리

1. 전반적인 인적자원계획의 과정을 설명시오.
2. 조직의 인력확보전략을 설명하시오.
3. 인적자원 확보의 중요성을 설명하시오.

제2절 인적자원의 수요와 공급

1. 인적자원의 수요 예측

인적자원의 수요와 공급의 예측은 모든 인사관리 활동의 출발점이다. 필요한 인력수요에 적합한 인력이 공급될 수 있을 때 의료기관은 추가적인 인력확보의 필요성을 느끼지 않게 된다. 그러나 수요보다 공급이 많거나 또는 더 많은 수요가 발생한 경우(그림 3-2)에는 인력의 변동이 필요하다.

1) 수요 예측

인적자원의 수요 예측은 단기 · 중기 · 장기적으로 소요되는 의료기관의 필요인력과 정원의 양 및 질을 파악하는 과정이다. 일반적으로 의료기관이 필요로 하는 인력의 수요는 총수요인력(의료서비스 제공을 위해 필요한 전체 인력의 수)와 순수수요인력(총보유인력에서 현재 보유하고 있는 인력을 제외한 순수 필요인력 수) 및 인건비 지불능력(의료기관이 지급 가능한 인건비총액) 등과 연관되어 있다.

2) 인적자원의 수요예측기법

(1) 양적 접근법(계량적 접근법)

이는 하나 또는 그 이상의 기준요소를 설정하여 이를 근거로 통계적 또는 수리적 방식으로 소요인력을 산정하는 방법이다. 이 방법은 해당 의료기관의 과거 자료를 이용하여 분석하기 때문에 비교적 객관적인 특징을 가진다. 그러나 경영환경이 불확실하거나 불연속적인 상황에서는 예측의 정확도가 떨어지는 단점이 있다. 양적 접근법에 속하는 방법에는 통계적 기법(생산성 비율분석, 추세분석, 회귀분석)과 화폐적 접근법 등이 있다.

① 통계적 기법

㉠ 생산성 비율분석

과거 의료기관이 달성한 생산성의 변화(예: 지난 10년간 의사 1인당 진료건수)를 통해 필요한 인력을 산정한다.

㉡ 추세분석

과거의 인적자원 수요에 관한 자료를 월별, 분기별, 연도별로 작성하고, 이를 그래프로 나타낸 추세선을 수학적으로 확정하여 특정 시점에서의 총소요인원을 결정하는 방식이다.

표 3-2 추세분석을 통한 인력수요 산정의 예

연도	연간 총 환자의 수	간호사/환자비율	고용된 간호사 수
2016	2,800	3/9	870
2018	1,910	3/5	960
2020	1,650	3/4	1,030
2022	1,420	3/4	1,240
2024	1,660	3/4	1,230

ⓒ 회귀분석

인력수요에 영향을 미치는 다양한 요인들의 영향력을 독립변수와 종속변수 간의 회귀방정식(단순회귀, 이중회귀, 중회귀)으로 계산하여 의료기관의 미래 인력수요를 예측하는 방법이다.

회귀분석의 장점 및 단점은 아래와 같다.

첫째, 의료기관이 보유하고 있는 기존의 자료를 이용하여 몇 년 후(5년, 10년 후 등)의 자료를 쉽게 예측할 수 있는 장점이 있다.

둘째, 기존의 자료가 충분하지 못한 경우에는 이 방법을 사용하지 못하거나 분석결과를 신뢰할 수 없는 경우가 발생할 수 있다.

셋째, 회귀분석은 독립변수가 종속변수인 인력수요와의 상관성이 존재할 때에만 회귀분석 기법이 활용될 수 있다.

② 화폐적 접근법

이는 의료기관이 근로자를 채용할 수 있는 지불능력에 초점을 맞추어 필요인력을 산정한다. 앞에서 설명한 생산성 비율분석, 추세분석, 회귀분석 방법이 업무 중심의 수요예측기법이라고 한다면, 화폐적 접근법은 인건비의 관점에서 수요량을 측정한다는 데 차이가 있다.

$$\text{수요인력} = \frac{\text{허용 인건비 총액}}{\text{근로자 1인당평균인건비}}$$

(2) 질적 접근법(주관적 접근법)

이 방법은 전문가의 경험이나 직관 또는 판단에 의하여 인력수요를 예측하는 기법이다. 이는 계량적 기법을 사용하기에 충분한 양의 자료가 존재하지 않거나, 현재 보유 중인 자료의 생성기간이 들쑥날쑥(예 : 2018년도부터 2024년 상반기까지의 자료 중 2019년 전체자료, 2020년 7월~10월까지의 자료, 2021년 1월~6월까지 자료, 2023년 1월~3월까지의 자료)하여 연속적인 자료수집이 어려운 경우에는 관련 전문가의 의견과 지식에 기반한 질적 예측이 더 효과적일 수 있다. 이러한 질적 예측기법에는 자격요건 분석법, 시나리오 기법, 명목집단법, 델파이 기법 등이 있다.

① 자격요건 분석법

매우 안정된 환경에서 직무내용이나 조직구조 및 생산기술에 거의 변화가 없는 경우 사용이 가능한 단기적 인력예측기법으로 직무수행역량(지식, 기술, 능력)에 근거하여 인력의 과부족을 판단하는 기법이다.

표 3-3 자격요건 분석법(예)

자격요건	매우낮음	낮음	조금낮음	보통	조금높음	높음	매우높음
전문지식		0					0
숙련도				0		0	
업무의 자기완결성			0		0		
주의력/판단력/집중도			0		0		
육체적 · 정신적 부하			0				

자료 : 최중락, 전게서(수정하여 재정리함)

② 시나리오 기법

이 방법은 예측을 전문으로 하는 전문가로 구성된 프로젝트 조직에서 각종 브레인스토밍과 SWOT분석을 통해 미래의 환경 변화와 직무내용의 변화를 고려하여 그에 따른 인력수요의 변동을 예측하는 방법이다.

시나리오 기법에서는 가상의 시나리오를 설정한 후, 각종 정보들을 토대로 의료기관에 영향을 미치는 주요 요소들을 규명한다. 시나리오 기법을 통한 인력예측을 위해서는 미래의 정치 · 경제 · 사회 · 문화적 트렌드, 각종 경제지표, 사회 가치관의 변화 등을 종합적으로 반영해야 한다. 시나리오에서 제공되는 각종 정보의 양과 질이 우수할 때 예측의 타당성이 더욱더 담보된다.

③ 명목집단법

미국 위스콘신대학의 델벡(Andre L. Dellbecq) 등이 개발한 이 방법은 브레인스토밍 기법에 토의 및 투표 기법 등의 요소를 결합하여 개발한 것이다.

'명목(norminal)'이라는 용어는 침묵, 독립이라는 의미를 내포하고 있다. 이는 모든 구성원들이 집단의사결정에 동등하게 참여할 수 있고 우선순위 투표과정을 통해 집단의사결정에 동등한 영향을 끼칠 수 있는 기회가 있음을 의미한다. 이 기법은 많은 구성원이 아이디어를 제시하고 이에 대해 어느 정도 집단 내 합의를 확보해야 할 때 주로 사용된다. 특히 민감한 문제나 정보를 평가할 때 또는 탐색한 문제해결 방법에 대한 집단문제의 우려 사항을 밝힐 때 사용되며, 많은 구성원이 참여하나 집단 내 구성원 각자의 자발적 노력이 이루어지는 기법이다.

명목집단법의 진행 과정은 다음과 같다.

첫째, 문제를 확인한다.

둘째, 구성원들은 침묵하며 주어진 시간 동안 제시된 문제를 생각해 보고 자신의 아이디어를 서면으로 정리하여 작성한다.

셋째, 차례로 돌아가면서 라운드 로빈 방식에 의해 자신의 아이디어를 제시한다. 도출된 모든 아이디어는 칠판에 기록되는데 모든 아이디어가 기록될 때까지 일절 토의를 하지 않는다.

넷째, 칠판에 적힌 모든 아이디어에 대하여 장점과 타당성 등 기타 여러 가지 측면에서 토의한다.

다섯째, 마지막 비밀 투표 단계에서 구성원은 독자적으로 아이디어에 대한 자신의 우선순위에 따라 역수를 부여하는 평점을 하고, 집단의 최고 종합점수를 받은 아이디어를 최적의 대안으로 확정한다.

명목집단법의 장점 및 단점은 [표 3-4]와 같이 정리할 수 있다.

표 3-4 명목집단법의 장 · 단점

구분	내용
장점	• 구성원 상호 간의 갈등을 해소하고 소수 구성원의 지배가 배제된다. • 창조적인 아이디어의 탐색 및 개발이 가능하다. • 과업 지향성과 사회 감정적 측면이 동시에 고려되어 구성원의 만족도가 높아진다. • 의견 불일치로 인한 논란이 일어나지 않는다. • 하나의 아이디어에만 집착하는 경향이 낮아진다. • 판단의 객관성과 정확성을 위해 수학적인 표현에 의한 의사결정이 이루어진다. • 의사결정에 대한 종결이 확실하게 이루어진다.
단점	• 의사결정 과정에 대한 지식이 확실한 리더를 필요로 한다. • 구성원이 자신의 아이디어를 서면으로 정확히 표현할 능력이 있어야 한다. • 문제에 대한 사전 정보와 관련 자료들을 충분히 준비하여야 한다. • 의사결정 과정의 구조화로 도중에 문제의 변경이나 수정이 어렵다. • 최종 의사결정 과정이 일정한 형식을 따르므로 미익숙자는 부자연스러움을 느낀다.

④ 델파이 기법

델파이(Delphi) 기법은 1940년대 미국 산타모니카(Santa Monica)의 랜드연구소에서 개발되었다. 델파이 기법은 특정 질문에 대한 답변이 판단 작용을 크게 요하는 경우 전문가들 사이에 어느 정도의 공감대를 형성하고자 하는 데 목적이 있다. 즉 델파이 기법은 한 사람보다는 여러 전문가의 의견에 의존하는 것이 정보의 양이나 신뢰성 측면에서 유리하다는 전제하에 전문가 집단의 의견을 종합하는 방식이다.

이 델파이 기법은 미래를 예측할 때 과거의 경험이 큰 도움이 되지 못하거나 이미 확정되어 있는 정보의 이용으로는 큰 도움을 받기가 어려울 때 많이 이용된다. 그리고 델파이 기법은 회의 방식의 문제점을 개선하려는 시도에서 비롯된 것으로 전문가들에게 개별적으로 설문을 받고 받은 설문을 분석하여 종합된 결과를 동일한 전문가에게 다시 설문하는 과정을 반복함으로써 참여하는 전문가들의 대면 접촉을 배제하게 된다. 그 결과 독립적이고 동등한 입장에서 의견을 구할 수 있다.

델파이 기법의 장점 및 단점은 다음과 같다.

첫째, 응답자의 익명성이 유지되어 외부의 입김을 배제할 수 있다.

둘째, 통제된 환류 과정을 반복함으로써 해당 주제에 대한 계속적인 관심과 사고를 촉진할 수 있다.

셋째, 개인의 반응을 통계적으로 처리하므로 부당한 영향력을 방지하는 이점이 있다.

넷째, 실시에 오랜 시간이 걸리고 응답자에 대한 통제가 어렵다(중도탈락자, 미응답자의 제재를 할 수 없음)는 단점이 있다.

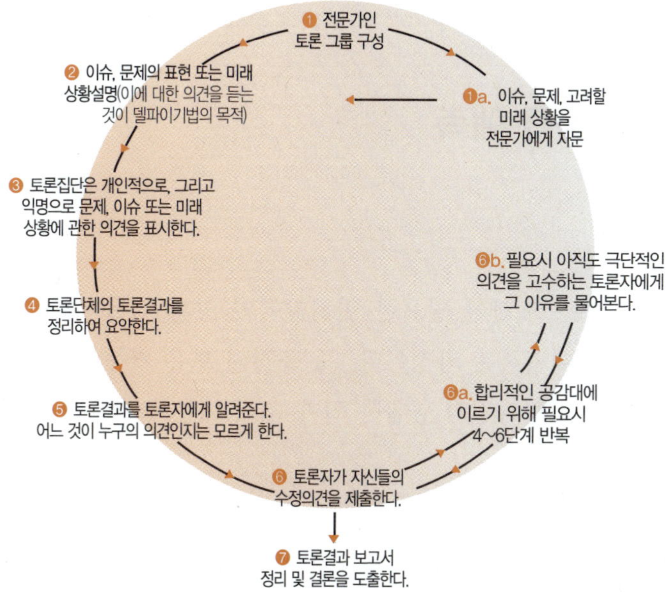

그림 3-3 델파이 기법의 전개과정

3) 하향적 접근방법과 상향적 접근방법

이상에서 서술한 인적자원의 수요예측방법은 하향적 접근방법과 상향적 접근방법으로 분류할 수도 있다. 하향적 접근은 인력수요를 예측함에 있어 주로 상위계층의 주도하에 인력전문가와 계량적 기법을 많이 사용하며, 그 결과에 따라 인력수급에 따른 실행계획을 수립한다. 하향적 접근방법에는 전문가 예측기법, 추세분석방법, 모형분석방법이 있다.

상향적 접근방법은 실무부서 단위로 구성원의 직무를 분석하여 필요한 인력수요를 예측하고 이를 경영층에서 종합하는 방법이다. 실무부서단위로 인력수요와 공급을 예측하는 데 긴요하게 활용되는 것이 인력대체도이다. 이것은 주로 관리 인력과 기술 인력을 대상으로 요약해서 기재하고 앞으로 기대되는 관리자의 승진 경로와 후임자 후보들을 기재해 놓은 조직도이다(그림 3-4 참조).

인적자원의 수요 예측에는 어느 한 가지의 방법을 사용하기보다는 두 가지 이상의 방법들이 서로 복합적이고 보완적으로 이용되는 것이 바람직하다.

2. 인적자원의 공급 예측

1) 개념

인적자원의 공급 예측은 조직이 필요한 인적자원의 양과 질을 경영활동의 취지에 맞게 어떻게 확보할 것인지를 계획하는 과정이다. 즉 조직의 보유 가능 인력을 파악하는 것이다. 의료기관이 필요로 하는 인적자원의 공급은 크게 조직 내부에서의 충원과 조직 외부에서의 충원으로 구분할 수 있다.

2) 내부 노동시장으로부터 공급

인적자원의 내부 공급원은 현재 조직 내에 존재하면서 여러 직무를 소화할 수 있는 역량을 가진 인력을 말하는데 승진이나 배치전환 등을 통하여 조직 내 공석을 충원하게 된다. 인적자원의 외부 공급원은 현재 조직 내에 존재하지는 않지만 조직 밖에서 충원을 통해 확보할 수 있는 인력을 의미한다.

내부 노동시장에서의 인력 확보는 주로 근무시간관리, 승진관리, 배치전환관리를 통해 이루어진다. 이를 위해서는 현재 조직구성원들이 보유하고 있는 지식과 기술 그리고 역량을 분석해야 하며, 조직 내에서의 인력변동이 어떻게 이루어져야 할 것인지에 대해서도 인지하고 있어야 한다. 조직 내부 노동공급원의 질적 수준을 규명하기 위해서는 기능목록과 대체도를 작성하고, 양적인 점검은 마코프체인 모델을 사용할 수 있다.

(1) 대체도

대체도는 특정 직무가 공석이 될 때, 대체투입이 가능한 인력을 조직도에 명시한 표를 말한다. 대체도에 기록되는 정보는 주로 연령과 현 직급에서의 근속기간, 인사평가결과, 교육훈련의 정도 그리고 승진가능성의 5가지 정보가 기재된다.

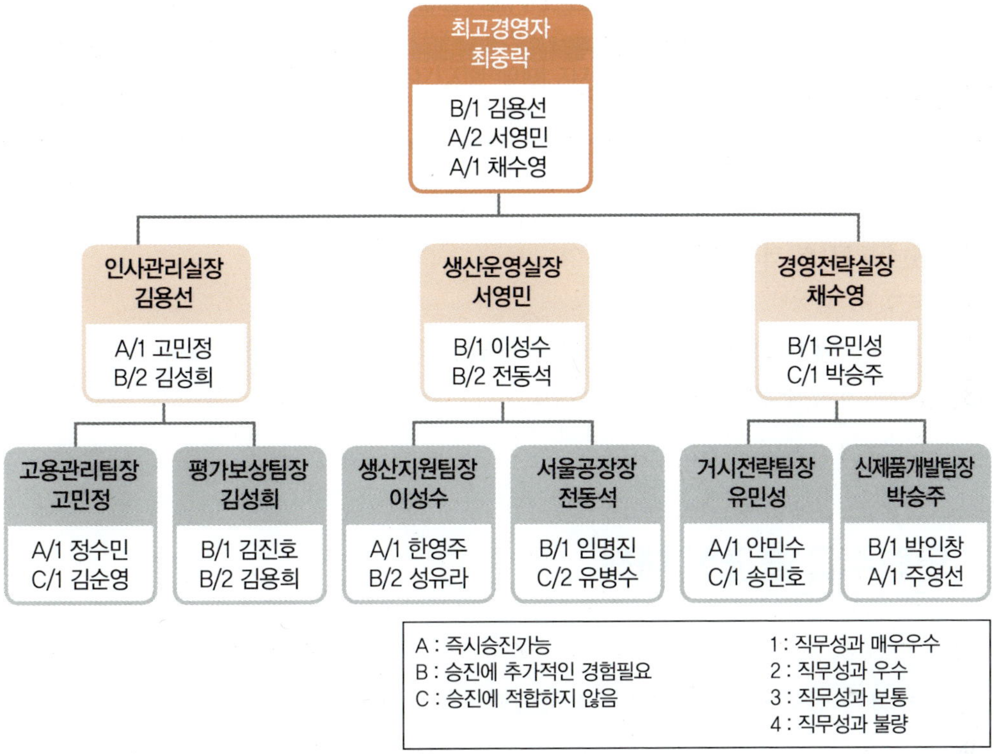

그림 3-4 대체도(예)

자료 : 최중락, 전게서

(2) 기능목록

기능목록은 근로자의 직무 지향성을 쉽게 파악할 수 있도록 핵심직무, 경력, 학력, 교육훈련기록, 자격여부 등으로 요약한 표이다. 인사정보시스템에서 주기적으로 관리하여 승진 및 배치전환에 사용할 수 있도록 한다.

(3) 마코프체인 모델

마코프체인(Markov chain)은 조직구성원이 미래의 어떤 시점에 현 직위에 존재와 이동 및 이직할 확률을 추정한 인력전이행렬을 통하여 필요 인력을 파악하는 모델을 말한다.

표 3-5 인력전이행렬

		연말				
		직무 A	직무 B	직무 C	직무 D	이직
연초	직무 A	0.67	0.09	0.06	0.02	0.23
	직무 B	0.23	0.47	0.08	0.23	0.21
	직무 C	0.01	0.06	0.59	0.12	0.11
	직무 D	0.03	0.02	0.03	0.56	0.08

자료 : 최중락, 전게서에서 재인용(수정하여 재정리함)

3) 외부 노동시장에서 공급

외부 노동시장에서 인적자원을 확보하는 방법은 의료기관이 직접 새로운 고용계약을 창출하는 방안과 아웃소싱에 의한 방법이 있다.

3. 인력수급 불균형 대책

인력의 수요와 공급이 균형을 이루지 못하면 의료기관은 인력 과잉 또는 인력 부족 사태를 맞이하게 된다. 의료기관에서 필요한 인력이 수요와 공급의 예측을 통해 부족한 경우에는 인력확보관리를 통해 부족한 인원을 충원한다. 하지만 인력 과다로 평가된 경우는 대응방안으로 인력방출관리 등이 필요하다. 이 중에서 인력방출의 경우는 실제 집행에서 세심한 주의가 필요하고 노사 간의 협약 등과 같은 충분한 준비 과정 및 절차를 거쳐야 한다.

1) 인력 부족에 대한 대응

인적자원에 관한 수요가 공급을 초과하여 인력 부족이 발생한 경우는 대응방안으로 신규인력을 채용하거나 기존 근로자를 활용하는 방법이 있다. 그리고 임시 조치로는 초과근무 시행, 임시직 또는 파견근로자의 채용, 아웃소싱의 활용 등의 방법이 있다.

2) 인력 과잉에 대한 대응

일반적으로 조직의 인력이 필요인력보다 과다한 경우에는 정리해고(고용조정), 조직구조조정, 직무공유, 조기퇴직, 다운사이징 등의 대응방안이 고려될 수 있다. 정리해고나 구조조정은 현재의 정원이나 부서를 감축하여 인력과잉 문제를 해결하는 방안이고, 이외의 다른 방안은 인력이나 부서의 변경 없이 인력과잉 문제를 해소하는 방법이다.

(1) 고용조정 및 직무공유제

인력과잉 문제를 해결하는 대표적인 방법으로는 고용조정(정리해고) 전략과 직무공유제(일자리 나누기)를 통해 일자리를 최대한 유지하는 전략이 있다. 우리나라는 1998년 외환위기 당시 많은 기업들이 고용조정을 통해 인력감축을 시행한 경험이 있다. 이처럼 의료기관이 기존에 재직하고 있는 인력을 줄이거나 정리하는 방안이 고용정리 방안이다. 반면에 직무공유제는 하나 이상의 정규(full-time) 근로를 둘 이상의 부분시간근로로 전환시키는 것이다. 이 제도는 복수의 근로자가 한 직무에 대해 동등한 책임을 지는 수평적 분할을 의미하는 것으로, 둘 이상의 근로자가 하나의 직무를 공유하게 된다.

직무공유제를 통해 하나의 직무를 두 명 이상의 공유자가 담당하는 경우, 각각의 근로자는 정규근로자로서의 대우를 받게 된다. 그러나 근무시간 감소로 인한 임금 감소 우려와 직무분할의 곤란함으로 인하여 직무공유에 대해 부정적인 시각도 존재한다.

(2) 고용제한

고용제한 정책은 퇴직 혹은 이직하는 직원이 발생하는 경우 더 이상 직원을 뽑지 않음으로써 노동력을 절감하는 제도이다. 즉 조직의 전반적인 직무수행에 영향을 미치는 경우에 한하여 인력을 고용하고 그러하지 않은 경우는 인력의 고용을 억제하는 것이다.

(3) 조업단축

직원들의 근로시간을 단축하여 매출 감소에 대응하는 방법이다. 예를 들어 의료기관의 환자수가 급격히 감소하여 일정기간 동안 의료수익의 감소가 예상된다면, 감소된 업무량을 고려하여 주당 근로시간을 40시간에서 일정부분 줄여서(예; 40시간 → 30시간) 일시적인 경제적 어려움에 대비할 수 있다.

(4) 조기퇴직

불황이 장기화될 경우나 인력의 순환이 필요한 경우에 사용할 수 있는 방법이다. 이를 위해서는 조기퇴직에 적용되는 기준과 이에 상응하는 수당이 결정되어야 하며 조기퇴직에 따른 직원의 이해가 선행되어야 한다.

(5) 일시 해고

일시 해고는 불황기에 근로자를 일시적으로 해고하였다가 경기가 호전되어 인력이 필요할 때 재고용하는 방법이다. 이는 불황기에 단기간의 효과를 볼 수 있는 방법이며 노사 간의 협의가 필요하다.

이상에서 언급한 의료기관에서의 인력 부족 및 과잉 문제의 해결방안은 [표 3-6]과 같이 정리할 수 있다.

표 3-6 인력의 부족 및 과잉 문제해결 전략

인력부족 해결방안	인력과잉 해결방안
• 초과시간 근무 • 임시고용 • 외주 • 이직률 감소 • 새로운 인력 충원 • 기술혁신	• 다운사이징 • 임금 삭감 • 인원 축소 • 인사이동 • 직무공유 • 고용 동결 • 자연감소(퇴직) • 조기퇴직 • 재교육

4. 정원관리

1) 의의

정원관리는 경영활동의 효과적인 수행과 노동력의 경제적인 활용을 위해 단위조직 또는 업무별로 필요한 인원을 결정하고 이를 유지와 운용 및 통제하는 활동을 말한다. 즉 경영능률의 향상, 적정인건비의 지출, 선발계획 등을 통해 부서별로 필요한 인원을 산정하고 조건의 변화에 따라 정원을 수정하여 적정수준의 정원을 유지해 나가는 활동이라고 할 수 있다. 그러므로 정원관리는 조직규모와 직무구조에 대한 적정인원의 개념으로 직무분석과 인적자원계획을 연결해주는 연결고리 역할을 한다(문상식 외, 2019).

2) 유형

의료기관에서 사용되는 정원은 다음과 같이 구분할 수 있다.

표 3-7 정원의 유형

구분	개념
법정정원	법에 의해 의무적으로 고용하여야 하는 정원(장애인, 고령자, 국가유공자 등) 예 : 의료인, 의료기사 등의 정원
설비정원	병원 시설규모, 수준, 수량 등에 따라 필요한 정원 예 : 영상의학과에 MRI 추가 설치 시 방사선사 증원
방침정원	조직의 방침에 의해서 설정된 필요한 정원 예 : 간호간병병동설치에 따른 인원의 증원
조직(기구)정원	조직기구상 부, 과, 실, 계, 팀의 구성에 따른 정원 예 : 조직도상 부서나 병동의 추가설치로 필요한 정원
업무량정원 (산정정원)	업무량이나 질적 측면을 분석하여 정하는 정원 예 : 일반적으로 업무량의 증가로 인한 정원

3) 의료기관 정원의 기준 및 산정

(1) 법정정원

① 의료인의 정원

의료기관에서 필요한 의료인 및 의료인 이외의 정원은 의료법 등의 규정에 의거 법령으로 규정하고 있다.

표 3-8 의료기관의 의료인 정원(의료법 제38조 관련)

구분	종합병원	병원	치과병원	한방병원	요양병원	의원
의사	연평균 1일 입원환자를 20명으로 나눈 수(이 경우 소수점은 올림). 외래환자 3명은 입원환자 1명으로 환산함	종합병원과 같음	추가하는 진료과목당 1명(법 제43조 제2항에 따라 의과 진료과목을 설치하는 경우)	추가하는 진료과목당 1명(법 제43조 제2항에 따라 의과 진료과목을 설치하는 경우)	연평균 1일 입원환자 80명까지는 2명으로 하되, 80명을 초과하는 입원환자는 매 40명마다 1명을 기준으로 함(한의사를 포함하여 환산함). 외래환자 3명은 입원환자 1명으로 환산함	종합병원과 같음
치과의사	의사의 경우와 같음	추가하는 진료과목당 1명(법 제43조제3항에 따라 치과 진료과목을 설치하는 경우)	종합병원과 같음	추가하는 진료과목당 1명(법 제43조제3항에 따라 치과 진료과목을 설치하는 경우)	추가하는 진료과목당 1명(법 제43조제3항에 따라 치과 진료과목을 설치하는 경우)	
한의사	추가하는 진료과목당 1명(법 제43조제1항에 따라 한의과 진료과목을 설치하는 경우)	추가하는 진료과목당 1명(법 제43조제1항에 따라 한의과 진료과목을 설치하는 경우)	추가하는 진료과목당 1명(법 제43조제1항에 따라 한의과 진료과목을 설치하는 경우)	연평균 1일 입원환자를 20명으로 나눈 수(이 경우 소수점은 올림). 외래환자 3명은 입원환자 1명으로 환산함	연평균 1일 입원환자 40명마다 1명을 기준으로 함(의사를 포함하여 환산함). 외래환자 3명은 입원환자 1명으로 환산함	
조산사	산부인과에 배정된 간호사 정원의 3분의 1 이상	종합병원과 같음(산부인과가 있는 경우에만 둠)		종합병원과 같음(법 제43조제2항에 따라 산부인과를 설치하는 경우)		병원과 같음
간호사 (치과의료기관의 경우에는 치과위생사 또는 간호사)	연평균 1일 입원환자를 2.5명으로 나눈 수(이 경우 소수점은 올림). 외래환자 12명은 입원환자 1명으로 환산함	종합병원과 같음	종합병원과 같음	연평균 1일 입원환자를 5명으로 나눈 수(이 경우 소수점은 올림). 외래환자 12명은 입원환자 1명으로 환산함	연평균 1일 입원환자 6명마다 1명을 기준으로 함(다만, 간호조무사는 간호사 정원의 3분의 2 범위 내에서 둘 수 있음). 외래환자 12명은 입원환자 1명으로 환산함	종합병원과 같음

② 의료인 이외의 정원

표 3-9 의료인 이외의 직종의 정원

직종	정원 내용
의료기사	의료기관에는 보건복지부장관이 정하는 바에 따라 진료과목별로 필요한 수의 의료기사를 둔다.
영양사	입원시설을 갖춘 종합병원, 병원, 치과병원, 한방병원 및 요양병원에 대해서는 1인 이상의 영양사를 둔다.
보건의료정보관리사	종합병원에는 보건복지부장관이 정하는 바에 따라 필요한 수의 보건의료정보관리사를 둔다.
사회복지사	종합병원에는 사회복지사법에 의한 사회복지사 자격을 가진 자 중에서 환자의 갱생, 재활, 사회복귀를 위한 상담 및 지도를 담당하는 요원을 1인 이상 둔다.
간호조무사	의료기관에는 보건복지부장관이 정하는 바에 따라 필요한 수의 간호조무사를 둔다. 단, 간호사나 치과위생사의 인력수급상 필요하다고 인정할 때에는 간호사 등의 정원의 일부를 간호조무사로 충당하게 할 수 있다.

(2) 정원의 산출

정원의 산출방식은 일반적으로 총업무량을 총업무시간의 개념으로 변환시켜 직원의 출근율(휴가와 결근을 고려)과 일평균실근로시간(여유시간 제외)을 계산하며, 아래의 공식을 적용한다.

$$정원 = \frac{월간\ 총업무량(필요근로시간수)}{월간\ 실근무일수 \times 출근율 \times 1일당\ 실근로시간}$$

$$정원 = \frac{(전체업무량 + 완료해야\ 하는\ 기간일수)}{1일당\ 개인\ 업무능력} \times (1 + 휴가율)$$

(3) 정원관리 업무처리

정원관리제도는 직제규정, 직무분장규정, 정원관리규정 등으로 구체화할 수 있으며, 평상시에는 인력요청이 필요한 부서에서 충원사유서 등을 제출하고 이를 인사부서에서 검토하여 병원장의 승인을 받도록 한다. 정원관리가 제대로 이루어지기 위해서는 정기적으로 동종업계와의 비교, 직종 간의 비교, 수년간의 추세 비교, 노동생산성 비교, 인력감사 등을 통한 적절한 통제기능을 활용해야 한다.

일반적인 정원관리 업무처리 절차는 다음과 같다.

① 해당 부서 정원조정 신청

② 인력 배정의 필요성 검토(정원조정, 조정 등)

③ 관련 위원회 개최

④ 경영진 보고 및 품의(병원장, 이사장 등)

⑤ 정원 확정

⑥ 해당 부서 통보

⑦ 정원 및 현원관리(필요 시 원가계산 포함, 사업별 · 직급별 · 직종별 인력현황)

학습정리

1. 인적자원의 수요예측기법을 설명하시오.
2. 내 · 외부 인력공급원의 질적 수준을 높이는 방법을 설명하시오.
3. 인력 부족에 따른 대응방안을 설명하시오.
4. 인력과잉에 따른 대응방안을 설명하시오.
5. 정원의 유형을 설명하시오.
6. 의료인의 법정정원을 설명하시오.

제3절 인적자원의 모집

1. 모집의 개념

1) 의미

모집은 조직 내 · 외부로부터 의료기관이 필요로 하는 유능한 인재를 유인하여 그들이 조직 내의 특정 지위에 응시하도록 지원을 장려하는 과정을 말한다.

2) 모집의 중요성

모집은 우수한 인재의 선발 가능성을 높이기 위한 전제조건이다. 성공적인 모집이 되기 위해서는 지원인력풀이 양적 · 질적으로 모두 우수해야 한다. 이는 양적으로는 선발 예정 인원보다 충분히 더 많은 인원이 지원하여야 하고, 질적으로는 모집된 인원이 의료기관에서 필요로 하는 역량을 갖춘 지원자들이어야 한다는 것을 의미한다.

모집활동의 실패로 지원자가 적으면 선발 대상 인력의 수준이 낮아지고, 추후에 신규직원을 교육 · 훈련하는데 초과 비용이 발생한다. 그리고 의료기관에서 근무하기에 부적합한 인력이 모집되었다면, 그중에서 우수한 인력을 선발하기 위한 노력을 해야 하며 이는 추가 비용을 발생시킬 뿐만 아니라 좋은 인재를 선발할 가능성을 낮게 한다.

한편 의료기관에서의 모집 절차는 의료기관뿐만 아니라 지원자에게도 매우 중요하다. 만약 정확한 정보가 제공되지 않아서 의료기관에 근무하고 싶은 지원자가 지원하지 못했다면, 이는 잠재적 지원자들에게 피해를 주는 것이 되고, 의료기관의 입장에서도 우수한 인력을 채용할 기회를 그만큼 잃게 된다. 또한, 지원자를 유인하기 위해 좋은 정보만 선별해서 제공하는 경우에는 충분하지 않은 정보만 믿고 지원하는 사람들에게 피해를 줄 수 있으므로 이렇게 채용된 지원자가 조기에 퇴사한다면 의료기관의 입장에서도 결국은 손해를 보게 된다.

3) 현실적 직무소개

의료기관에 지원하고자 하는 지원자의 입장에서는 해당 의료기관 및 직무와 연관되어 알고 싶은 모든 내용이 모집요강을 통해 공개되어야 한다. 모집과정에서 지원자들에게 충분하고 정확한 정보를 제공하는 것을 현실적 직무소개라고 하는데, 여기에는 채용예정분야, 인원, 지원자격, 전형절차, 심사기준, 가점기준, 최종합격자 선발, 지원서 접수, 제출서류, 근무조건, 채용일정, 기타사항 등이 게시된다. 이 중에서 지원자들이 특히 관심을 가지는 분야는 채용인원, 전형절차, 심사기준, 근무조건, 보수수준 등이다.

2. 모집방법

1) 내부모집

(1) 의미

의료기관에서 필요로 하는 인적자원에 대한 모집 원천은 크게 내부모집과 외부모집으로 구분할 수 있다. 내부모집은 의료기관에서 필요한 인력을 내부 노동시장, 즉 의료기관 조직 내의 인력에서 충원하는 것이다.

(2) 유형

내부모집에는 공개 유형과 비공개 유형의 두 가지 방식이 있다. 공개 유형은 사내공모제 또는 사내추천제도라고도 하며, 결원이 발생한 직무를 회람이나 회보, 게시판, 사내 인트라넷, 원보 등을 통해 공식적으로 알리고 조직 내부의 모든 구성원 중에서 희망자의 신청을 받는 제도이다. 자발적으로 희망하는 구성원 중에서 적임자를 선발하여 배치하기 때문에 업무에 대한 의욕이 높고, 동기부여가 스스로 되어 있는 경우가 많은 장점이 있다.

비공개 유형은 인사부서의 인사고과자료를 이용하거나 개인에 관한 여러 가지 기능요건을 수록해 놓은 기능목록표를 활용하여 적임자를 찾아내는 방식이다. 기능목록표는 조직 내 모든 구성원의 전문분야, 자격과 경력, 근무부서, 현 부서의 근무기간, 승진예정 시기, 개인의 희망분야 등 자세한 정보를 요약한 것으로, 기능목록표를 관리하는 대부분의 조직에서는 직무 또는 역할별로 후보자군을 미리 선정해 놓기 때문에 별도의 모집과정 없이 신속하게 적임자를 선발할 수 있다.

(3) 장점 및 단점

내부모집은 대개 승진이나 배치전환의 형태로 충원되므로 동기부여에 효과적이고, 채용에 소요되는 시간과 비용이 절약된다는 점에서 효율적이다. 또한 조직 내부의 분위기나 조직문화에 익숙한 내부 구성원이 이동하므로 새로운 자리에 적응하는 시간이 짧다는 장점이 있다.

하지만 인재 선택의 폭이 좁아지고, 자기 사람 심기로 인한 내분의 발생 가능성이 있다. 또한 새로운 직무에 적응하는 데 필요한 교육훈련비가 많이 소요될 수도 있으며, 한 명씩 내부에서 자리를 옮기더라도 외부의 충원을 수반한다는 단점이 있다. 내부모집은 외부환경의 변화가 적고 기업이 안정화 전략을 취할 때는 외부모집에 비해 장점이 큰 모집방식이다.

2) 외부모집

(1) 의미

외부모집은 필요한 직위에 적합한 인력을 의료기관의 외부 노동시장에서 충원하는 방법이다. 대개 신입직원이나 경력직원을 신규 채용하는 형태로 충원이 이루어지므로, 인재 선택의 폭이 넓어지고 조직 분위기의 쇄신이 가능하다.

그러나 모집에 상대적으로 많은 시간과 비용이 소요되며, 내부인력의 승진기회 축소로 인한 불만이 발생할 수 있다. 아울러 내부 노동시장을 통한 모집에 비해 조직의 문화나 분위기를 잘 모르는 사람이 채용될 수 있다는 단점이 있다. 그리고 경력직의 채용 시 기존 직장에 비해 많은 보상을 주어야 하므로 인건비의 상승 폭이 예상보다 클 수도 있다.

(2) 유형

외부모집은 외부환경의 변화가 크거나 의료기관 내의 변화가 필요할 때 유용한 방식으로 추천제와 비추천제로 나눌 수 있다. 비추천 방식은 광고나 웹 기반 모집, 직업소개소를 통한 모집, 자발적 지원 등이 해당하며, 추천제는 기존 직원이나 교육기관(대학이나 고교)을 통한 모집이 해당한다.

① 광고

신문과 방송 그리고 전문잡지 등의 매체를 통해 인력을 모집하는 방법이다. 매체의 대중성이 클수록 잠재적 모집인원의 수가 커지는데, 특히 일간지나 TV, 라디오, 인터넷 배너를 통한 광고의 경우는 지원 자격이나 직무내용에 관한 상세한 정보를 제공하기 어려운 점이 있다. 이러한 문제를 해결하기 위하여 의학협회, 간호협회, 병원협회, 대한병원행정관리자협회 등의 보건의료단체에서 발행하는 전문 매체지를 이용하는 방법이 있다.

광고를 이용하는 경우 공개채용의 형태를 띠게 되므로 광범위하게 인재를 모으고 공정성을 기한다는 장점이 있지만, 일방적인 경향으로 인해 지원자에 대한 정보는 많지 않다는 단점이 있다.

② 직업소개소를 통한 모집

직업소개소는 일자리를 제공하는 기관과 일자리를 찾는 구직자를 연결시켜 주는 역할을 한다. 즉 직업소개소는 의료기관을 대신하여 모집 및 선발업무를 대행하는 동시에 구직자들에게 적절한 정보를 제공해주는 역할을 하는 소개기관이다. 영리 목적으로 운영되는 사설직업소개소와 국가 및 지방자치단체에서 운영하는 공공직업소개기관이 있다. 2024년 현재 전국의 지방자단체나 지역별로 1,743개의 무료직업소개소가 등록되어 운영되고 있다(www.moel.go.kr → 고용노동부 – 실업급여/고용서비스/고용보험〉국내 무료 직업소개사업소 현황).

③ 교육기관

대학교와 학원 등의 전문교육기관을 통해 지원자를 추천 · 의뢰하는 방법이다. 이 방법은 의료기관의 입장에서 대학교의 취업담당자나 학과 교수들을 통해 신뢰할 만한 학생들을 추천받을 수 있는 장점이 있다. 또한 간호학원의 경우도 의원급 등의 의료기관을 중심으로 추천을 의뢰하는 경우가 많은 편이다.

④ 임직원 추천제

임직원 추천제는 조직 내의 임직원들이 자신의 네트워크를 활용하여 외부의 우수한 인재를 발굴하고 자신이 근무하고 있는 기관에의 입사를 권유하여 추천하는 방식이다.

임직원 추천제는 임직원의 네트워크를 통해 사람을 확보하기 때문에 캠퍼스 리크루팅이나 채용전문기관을 통한 모집보다 훨씬 저렴한 비용으로 자질과 역량이 검증된 인재를 확보할 수 있고 특히 소수의 인원을 충원해야 할 때 매우 효율적인 제도라 할 수 있다.

임직원 추천제를 통해 채용된 직원들은 자신의 추천자로부터 직무내용, 근무환경, 보수 등의 제반 정보를 파악하고 지원하기 때문에, 조직에 적응하지 못하는 경우가 적고 이직률이 낮으며, 업무능력뿐만 아니라 함께 일하고 싶은 직원을 추천하기 때문에 인성적으로 검증된 인력을 채용할 수 있는 장점이 있다.

그러나 아직도 우리나라에서는 혈연, 지연, 학연 등의 인적 요소가 신규직원의 채용에 영향을 미치는 경우가 일부 존재하고 있으므로, 임직원 추천제는 잘못 사용되는 경우 정실인사로 인해 채용의 공정성을 저해함은 물론 조직 내 학맥, 인맥 등에 의한 파벌조성으로 조직 내 구성원 간의 위화감을 가져올 수 있다.

⑤ 소셜 네트워크서비스(SNS)의 활용

최근 들어 많은 기업들이 젊은 지원자들과 소통하기 위한 효과적인 채널로 페이스북, 인스타그램, 카카오톡 등 SNS를 활용하는 사례가 늘어나고 있다. 특히 트렌드에 민감한 유통 분야나 소비자와의 네트워크가 중요한 서비스업 또는 금융업계에서 채용과 소셜 네트워크서비스(SNS)의 결합을 적극적으로 시도하고 있다.

의료기관들은 소셜 네트워크서비스(SNS)를 통해 채용 일정을 안내하고 지원 자격, 상세 업무내용 등 지원자들이 궁금해하는 모든 질문에 답변함으로써 기존의 오프라인 모집 방식보다 훨씬 편리하고 상시적인 소통을 할 수 있게 되었다. 더 나아가 우수 인재를 유인하거나 탐색하는 경로로 SNS를 활용하는 사례도 늘어나고 있는데, SNS를 통해 채용이 필요한 특정 분야의 전문 인력을 개별적으로 접촉하거나 전문가 그룹이 모여 있는 공간으로 찾아가서 홍보하는 방식이 사용되고 있다. 이를 소셜 리쿠르팅(social recruiting)이라고 한다.

⑥ 웹(web) 기반 모집(인터넷 모집)

웹 기반 모집은 온라인을 통해 인사관리와 관련된 각종 데이터베이스를 활용함으로써 의료기관이 필요로 하는 인재를 모집하는 방법을 말한다. 앞에서 언급한 소셜 네트워크서비스는 주로 지원자와 의료기관의 접촉을 통한 교감 및 궁금증 해결에 주안점을 두는 데 비해, 웹 기반 모집은 인터넷을 통해 지원자가 직접 지원서를 작성하고 제출한다는 점에서 양자의 차이가 있다.

일반적으로 사용되는 인터넷 모집의 원천(source)은 다음과 같다.

㉠ 인터넷 일자리 포털

일자리 포털사이트는 의료기관의 경영자가 일자리 정보를 업데이트하거나 후보자를 찾을 수 있는 장을 마련한다. 구직자들은 쉽고 편하게 일자리 정보를 검색할 수 있으며, 경영자는 자신의 채용정보를 많은 사람이 볼 수 있다는 점에서 활용 가치가 크다. 대표적인 일자리 포털은 잡코리아(www.jobkorea.co.kr), 사람인(www.saramin.co.kr), 인크루트(www.incruit.com) 등이 있다.

㉡ 전문직/경력직/고용주 웹사이트

특수 분야의 일자리나 경력직 일자리를 찾는 사람들이 주로 활용할 수 있는 웹사이트로 보건복지부 지역거점공공병원 알리미(hs.mohw.go.kr), 대한병원협회 홈페이지, 대한병원행정관리자협회 홈페이지 등을 통해 고용주와 구직자 간의 필요한 정보를 교환할 수 있는 장을 마련하고 있다. 또한 일부 의료기관들은 자신의 홈페이지에 채용정보를 업그레이드하여 자체적으로 홍보 효과를 노림은 물론 구직자의 지원을 적극적으로 독려하기도 한다. 최근 의료기관에서는 웹사이트에 의료기관의 채용을 연결(link)하여 필요한 인력을 채용하는 경우도 늘어나고 있는 추세이다.

웹 기반 모집의 장점 및 단점은 다음과 같다.

표 3-10 웹 기반 모집의 장점 및 단점

장점	단점
• 모집 비용의 획기적 절감이 가능하다. • 모집 업무의 편리성이 증가한다. • 지원자들과의 신속한 의사소통이 가능하다. • 인재 선발의 폭이 확대된다. • 타겟 리크루팅의 폭이 확대된다.	• 지원자층의 제약이 발생한다(IT에 익숙하지 않은 사람은 원천적으로 배제됨). • 적극적인 지원자를 선별하기가 곤란하다. • 실제 선발에 응시하는 비율이 낮아질 수 있다. • 많은 인원의 응시로 인해 지원서류 검토에 많은 시간이 소요된다.

⑦ 인턴사원제

인턴사원제는 경쟁사보다 먼저 우수한 인재를 발굴하기 위하여 또는 지원자의 역량을 충분히 관찰하기 위해 짧게는 몇 주, 길게는 몇 달에 걸쳐 업무를 부여해 그의 잠재능력을 평가하는 제도이다. 의료기관은 인턴제도를 통해 자사에 관심 있는 예비 취업자들을 유인함으로써 잠재적인 인력풀을 구축할 수 있으며, 또한 입사 이전에 입사 희망자들의 업무수행 과정을 지켜보며 자질과 역량을 심도 있게 검증해 우수한 인력을 선별할 수 있는 기회로 삼을 수 있다. 또한, 효과적으로 인턴을 관리하여 인턴십 참가자들에게 좋은 기업의 이미지를 심어준다면 대외적인 기업홍보 효과를 얻을 수도 있기 때문에 인턴십제도를 활용할 때 참가한 지원자들에게 업무수행뿐만 아니라 인간적인 측면에서의 배려도 매우 중요하다.

표 3-11 인턴제의 장점 및 단점

구분	의료기관	지원자
장점	• 우수 인재의 조기 확보 • 병원홍보 및 이미지 제고 효과 • 공채 창구의 다양화로 채용 리스크 감소 • 선발에 필요한 객관적 자료 획득 • 입사 후 조직 적응력과 애사심 증가	• 입사 전 의료기관 정보획득 및 적성 판단 기회 제공 • 이론교육으로 얻지 못하는 실무경험 체득 • 산업동향의 분석을 통한 직업 선택 안목 확대 • 재학 중 경력관리 가능
단점	• 부서장의 평가라는 단순한 평가방법에 의존 • 명문대 인기 학과 위주의 선발 • 고학력 위주 운영으로 저학년 참여기회 부재 • 채용의 대체 목적으로 운영되어 본래 취지 상실	• 인턴수료 후 미채용 시 기회비용 발생 • 명문대 인기 학과 선호에 대한 상대적 박탈감 • 단순 업무, 업무 과다 등 부실 프로그램에 대한 불만

⑧ 캠퍼스 리크루팅

캠퍼스 리크루팅은 원래 기업에서 대학교를 직접 찾아다니며 학생들과 대면하여 채용 안내 및 상담 그리고 현장에서 직접 면접을 진행하는 방식을 말한다. 또한 일정한 장소에서 여러 기업들이 상담부스를 설치하고 예비 취업자들을 모집하는 취업설명회, 채용박람회 등도 이에 해당한다고 볼 수 있다.

캠퍼스 리크루팅은 현업에서 종사하고 있는 임직원들에게 업무에 관해 궁금했던 점과 채용에 관한 정보를 일대일(1:1)로 들을 수 있기 때문에 지원자 입장에서는 확실하고 정확한 정보를 얻을 수 있는 장점이 있고, 의료기관의 입장에서는 인재 발굴을 위해 현장을 직접 방문하고 소통함으로써 인재를 중시한다는 좋은 이미지를 줄 수 있다.

⑨ 헤드헌팅

헤드헌팅은 외부 전문업체에 인재의 채용을 의뢰하는 방식으로 헤드헌팅 업체는 의료기관에서 원하는 부서에 가장 적합한 후보자를 찾아서 추천하고, 인터뷰 등의 필요한 일정을 조정하여 최종 인터뷰를 통해 의료기관에서 채용을 결정할 수 있도록 지원하는 업무를 담당한다. 일반적으로 헤드헌팅은 고급간부, 임원, 전문인력 등을 채용할 때 활용한다. 헤드헌팅을 이용할 경우 문자 그대로 '맞춤 채용'이 가능하다는 장점이 있는 반면, 채용인력 연봉의 15~20%를 헤드헌팅회사에 지불해야 하는 비용 부담이 있다.

⑩ 아웃소싱(outsourcing)

우리나라는 1998년 국제금융위기(IMF)의 구제 금융을 겪은 후 조직에서 직접 근로자를 고용하는 방식에서 벗어나서 파견회사로부터 파견 직원을 고용하는 사례가 늘고 있다. 이 제도는 의료기관과 직원 간의 계약이 아니라 용역회사와 직원 사이에 이루어지는 고용을 의미한다(그림 3-5 참조).

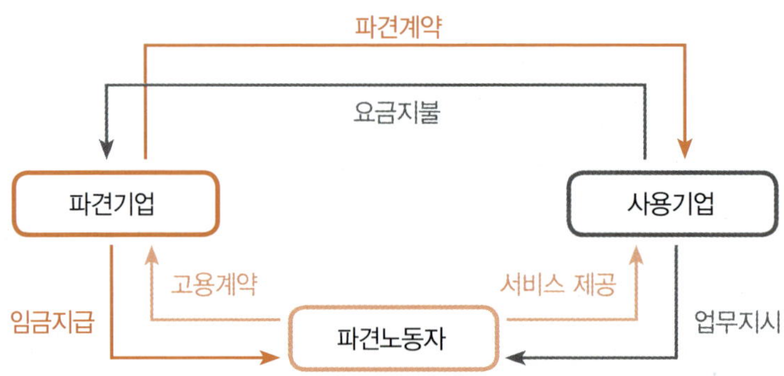

그림 3-5 파견근로의 개념

지금까지 의료기관에서 필요한 인력을 모집하는 방법을 알아보았다.
이상에서 소개한 내부모집과 외부모집의 장점 및 단점을 정리하면 다음과 같다.

표 3-12 내부모집과 외부모집의 장점 및 단점 비교

구분	장점	단점	전략적 적합성
내부모집	• 승진 및 개발 기회 확대로 구성원 동기 향상 • 모집 비용 및 시간 감축 • 조직 적응 및 사회화 비용 절감	• 인재 선택 폭이 좁음 • 조직 폐쇄성 강화 • 교육훈련비 증가	• 안정이 필요한 경우 • 외부환경의 변화가 적은 경우
외부모집	• 인재 선택의 폭이 넓음 • 조직 분위기 쇄신 기대 • 새로운 지식, 경험의 유입 • 교육훈련비 감소	• 모집 비용, 시간 소요 • 내부 인력 승진 기회의 축소 • 외부 인력 채용 시 적응 실패 등 리스크 발생	• 변화가 필요한 경우 • 외부환경의 변화가 심한 경우

학습정리

1. 모집의 개념과 중요성을 설명하시오.
2. 내부모집과 외부모집 방법의 의미와 유형을 설명하시오.
3. 웹 기반 모집의 의미와 장점과 단점을 설명하시오.
4. 인턴제의 개념과 장 · 단점을 설명하시오.
5. 파견근로의 개념을 설명하시오.

제4절 인적자원의 선발

1. 선발의 개념

1) 의미

선발은 모집활동을 통해 응모한 지원자들 중에서 의료기관이 필요로 하는 자질을 갖춘 인재를 선별하는 것으로 다양한 기법을 활용하여 지원자에 대한 정보를 수집하고 심사하여 필요한 만큼의 인원을 확보하는 일련의 과정을 말한다. 즉 모집이 입사가 가능한 지원자들을 유인하는 과정이라면, 선발은 이들 중에서 유능한 인력을 뽑거나 부적격자를 배제하는 과정이다.

2) 선발의 중요성

선발의 궁극적인 목표는 지원자 중에서 의료기관이 원하는 가장 우수한 인재를 골라내고, 뽑지 말아야 할 사람은 배제하여 선발된 자가 자신의 능력을 최대한 발휘하여 조직의 성과를 향상하는 데 있다. 직원의 선발이 잘못되면 조직의 목표를 달성하는 데 지장을 초래하고, 조직 분위기도 흐트러져 장기적인 후유증을 남기게 된다.

3) 선발의 방침과 원칙

의료기관은 인력을 선발하기 전에 선발의 기준 및 원칙과 관련된 명확한 기준을 정해 두어야 한다.

(1) 인재상의 결정

의료기관의 설립자의 방침이나 철학 등에 근거하여 지원자를 선별해야 한다. 인재상의 내용은 직무명세서상의 인적요건, 지원자의 경력, 기업문화와의 적합성 등을 기준으로 구분한다.

(2) 선발방법에 대한 방침

어떤 방법으로 선발할 것인지에 관한 방침이다. 일정 점수 미만인 자를 탈락시키는 방식으로 선발하는 방법도 있고, 모든 선발단계를 거친 후 최종적으로 결정을 하는 의료기관이 있는가 하면 각 선발단계마다 탈락자를 제거하는 서바이벌형 선발방식을 채택하는 의료기관도 있다.

(3) 선발의 원칙

① 형평성의 원칙

형평성의 원칙이란 채용에서 차별이 없어야 한다는 것으로 모든 지원자에게 공정하고 동등한 기회를 부여해야 하는 것을 의미한다. 채용에서 차별금지는 국제연합과 국제노동기구 등의 국제기구의 권고일뿐만 아니라 우리나라에서도 각종 노동관계법을 통해 모집 및 채용 단계에서 고용주가 합리적인 이유 없이 성별, 신앙, 신체조건, 사회적 신분, 출신 지역, 혼인, 병력 등을 이유로 하는 차별을 금지하고 있기 때문에 채용에서 형평성의 원칙은 곧 합법성의 원칙이기도 하다.

② 적합성의 원칙

적합성의 원칙은 의료기관이 요구하는 인재상과 채용 직무에 부합하는 사람을 선발하는 것을 말한다. 의료기관은 조직의 핵심가치와 문화에 어울리는 가치관을 가진 지원자, 수행하게 될 직무에 관해 충분한 역량과 자질을 갖춘 지원자, 조직의 비전과 개인 비전이 합치되는 지원자 등의 조직 적합성과 직무 적합성을 고루 갖춘 사람을 선발해야 한다. 적합한 인재를 확보해야 바람직한 조직문화를 유지하고 성과를 향상시킬 수 있으며 채용 이후 발생할 수 있는 구성원의 불만과 이직, 조직의 생산성 악화와 조직 분위기 저하 등과 같은 경영상 손실을 예방할 수 있다.

③ 효율성의 원칙

효율성의 원칙은 선발절차에 들어가는 비용 대비 채용된 구성원이 내는 성과가 극대화되도록 하는 것을 말한다. 선발관리도 경영활동이나 인적자원관리 활동의 일부이기 때문에 효과성뿐만 아니라 효율성을 최대한 높이는 방향으로 수행하는 것은 당연하다. 즉 채용관리의 효율성을 높이기 위해서는 필요한 인력을 필요한 시기에 필요한 만큼 채용해야 하며, 특히 탁월한 성과를 낼 만한 지원자를 정확히 선발하는 일이 가장 중요하다. 동시에 제대로 된 인력을 선발하려고 지나치게 많은 비용과 시간을 선발 과정에 투입한다면 결과적으로 선발관리의 효율성은 떨어지게 된다.

2. 선발 과정

1) 선발 과정

의료기관마다 선발 과정과 단계는 차이가 있다. 이처럼 의료기관의 인력선발 절차는 의료기관 종별, 직종별, 모집 시기 및 모집 형태에 따라서 다양하다. 선발 과정은 의료기관의 유형별로 그 절차가 다양한데, 비교적 규모가 작은 의원급 의료기관이나 병원에서는 주로 서류전형이나 면접으로 적격자를 선발하는 과정을 따르는 등 일정한 형식이나 틀에 얽매이지 않고, 의료기관별로 다양한 선발 과정을 가진다. 중 · 소규모와 대규모 의료기관의 지원자 선발 과정에서의 차이점은 시험(영어, 전공)과 인 · 적성검사의 실시 여부에 있다.

일반적으로 의료기관에서의 선발 절차는 "지원서 접수 및 검토 → 선발시험 → 면접 → 기타 전형" 등의 순으로 진행되는 경향을 보인다. 이와 같은 선발 절차는 정해진 것이 아니고 의료기관별로 기관의 사정에 따라 상이하며, 순서가 약간씩 바뀔 수도 있고 단계가 축소되거나 추가되기도 한다.

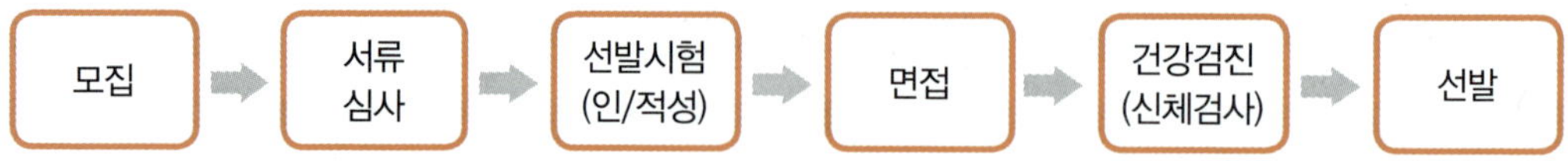

그림 3-6 선발 절차

2) 선발 도구

(1) 서류심사(서류전형)

지원서 접수 및 검토 단계에서는 지원자가 작성한 입사원서에 대한 기본적인 검토작업이 이루어지는데, 이 과정에서 다수의 지원자가 탈락한다. 그러나 최근에는 입사원서 접수 및 교부를 인터넷 채용전문사이트나 병원홈페이지를 통해 출력하고 접수하거나, 우편접수를 하는 경우가 많으므로 실제로 의료기관에 직접 내원하여 원서를 가져가거나 접수하는 사례는 드물다.

서류전형(지원서평가)은 선발과정에서 가장 보편적으로 사용되는 도구로 학력, 경력, 가족사항 등의 인적사항을 포함한다. 지원서양식은 의료기관 내의 직위와 의료기관의 특성에 따라 다소 차이가 있지만 지원서에는 인적사항이나 학력, 경력사항 이외에 개인이 보유하고 있는 기술, 자격이나 면허 등의 내용을 기재하게 되어 있다. 또한 서류전형에서는 성적증명서와 자기소개서의 제출을 요구하는데, 자기소개서에는 성장배경, 성격, 협동심, 직업관, 지원동기 및 앞으로의 계획 등을 기록하게 하고 있다.

자기소개서는 조직이 요구하는 역량에 대한 지원자의 평소 생각과 과거의 경험을 기술하게 함으로써 지원자의 보유역량 수준을 판단하는 데 활용하며, 주로 면접 과정에서 면접관의 질문을 통해 작성 내용의 사실 여부 및 구체적인 내용을 확인하기 위한 자료로 활용된다.

(2) 시험

선발시험은 필기(실기)시험을 통해 지원자의 전공에 대한 지식 정도를 점검하는 것이 지배적이었으나, 요즈음에는 각종 심리검사, 인 · 적성검사, 성격 등의 검사를 병행하여 지원자의 기본적 능력(인지능력)과 개인적 특성(성격) 등에 관한 정보까지도 수집하는 추세이다.

(3) 바이오 데이터

선발 과정에서 바이오 데이터는 어떤 사람의 성장배경이나 경험 등을 살펴보았을 때, 현재 재직 중인 구성원 중 우수한 직원들과 얼마나 유사성을 가지고 있는가를 측정하기 위해 주로 사용된다. 바이오 데이터의 전제는 '과거 행동을 통해 미래 행동을 예측한다'는 것으로 예를 들어, 과거에 음주운전 경력이 두 번 있는 사람은 앞으로도 음주운전을 할 가능성이 높다고 판단하는 것이다.

(4) 인 · 적성검사

인 · 적성검사는 지원자가 조직과 직무에 얼마나 적합한지를 측정하기 위한 도구로 활용된다. 일반적으로 지원자의 직무 적합성을 판단하기 위해서는 지원자의 인지적 능력과 실용적 지식을 측정하는 문항을 주로 활용하며, 조직 적합성 유무를 측정하기 위한 지원자의 성실성, 성격 특성, 정서적 지능, 가치관 등을 측정하는 문항을 활용한다.

(5) 면접

① 의미와 기능

면접은 지원자가 선발하고자 하는 직무를 수행하기에 적합한지를 판단하고 지원자에게 올바른 정보를 제공하기 위해 2인 이상이 행하는 의도적인 언어적 커뮤니케이션이다. 면접을 통해 지원자는 자신의 이력이 해당 직무를 수행하는 데 적합함을 어필할 수 있고 단점에 대한 해명을 시도할 수 있으며, 지원서에 나타난 항목이 불분명하거나 일부 정보가 누락되었을 경우 이를 명료화할 수 있다. 한편 선발 의사결정자는 면접과정에서 지원자의 언어적 능력과 대인관계 능력 및 경력욕구를 파악할 수 있으며, 우수지원자가 타 의료기관으로 가지 않도록 해당 의료기관을 마케팅할 수 있다.

② 면접관의 역할 및 주의사항

면접관은 지원자가 솔직하게 응답할 수 있도록 동기부여자로서의 역할을 함과 동시에, 지원자의 자질과 능력을 파악하고 그 정도를 판별할 수 있는 평가자로서의 역할을 수행해야 한다.

면접관이 면접 시 주의해야 할 점은 다음과 같다.

1. 애매모호한 질문은 피할 것
2. 경청의 자세를 취할 것
3. 판단오류를 피할 것
4. 사전에 철저히 계획할 것
5. 유도심문을 피할 것
6. 사적인 영역 등 직무와 무관한 질문을 피할 것

③ 면접의 종류(유형)

면접의 종류에는 면접자와 지원자가 1:1 형식으로 이루어지는 개별면접과 어느 한 쪽이 2명 이상이거나 양쪽 모두 2명 이상으로 구성되는 집단면접, 화상면접 등과 같이 직접 얼굴을 맞대지 않고 진행하는 간접면접, 사전에 질문의 내용과 순서를 정해 놓고 계획에 따라 면접을 진행하는 구조화된 면접과 면접의 목적만 명시하고 내용이나 순서는 면접관에게 전적으로 위임하여 면접을 진행하는 비구조화된 면접 등이 있다.

㉠ 구조화 면접

의료기관이 자체적으로 직원들에게 요구되는 능력이나 역량을 먼저 정의하고, 지원자가 그런 역량을 갖췄는지를 알아보기 위해 정해진 질문 순서와 기준에 따라 구조화해 측정하는 방식으로, 기존의 집단면접으로는 지원자 개인의 구체적인 검증이 어렵다는 한계를 극복하기 위해 등장했다. 구조화 면접은 사전에 정해 놓은 질문의 내용과 방법, 지원자의 답변 유형에 따른 후속 질문 등을 활용해 지원자의 인성과 잠재역량, 돌발 행동 등 방대한 부분까지를 파악할 수 있는 장점이 있다.

구조화 면접은 행동사건면접과 상황면접으로 분류한다.

㉡ 비구조화 면접

심층면접이라고도 하며 지원자의 다양한 측면에 대해 면접관이 중요하다고 판단하는 내용을 자유롭게 질문하고 그에 대해 지원자가 답할 수 있도록 하는 면접이다.

㉢ 반구조화 면접

구조화 면접과 비구조화 면접의 특성을 절충하여 주요 사항에 대해서는 사전에 조직화된 질문지를 사용하지만, 세부적인 특징이나 지원자에 따라 다르게 확인해야 하는 사항에 대해서는 면접관의 재량에 따른 질문을 허용하는 방식의 면접이다.

④ 면접의 기법

면접을 하는 방식은 집단 면접, 위원회 면접, 역량 면접, 스트레스 면접, 개인 발표, 배경 실적 질문, 행동 평가, 임원진 면접, 인바스켓 테스트 등의 다양한 면접기법이 있다.

㉠ 집단(토론) 면접

집단 토론 면접은 4~8명의 지원자가 제시되는 주제나 내용에 대해 자유롭게 토론하는 장면을 관찰하여 지원자의 역량을 평가하는 방식이다. 집단 토론 면접은 토론에 참여하는 지원자 각자가 자신의 역할과 상호 간의 협력 등을 고려하면서 문제해결을 위해 발전적인 방향으로 토론을 진행시켜야 한다. 따라서 면접관은 토론과정을 통해 지원자의 상황판단과 상호 협조, 추진력, 일관된 논리성 등을 살펴볼 수 있다.

㉡ 위원회 면접

다수의 면접관이 한 명의 지원자를 평가하는 방식으로, 면접이 끝난 후 녹화된 면접 장면을 다시 보면서 평가에 대한 회의를 실시하는 방식으로 진행되기도 한다.

㉢ 역량 면접

지원자가 가진 미래의 직무역량을 예측하기 위하여 분석력, 문제해결능력, 설득능력 등을 중심으로 평가하는 면접이다.

㉣ 스트레스 면접

지원자가 예상하지 못한 상황을 연출하거나 당황하게 하였을 때의 대응방식을 관찰함으로써 지원자가 특수한 직무에 적합한지를 살펴보기 위해 사용되는 방식이다.

㉤ 발표 면접

발표 면접은 주어진 주제에 대한 지원자의 발표를 통해 주제와 관련된 지원자의 지식, 분석적이고 논리적 사고, 창의성, 의사전달능력 등을 평가하는 방식을 말한다. 일반적으로 주제는 발표 면접 실시 30분 내지 1시간 전에 주어지며, 지원자는 주어진 시간 내 주제를 분석하고 발표내용을 정리한 후, 10~20분 간 면접관들 앞에서 발표하는 방식으로 진행된다.

㉥ 배경실적 질문
지원자가 갖추고 있는 기존의 업적 및 실적기록을 중심으로 면접을 실시하는 유형으로, 구체적 지표를 통해 평가가 이루어지므로 공정성, 타당성이 높고 면접관의 부담이 적다.

㉦ 인바스켓 테스트
가상의 논제나 상황을 주고 이에 대한 해결방법과 사고과정을 평가함으로써, 문제해결능력과 잠재적 역량을 측정한다.

3. 선발 도구의 신뢰성과 타당성

선발 도구는 조직이 필요로 하는 인재를 선별하는 과정에서 지원자가 가지고 있는 역량이나 자격요건을 검증하기 위해 활용하는 다양한 방법을 말한다. 선발 도구가 합리적으로 설계되어 본래의 목적을 달성하기 위해서는 높은 신뢰성과 타당성을 가지고 있어야 한다. 즉 선발 도구가 제대로 갖추어져 있으면 의료기관이 원하는 인재를 정확히 선별해서 채용할 수 있지만, 반대로 선발 도구가 합리적이지 않은 경우는 합격이 되어야 할 지원자는 탈락하고, 불합격해야 할 지원자가 채용되는 사례가 발생할 수가 있다.

1) 선발 도구의 신뢰성

선발 도구의 신뢰성이란 어떤 선발 도구를 동일한 환경에서 같은 사람을 반복해서 측정했을 때 그 결과가 일치하는 정도를 말하는데, 선발 도구의 측정 결과가 얼마나 일관성과 안정성을 가지고 있는가를 나타내는 것이다.

동일 지원자에 대해 면접하는 사람마다 다르게 평가하거나, 지원자가 똑같은 필기시험을 치를 때마다 성적이 다르게 나온다면, 그와 같은 면접 결과와 시험성적을 신뢰하기는 어려울 것이다. 따라서 선발 도구가 신뢰성이 있어야 지원자들을 대상으로 그 선발 도구를 사용할 수 있고, 선발 도구의 측정 결과인 예측치가 정확하다는 전제가 있어야 의료기관은 제대로 된 채용 의사결정을 할 수가 있다. 선발 도구의 신뢰성을 검증하는 방법은 다음과 같다.

(1) 검사-재검사에 의한 신뢰성 검증

선발 도구의 안정성에 해당하는 신뢰도 검증방법으로 동일 검사를 1차 실시한 결과와 일정한 시간 간격을 두고 재차 실시한 결과를 비교함으로써 어느 정도 일관성을 가지고 있는가를 판단하는 방법이다.

(2) 대체 형식에 의한 검증

필기시험과 같은 선발 도구의 경우 동일 지원자를 대상으로 같은 시험문제를 사용하여 재시험을 실시하게 되면 피평가자가 첫 번째 시험을 통해 정보를 습득하게 되므로 재시험의 의미가 없게 된다. 이런 경우에는 동일 유형의 동일한 난이도를 가진 새로운 시험문제로 재시험을 실시하여 신뢰성을 검증한다.

(3) 평가자 간 신뢰성 검증

다수의 평가자가 동일 시점에 같은 지원자를 대상으로 평가하여 평가자들이 얼마나 동일하게 평가하는가를 통해 신뢰성을 검증한다. 통상 평가자가 여러 명일 경우 평가결과가 가장 높은 점수와 가장 낮은 점수를 배제하고 나머지 점수를 평균하여 사용하는 방식은 평가자 간 신뢰성을 높이기 위한 노력이라고 볼 수 있을 것이다.

2) 선발 도구의 타당성

타당성이란 선발 도구가 측정하고자 하는 내용이나 대상을 정확히 측정하는가의 정도를 말하는데, 선발 점수와 입사 후 근무성적 간의 관계가 클수록 타당도가 높은 것이다. 예를 들어, 방사선기사를 선발하는 데 실기시험을 치르지 않고 필기시험만을 선발도구로 활용한다면, 지원자가 입사 후 자신의 역할을 잘할 것으로 기대하기 어렵기 때문에 이 경우 선발 도구의 타당성이 낮다고 할 것이다. 선발 도구의 타당성을 측정하는 방법은 다음과 같다.

(1) 준거 타당도

준거 타당도는 선발 도구의 측정치(예측치)와 지원자의 업무성과(준거치) 간의 관계를 측정하여 타당성을 검증하는 것을 말한다. 준거 타당도는 예측값과 준거값의 적용 시점에 따라 동시 타당도와 예측 타당도로 구분한다. 동시 타당도는 재직 중인 구성원에 대해 시험을 실시하고 그 시험성적과 지원 당시의 점수를 비교하는 방식이고, 예측 타당도는 선발시험의 성적과 입사 후의 직무성과를 비교하는 방식이다.

(2) 내용 타당도

이는 측정의 내용이 측정 대상이나 직무와 적합한 내용으로 구성되어 있는가를 측정하는 것이다. 직무의 성격이 다른 직종에 동일 측정요소를 사용하면 내용 타당도가 낮아진다. 내용 타당도의 기초 작업은 철저하고 상세한 직무분석에 근거하고 있다.

(3) 구성 타당도

구성 타당도는 측정항목의 세부 내용이 측정하고자 하는 구성개념을 얼마나 정확히 충실하게 측정하고 있는지를 나타내는 정도로서 구성 타당도를 확인하기 위해서는 측정 도구가 연구자가 의도한 요인구조를 나타내는가를 분석하는데 이를 위해 요인분석이라는 통계적 기법을 많이 활용한다.

3) 타당도와 선발 오류

선발 도구의 타당도가 낮을 때 발생하기 쉬운 대표적인 오류는 두 가지 유형을 들 수 있다. 이 같은 오류를 최소화하기 위해서는 각 선발 도구 자체의 타당도를 높이는 방법 이외에 시험, 면접, 실기테스트 등 새로운 선발 도구를 추가하거나 종합적인 방법을 활용할 필요가 있다.

(1) 제1유형의 오류

시험성적은 합격선에 미달했지만, 만약 선발되었더라면 만족스러운 직무성과를 올릴 수 있었던 지원자를 탈락시키는 것에서 발생하는 오류를 말한다. 즉, 능력과 자질이 충분한 지원자를 선발 도구의 타당성이 낮아서 탈락시킴으로써 발생하는 오류를 말한다.

(2) 제2유형의 오류

시험성적은 합격선을 초과하여 통과했지만, 채용 후의 직무성과는 만족스럽지 못한 지원자를 선발하는 오류이다. 다시 말해 능력과 자질이 부족한 지원자를 선발 도구의 타당성이 낮아 합격시킴으로써 발생하는 오류를 말한다.

학습정리

1. 선발 도구의 유형을 예시하고 설명하시오.
2. 면접의 도구와 면접기법을 제시하고 설명하시오.
3. 선발도구의 신뢰성과 타당성의 개념을 설명하시오.
4. 선발도구의 타당성과 신뢰성을 검증하는 방법을 설명하시오.

제5절 채용 트렌드

오늘날은 과거와 다르게 채용의 형태가 매우 다양해지고 있다. 의료기관의 입장에서는 채용형태의 변화뿐만 아니라 지원자의 자격기준의 변화까지도 고려해야 하는 상황이 전개되고 있다. 향후 채용 트렌드의 변화 상황은 다음과 같다.

1. 최고 인재에서 적합한 인재로

과거에는 똑똑한 사람을 최고의 인재로 생각하고 무슨 일을 맡겨도 잘할 것으로 여겼으며, 신입사원을 선발할 때도 출신학교, 성적, 최종학력 등을 가장 중요한 기준으로 삼았다. 그러나 급격한 경영환경의 변화에 대응하고 의료기관이 지속적으로 성장해 가기 위해서는 조직 구성원의 다양성과 창의성 그리고 핵심가치를 기반으로 한 조직운영이 강조됨에 따라 인재를 바라보는 관점도 변화하고 있다. 즉, 조직문화에 잘 적응하고 직무수행 능력이 뛰어

난 사람, 다시 말해 조직 적합성과 직무 적합성이 우수한 인재가 필요하게 된 것이다

미국의 경영컨설턴트인 짐 콜린스는 좋은 회사에서 위대한 회사로 도약한 기업들의 공통적인 특징은 적합한 인재를 중시하는 경향이라고 주장하였다. 3M, 휴렛패커드, 마이크로소프트 등 많은 일류 기업들은 인재를 판단할 때 특별한 교육적 배경이나 유용한 기술, 전문적인 지식보다도 인재가 지닌 내면의 품성 즉, 태도와 가치관 등을 더 중시하고 있다. 우리나라의 대기업들은 채용 시 지원자가 기업의 핵심가치와 어느 정도 부합하는지, 지원자의 직무 적성은 무엇인지를 파악하기 위해 자체적으로 개발한 인 · 적성검사 도구를 활용하고 있다. 또한 면접에서도 지원자의 조직 및 직무에 대한 적합성 평가에 주안점을 두는 사례가 늘어나고 있다.

이처럼 의료기관의 인재관도 과거 학벌 중심의 최고 인재에서 '의료기관의 가치나 문화에 부합하는 가치관과 태도를 갖추고 있고, 직무에 대한 적성과 수행능력을 겸비한 인재'를 적합한 인재로 인식하는 방향으로 변화되고 있다.

2. 스펙 중심에서 역량 중심으로

최근에 구글의 인재운영팀에서는 '학벌이나 자격증은 업무능력과 전혀 상관이 없다.'는 연구결과를 발표한 바 있다. 학벌과 자격증 등과 같은 소위 말하는 스펙을 통해서 확인할 수 있는 것은 지원자가 보유한 지식이나 기술 수준이며, 추가적으로 지원자가 투입한 노력과 성실성 정도를 짐작해 볼 수 있는 것이다. 그러나 조직에서 성과를 내기 위해서는 지식과 기술을 보유하는 것뿐만 아니라 보유한 지식과 기술을 실제로 활용할 수 있는 능력, 다른 사람들과 협업하고 소통할 수 있는 능력, 주도성, 결단력 등의 그야말로 다양한 능력이 필요하다.

이에 따라 최근 많은 기업들은 신입사원을 채용할 때, 해당 직무와 역할에서 우수한 성과를 내기 위해 요구되는 구성원의 특성을 추출하고, 그것을 선발의 기준으로 활용하고 있다. 이처럼 역량을 기반으로 하는 채용이 확대됨에 따라 많은 기업에서는 신입사원 모집 시 입

사지원서에 출신학교, 전공, 어학성적, 학점 등을 아예 기재하지 않도록 하는 사례가 늘어나고 있으며, 차별성 있는 자신만의 강점과 스토리가 있는 인재, 스펙을 초월한 창조적 인재를 뽑기 위해서 다양한 선발방식을 시도하고 있다.

예를 들면 H자동차의 경우 인사담당자가 직접 대학교를 방문해 입사대상자를 캐스팅하고, 3개월간의 인성 중심 평가를 진행 후 최종 선발하는데, 인성 평가과정에는 근교 여행, 봉사활동, 식사 모임, 선배 사원과의 만남 등이 포함되며, 학교, 학점, 어학성적 등의 스펙은 평가항목에서 배제된다. SK그룹은 탈 스펙 채용을 진행하기 위해 지원할 때 자유 형식의 포트폴리오를 제출하게 하며, 지원 서류에는 이름, 생년월일 등의 최소 정보만 기입하도록 한다. 면접은 자기PR 면접과 심층 면접이 있으며, 2개월간의 인턴을 우수한 성적으로 수료하면 계열사로 입사하게 된다. 온라인 신발판매회사로 출발한 자포스(Zappos)는 2014년에 공개채용제도를 폐지하고 지원자들이 학점이나 어학 점수 등이 적힌 자기소개서를 내는 대신 '자포스 인사이더'라는 소셜 네트워크(SNS)에 가입해 회사가 묻는 질문에 답하고 자신의 장점을 설명하도록 했다. 기존의 서류전형을 하지 않음으로써 스펙에 의한 평가를 완전히 폐지한 것이다.

3. 기업별 선발방식의 다양화

기존에는 잠재력 있는 범용형 인재를 뽑아 채용 이후에 적합한 진로를 모색하는 방식으로 채용을 진행했기 때문에 기업마다 우수한 인재의 기준이 크게 다르지 않았고, 선발도 주로 지원자의 스펙을 기준으로 하였다. 그러나 최근에는 각 기업의 조직문화에 적합한 인재, 직무수행 능력을 갖춘 인재를 선발하기 위해 다양하고 창의적인 선발방식을 도입하는 사례가 늘고 있다. 우리나라 몇몇 기업의 사례를 보면 다음과 같다.

(1) LG 그룹

LG 글로벌 챌린저를 운영하며 우수 입상자에게 인턴 또는 정규직 입사 기회를 부여하고 있다. 참가자는 자유 주제로 해외 탐방을 다녀와서 보고서를 제출하고 PT 대회에 참가해야 한다.

(2) 롯데그룹

2015년 상반기부터 '스펙타클 오디션'을 개최해 직무능력 중심의 채용을 진행하고 있다. 서류심사 시 직무 에세이만으로 평가받으며, 이후 프로그램 기획, 신성장동력 제안 등의 미션수행과 PT 면접을 통과해야 한다.

(3) KT그룹

2012년부터 '달인채용' 전형을 통해 분야별 전문가를 채용하고 있다. 마케팅, 소프트웨어, 영업관리 등의 직무에서 특별한 경험이 있거나 우수한 역량을 지닌 사람을 스펙에 관련없이 선발한다.

(4) 신세계 그룹

2014년부터 '청년영웅단'을 선발해 신입공채지원 시 서류전형과 1차 면접을 면제해 주고 있다. 청년영웅단이 되려면 신세계그룹이 주최하는 지식 향연(인문학 콘서트)에 참가한 후, 온라인 퀴즈 등의 테스트를 통과해야 한다.

(5) KB 국민은행

'인문학 독서 토론 면접'을 실시하여 인문학적 소양을 갖춘 통합형 인재를 선발하기 위해 인문분야 베스트셀러 서적을 사전에 배부하고 면접 시 심층적인 질의응답 및 자유토론을 통해 인재를 선발한다.

4. 상시 및 경력 채용 증가

그동안 국내 취업시장의 대표적인 특징 중 하나는 특정 시기에 한꺼번에 사람을 채용하는 대기업들의 공개채용 방식이다. 그러나 최근 들어 많은 기업이 수시채용 방식을 활용하는 사례가 점점 늘어나고 있다. 이와 같은 채용방식의 변화는 직무역량 중심의 채용 트렌드 확산과 무관하지 않다. 기업이 수시채용을 선호하게 된 주된 이유는 범용형 인재를 대량으로 채용하여 일정 기간 교육훈련 후 배치하는 기존의 방식보다 특정 직무에 대한 인력 수요가 발생할 때 필요한 만큼의 인원을 충원함으로써 불필요한 경영자원의 지출을 최소화하고 인재 경영의 효율성을 극대화하기 위함이다.

또한 이와 같은 수시 채용의 증가는 당장 현업에 투입할 수 있는 준비되고 검증된 인재를 선호하게 하여 신입보다 경력자 중심으로 채용방식이 변화하고 있다. 직무 중심의 수시채용 방식이 확대됨에 따라 취업 준비생은 변화하는 채용 트렌드에 대비하는 효과적인 취업 전략을 마련해야 한다. 즉 해당 직무에 대한 필요 역량을 미리 파악하고 관련 자격증을 취득하거나 현장 경험 및 경력을 쌓는 등 직무와 관련한 역량들을 미리 갖추는 것이 중요하다. 아울러 취업의 목적이 평생직장을 구하는 것이라기보다 평생직업을 실현하는 과정이라고 하는 취업에 대한 근본적인 인식의 전환이 필요하다.

표 3-13 채용 트렌드 변화

구분	기존	현재
인재관	최고 인재	적합 인재
선발기준	스펙 중심	역량 중심
선발방식	서류 – 필기 – 면접	기업별 선발방식 다양화
채용방식	신입 공채, 잠재력	수시 경력, 즉시 활용

학습정리

1. 채용 트렌드의 변화를 설명하시오.
2. 채용 트렌드의 변화에 따른 여러분의 자세와 마음가짐을 설명하시오.

[참고문헌]

권순창 외(2013), 병원인사관리, 장솔출판사, p.66-80

김면식(2020), 인적자원관리, p.163-191

김영훈(2013), 병원인적자원관리, 수문사, p.37-67

문상식, 최만규, 정상진(2019), NEW 병원인적자원관리, 보문각, p.141-187

안상윤(2020), 보문각, NEW 병원조직인사관리, p.320-356

안태현(2010), 고용관리, 대한병원행정관리자협회 병원인사관리 연수교재, p.26-44

정기선, 김영배(2010), 신 병원인사관리론, 현문사, p.55-60, p.109-131

정동양(2000), 병원조직인사론, p.276-300

정두채(1996), 병원관리(강의자료), p.29-37

최중락(2020), 인사관리와 고용관계, 상경사, p.142-210

John Storey(1995), Human resource management, Routledge

Noe, Hollenbeck, Gerhart, Wright(2020), Fundamentals of Human Resource Management, McGraw-Hill eBook

제4장

개발관리

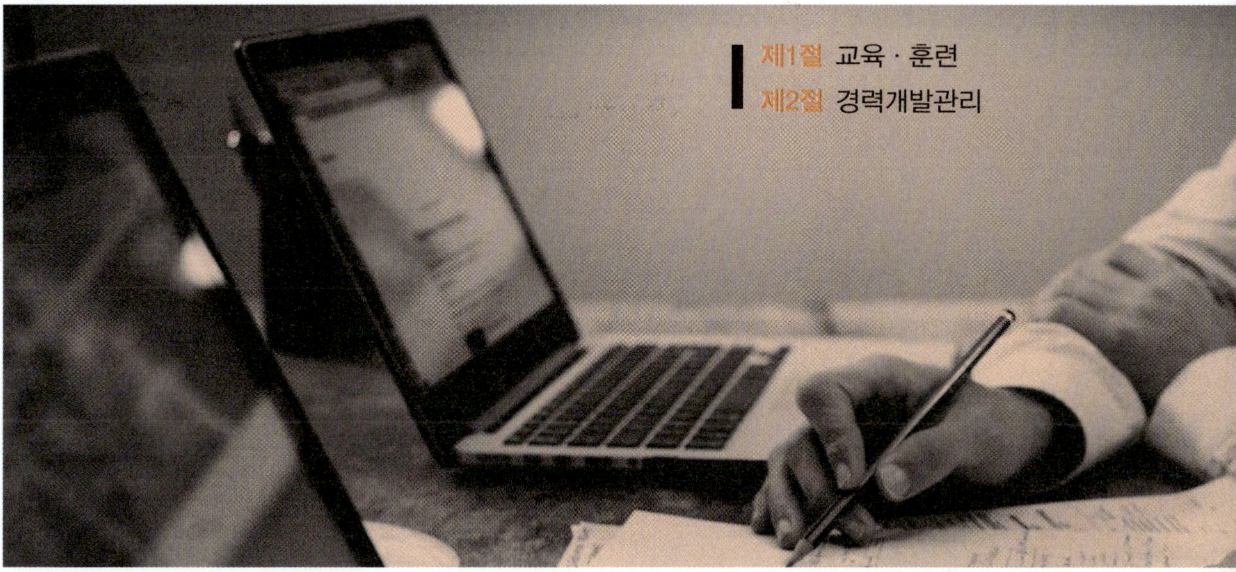

학습목표

1. 교육 · 훈련의 의의를 설명할 수 있다.
2. 교육 · 훈련의 필요성을 설명할 수 있다.
3. 교육 · 훈련의 과정을 설명할 수 있다.
4. 교육 · 훈련의 방법과 그 효과를 설명할 수 있다.
5. 교육 · 훈련의 결과를 평가할 수 있다.
6. 경력개발의 의의와 목적을 설명할 수 있다.
7. 경력개발의 과정과 방법을 설명할 수 있다.
8. 경력개발제도의 중요성과 그 기대효과를 설명할 수 있다.

04 개발관리

제1절 교육 · 훈련

1. 교육·훈련의 의의

오늘날 급속한 기술의 변화와 노동시장의 변화 그리고 조직구성원의 욕구 변화 등과 같은 조직의 인적자원관리를 둘러싼 경영환경의 변화는 현재 구성원이 보유하고 있는 지식과 기술 그리고 직무수행방법 등에도 끊임없는 변화를 요구하고 있다. 예를 들어, 빠른 기술의 변화는 입사 당시 구성원이 보유하고 있던 직무수행능력만으로는 조직의 성과 달성을 어렵게 하고 있어 구성원들은 지속적인 자기개발을 해야 하는 상황에 놓이게 되었다.

교육 · 훈련은 구성원의 육체적 · 정신적 능력과 조직성과에 대한 창출 의지 및 태도에 직접적으로 자극을 주어 이를 향상시키는 제 활동을 의미하며, 승진과 강등 그리고 전환배치 시 새로운 직무를 수행하는데 요구되는 하나의 과정이 되었다. 그리고 직무를 수행하는 과정을 통하여 간접적으로 필요한 능력이나 태도를 습득하는 경력개발(career development)과는 구분된다. 교육과 훈련 그리고 개발의 개념을 비교하면 다음 [표 4-1]과 같다.

표 4-1 교육과 훈련 및 개발의 개념 비교

구분	목표	효과
교육	불확실한 미래 능력 배양	보편적인 지식의 학습으로 다양한 결과 모색
훈련	현재 직무 능력 배양	특정 직무 관련 기능 습득으로 특정 결과 모색
개발	조직 및 개인의 동시 성장	조직은 인적자원 개발, 개인은 창의력과 가능성 배양

자료 : 김윤태(2008), 호텔 · 외식산업 인적자원관리, 대왕사, p.162. (수정하여 인용)

2. 교육·훈련의 효과와 목적

교육 · 훈련의 궁극적 목적은 조직의 목표 달성을 위해 조직구성원들이 필요한 지식과 기술을 습득하게 하는 것이며, 구성원의 능력개발이 조직의 성과향상으로 이어지게 하는 데 그 목적이 있다. 교육 · 훈련의 목적의 구체적인 내용은 [그림 4-1]과 같다.

이와 같이 교육 · 훈련의 목적을 구체적으로 제시하면 다음과 같다.
첫째, 신입사원에게 조직과 직무에 대한 이해를 도울 수 있다.
둘째, 구성원들이 현재 담당하는 직무를 잘 수행할 수 있도록 도울 수 있다.
셋째, 구성원들이 미래에 맡게 될 직무에 대한 자격 조건을 갖추도록 돕는다.
넷째, 조직의 변화에 대해서 구성원들에게 정보를 제공한다.
다섯째, 구성원의 개인적인 발전의 기회를 제공한다.

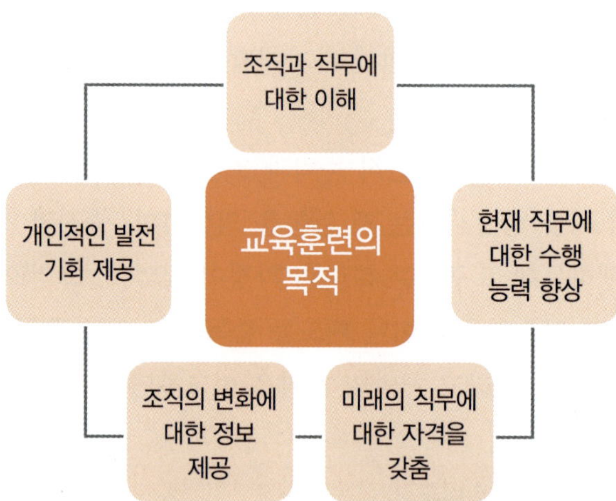

그림 4-1 교육 · 훈련의 목적

자료 : 함봉수, 강상묵(2012), 서비스기업 인적자원관리, 백산출판사, p.117. 수정 인용

교육 · 훈련은 크게 두 가지 측면에서 효과를 만들어 내는 것을 알 수 있다.

첫째, 교육 · 훈련은 경제적 · 효율적인 측면에서 효과가 있다.

① 교육 · 훈련은 능력 있는 인재를 육성함으로써 조직 내 기술을 축적할 수 있다.
② 교육 · 훈련은 필요인력을 사내에서 충원할 수 있게 되어 인적자원의 확보에 대한 비용과 노력을 줄일 수 있다.
③ 교육 · 훈련은 성과를 창출하기 위한 구성원의 능력과 직무를 수행하는 방법 등을 개발 · 유지함으로써 생산성 향상에 기여할 수 있다.
④ 교육 · 훈련은 조직과 구성원 개개인의 목표를 일치시키는 역할을 하기도 한다.
⑤ 교육 · 훈련은 그 밖에 배치의 유연성 확보, 경영상 문제의 통찰력 제고, 기업 이미지 개선 등의 효과가 있다.

둘째, 교육 · 훈련은 사회적 · 효율적인 측면에서 효과가 있다.
① 교육 · 훈련은 구성원의 능력향상을 통해 승진의 기회를 제공한다.
② 교육 · 훈련은 다양한 능력과 필요 기술의 습득을 통해 노동시장의 경쟁력을 높여 줄 수 있다.
③ 교육 · 훈련은 구성원에게 수준 높은 기술과 능력을 습득하게 하여 구성원의 성장욕구를 충족시켜 준다.
④ 교육 · 훈련은 구성원의 인간관계 증진을 위한 커뮤니케이션을 통해 노동 및 직장에서의 소외를 감소시킬 수 있다. 이를 통해 구성원의 직무에 대한 만족을 증대시킨다.

3. 교육·훈련의 필요성

조직은 설계가 잘 된 교육 · 훈련체계와 훈련방법 그리고 교육시설 및 교재를 갖추고 있어도 그 필요성이 잘 파악되어 있지 않으면, 교육 · 훈련은 무의미하거나 불필요한 것이 된다. 교육 · 훈련의 필요성은 그 계획 입안의 전제 사항이 되며 교육계획의 수립에 선행된다. 과거의 인사관리에서는 일반적인 교육이 중심이 되었으나, 직무중심 및 능력중심의 현대적인 인적자원관리를 위해서는 조직의 목표달성과 구성원 개개인의 직무수행능력 향상 및 필요한 인재를 육성하는 방향으로 교육 · 훈련의 중심이 변화하였다.

교육 · 훈련의 필요성은 현재뿐만 아니라 가까운 미래에 요구되는 수준까지를 고려해야 한다. 조직이 교육 · 훈련의 필요성을 계속 조사하여 교육 대상자에게 교육하면, 조직의 경쟁력이 강화될 뿐만 아니라 성장하는 조직으로 발전하게 된다.

조직이 교육 · 훈련이 필요한 시점을 인지해야 하는 예로는, 조직의 생산성이 정체되거나 현저히 저하될 때, 시장점유율이 낮아질 때, 생산공정에서 노동시간이 의외로 많이 소요될 때, 생산원가가 증가할 때, 구성원의 재해 및 안전사고가 증가할 때, 기계나 기구 및 설비 등의 손실이 많을 때, 이직률 및 결근율이 증가할 때 등이 해당한다. 그러나 이와 같은 사후 대책적인 소극적인 방법으로 교육 · 훈련의 필요성을 조사하기보다는 사전 대책적인 적극적인 방법에 의한 조치가 오히려 바람직하다.

일반적으로 교육 · 훈련의 필요성을 조사하는 방법에는 생산성, 불량품 발생수, 결근수, 사고기록 등에 대한 기록을 조사하는 자료조사법, 관찰법, 면접법, 질문지법 그리고 관계자의 집단토의법 등이 있다.

4. 교육·훈련의 필요성 분석

조직구성원이 직무를 수행하는데 갖추어야 하는 자격요건과 그 직무를 담당하고 있는 구성원의 기술 및 태도 등을 비교해보면, 직무상의 요구능력과 구성원이 소유하고 있는 실제

표 4-2 교육 · 훈련의 필요성

조직 수준(where)	직무 수준(what)	개인 수준(who)
• 조직 차원에서 교육 · 훈련의 필요성 분석 • 조직분석 기초 자료 – 조직 목표, 인적자원 목록 – 회사 분위기 – 직무만족도 – 능력지표	• 조직구성원이 직무만족을 느끼며 직무수행을 하는데 필요한 교육 · 훈련 내용이 무엇인지를 분석 • 직무분석 기초 자료 – 직무나 과업수행에 필요한 것(직무지향) – 과업을 만족스럽게 수행하기 위해 필요로 하는 행동에 대한 자료(종업원 지향)	• 교육 · 훈련이 필요한 구성원 분석 • 구성원 개인의 분석 위한 자료 – 자기 평가 – 360도 평가시스템 사용 – 훈련을 통한 발달 여부 – Test

자료 : 함봉수, 강상묵(2012), 서비스기업 인적자원관리, 백산출판사, p.120. (수정 인용)

능력과는 차이가 날 수 있다. 이와 같은 차이점을 발견하고 개선해 나가는 것이 교육 · 훈련의 필요성 분석이다. 교육 · 훈련의 필요성은 [표 4-2]와 같이 조직 수준과 직무 수준 그리고 개인 수준의 세 가지 관점에서 살펴보면 더욱 효과적으로 파악할 수 있다.

1) 조직 수준

조직 전체와 관련되는 매출액, 생산성, 수익성 등과 같이 여러 가지 현상에 문제가 발생했거나 미래에 기대되는 조직의 목표와 인적자원 간의 차이가 발견되었을 때 조직 수준에서 교육 · 훈련의 필요성 분석이 요구된다. 이런 경우에 교육 · 훈련은 조직의 경영전략과 직접 연결되어야 한다.

조직 수준에서의 교육 · 훈련의 필요성은 경제적 지표(매출액, 수익성 등)뿐만 아니라 구성원의 의식적 측면에서도 발견된다. 예를 들어, 조직문화를 변화시키거나 새로운 조직문화를 도입하여 조직에 활력을 불어넣을 필요가 있을 때 또는 조직이 환경에 적응하기 위한 유연성을 높이고자 할 때 교육 · 훈련은 조직 전체의 수준에서 필요하게 된다.

2) 직무 수준

직무 수준에서의 교육 · 훈련의 필요성 분석은 구성원이 성공적인 직무수행에 필요한 지식과 기술 그리고 태도의 향상과 관련된 목표를 결정하는 데 필요하다. 또한 새로운 직무가 생겼을 때 이를 수행 가능한 사람을 조직이 보유하지 않았거나 외부 노동시장에서 확보하지 못한 경우에는 조직 내부에서 필요 인재를 양성하지 않으면 안 된다. 이런 경우 직무 수준에서 구성원의 교육훈련에 대한 필요성이 나타나게 된다.

3) 개인 수준

개인 수준에서의 교육 · 훈련의 필요성 분석은 구성원 개인별 교육 · 훈련이 현재 필요한가를 파악하는 것이다. 이것은 조직 전체의 수준에서 생산성 등 경제적 지표와 관련이 있는 성과 측정과 구성원 각 개인별 매출액과 직무 수준에 따른 교육 · 훈련의 필요성이 구성원 개인마다 측정되는 것을 의미한다.

또한 구성원 개인이 추구하는 교육 · 훈련의 욕구를 파악하여 구성원이 추구하는 '사회적 효율성'과 조직이 추구하는 '경제적 효율성'을 조정하고 이를 통합하는 근거가 되므로 개인 수준에서의 교육 · 훈련의 필요성 분석은 매우 중요하다고 할 수 있다. 또한 개인 수준에서의 교육 · 훈련의 필요성 분석은 교육 · 훈련 프로그램을 도입하는데 구성원 개인별로 보유하고 있는 능력과 기술 그리고 욕구의 다양성과 같은 개인차 문제의 극복에도 중요한 정보를 제공해준다.

5. 교육·훈련의 필요성 분석방법

1) 관찰법

관찰법(observation method)은 관리자가 사전에 관찰의 대상을 정하고 부하들의 직무수행과정을 체계적으로 관찰하여 교육 · 훈련의 필요성을 판단하는 구조적 관찰법과 사전계획 없이 일상 작업활동에서 관찰하여 교육 · 훈련의 필요성을 발견하는 비구조적 관찰법으로 구분된다.

2) 간행물 조사법

간행물 조사법(periodical method)은 해당 조직이 속한 업종과 관련되는 전문잡지 등에서 기술변화와 관련되는 사항, 새로운 생산 공정, 재고관리기법, 인사고과기법, 자료 활용기법 등과 같은 이러한 새로운 기법들을 교육 · 훈련에 도입함으로써 조직의 혁신적인 변화에 적응할 수 있게 되는 것이다.

3) 자료조사법

자료조사법(records and reports method)은 해당 조직이 보유하고 있는 각종 자료를 검토하여 교육 · 훈련의 필요성을 파악하는 방법으로서 자료들의 종류는 조직마다 매우 다양하다. 예를 들면 매일 매일의 영업활동에 관한 자료인 매출일보와 경쟁사 분석자료, 구성원 업적기록 등이 이에 해당한다.

4) 작업표본법

작업표본법(work samples method)은 구성원의 직무수행결과 중 일부를 표본으로 선택 · 검토해서 해당하는 작업자 또는 작업집단에 대해 교육 · 훈련이 필요한지에 대한 필요성 여부를 판단하는 기법이다. 이 기법은 표본으로 선택할 작업에 대해서 비밀이 유지되어야 한다.

5) 질문지법

질문지법(questionnaire method)은 교육 · 훈련의 필요성을 분석하는 기법으로서 가장 널리 활용되고 있으며, 이 기법은 구성원을 대상으로 질문지를 활용하여 태도 및 문제점 조사 등을 실시해서 교육 · 훈련의 필요성을 파악하는 것이다.

6) 전문가 자문법

전문가 자문법(key consultants method)은 조직의 내부 및 외부에서 교육 · 훈련 전문가에게 해당 조직의 교육 · 훈련의 필요성을 파악하도록 의뢰하고 이를 토대로 교육 · 훈련의 필요성을 발견하는 방법이다.

7) 면접법

면접법(interview method)은 교육 · 훈련 담당자가 구성원 개인 또는 집단을 대상으로 면접을 통해 교육 · 훈련의 필요성에 관한 정보를 파악하는 기법이다. 면접법의 종류로는 그 내용에 따라 구조화된 면접법과 비구조화된 면접법으로 구분이 된다.

8) 델파이법

델파이법(Delphi method)은 교육 · 훈련 전문가들을 대상으로 개별적인 질문과 응답을 통해 교육 · 훈련의 필요성을 찾아내는 방법이다.

6. 교육·훈련의 과정

교육 · 훈련은 일반적으로 단일 프로그램보다 일련의 복합적인 프로그램으로 구성된 교육과정으로 이루어져야 한다. 이와 같은 일련의 교육과정은 문제인식과 교육에 대한 필요성 분석에서부터 시작하여 교육 · 훈련에 대한 설계와 운영 및 평가에 이르는 과정을 거치게 된다.

1) 필요성 분석 및 문제인식

문제인식이란 실제로 발생된 것과 요구되는 결과 사이의 모순점을 의미한다. 조직에서의 모순은 다양한 형태로 나타나는데, 그 예로 서비스에 대한 고객들의 불만 등이 있을 수 있다. 그러나 고객들 대부분은 문제가 발생했을 때 그 당시 문제를 지적하지 않는다. 따라서 많은 교육프로그램은 고객불만에 의해서 확인된 문제점 파악이 아니라 경영자나 구성원에 의해서 파악되고 확인된 문제점에서부터 발생한 결과이므로 교육 · 훈련 프로그램에 대한 필요성과 이에 대한 교육 · 훈련 프로그램의 개발 및 평가 등에 대한 문제의 인식을 정확하게 하는 것이 먼저 이루어져야 한다.

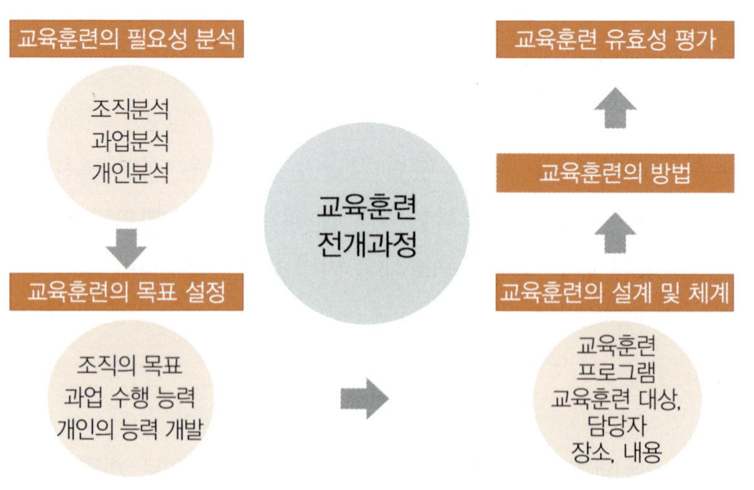

그림 4-2 교육 · 훈련의 전개과정

자료 : 함봉수, 강상묵(2012), 서비스기업 인적자원관리, 백산출판사, p.124.

2) 교육목표의 설정

교육의 목표는 반응 지향적 목표, 습득 지향적 학습 목표, 직무수행 관련 목표, 결과 지향적 목표의 네 가지 범주로 구분할 수 있다.

첫째, 반응 지향적 목표는 피교육자가 교육을 받은 후에 어떠한 궁극적인 결과를 지향하는 것이 아니라 교육과정을 통해서 조직이나 개인에게 어느 정도 기여했는가를 목표로 하는 것을 말한다. 예를 들어, 여직원들에게 화장법, 서비스 마인드, 금연 교육을 실시하는 것과 같은 경우이다.

둘째, 습득한 학습은 교육프로그램을 통하여 어떠한 것을 학습하도록 하는 목표를 의미한다. 예를 들어, 관리자들에게 근로기준법을 취업규칙과 비교하여 학습시키는 것과 같은 경우이다.

셋째, 직무수행과 관련된 목표는 서비스기업의 교육목표 중 가장 일반적인 목표라고 볼 수 있다. 예를 들어, 신입 영업직원에게 물품견적서를 작성하는 방법을 교육하는 경우의 목표는 신입 영업직원이 직무를 수행하는데 필수적으로 필요한 지식과 기술 그리고 능력을 교육하기 위한 것이다.

넷째, 결과지향적 목표는 고객의 불평불만 건수를 몇% 미만으로 유지할 수 있도록 교육시키는 경우를 말한다.

3) 교육기준의 설정

교육의 필요성 분석을 통하여 교육목표가 설정이 되면 다음 단계로 성공적인 교육성과의 기준을 설정하는 것이 필요하다. 이러한 교육의 성과기준은 교육을 통해 무엇을 얼마나 배웠는지를 측정할 수 있는 토대가 되는 것이다. 즉, 교육기준은 교육목표를 달성하기 위하여 구체적인 교육의 성과 측정을 위한 가이드라인이라고 할 수 있다.

4) 교육 참가자의 선정

교육 · 훈련의 프로그램이 성공적인지 아닌지는 그 교육에 참가한 구성원들에 의해 결정된다. 참가자 선정을 통해 다양한 교육프로그램이 단계적이고 지속적으로 수행될 수 있다. 조직의 교육 · 훈련의 참가자를 선정하는 것은 승진, 임금상승, 상여금 지급 등과 관련성이 높으므로 취업규칙, 고용계약 등을 신중히 고려하여 선정하여야 한다.

5) 참가자 예비테스트

대부분의 교육 · 훈련 관리자는 교육의 필요성 평가, 목표설정, 교육기준의 설정, 참가자 선정 등을 한 후에 교육을 실시한다. 그러나 이러한 절차에 한 단계를 더 추가하는 것이 바람직하다. 즉, 교육 · 훈련 관리자는 교육을 실시하기 전에 조직구성원이 현재 알고 있는 지식, 기술, 능력을 확인하지 않았다면 교육의 실시 전과 후의 결과를 비교하기 어렵다. 결과적으로 이 경우 교육프로그램의 성공 여부에 대한 평가는 불가능한 것이다.

가장 이상적인 방법은 예비테스트를 하는 동안에 우선 두 개의 서로 상이한 그룹을 선정하는 것이다. A그룹은 교육의 실시 전과 후에 두 번의 테스트를 받게 하고, B그룹은 단순히 교육프로그램의 전후로 두 번의 테스트를 받게 하되 그들은 교육을 하지 않는다. 이렇게 준비하면, 교육을 받은 그룹과 교육을 받지 않은 그룹을 서로 비교 · 평가를 했을 때 실시한 교육프로그램의 효과를 파악할 수 있다. 만약 참가자들을 두 그룹으로 나누기 불가능하다면 교육 대상 집단에 대해서만 교육의 실시 전과 후에 각각 테스트를 실시해야 한다. 이러한 방법으로 교육 대상자들의 지식, 기술, 능력의 변화를 충분히 평가할 수 있다. 즉 가장 중요한 것은 교육의 실시 후만이 아니라 교육의 실시 전에도 반드시 예비테스트를 실시하여야 하는 것이다.

7. 교육·훈련의 방법

1) 교육·훈련 내용의 선정

교육 · 훈련 프로그램의 내용은 교육 · 훈련의 구체적이고 개별적인 목적에 따라 달라질 수 있다. 그러나 [그림 4-3]에서 보는 바와 같이 교육 · 훈련은 구성원의 능력 개발과 의욕 개발을 중심으로 이루어진다.

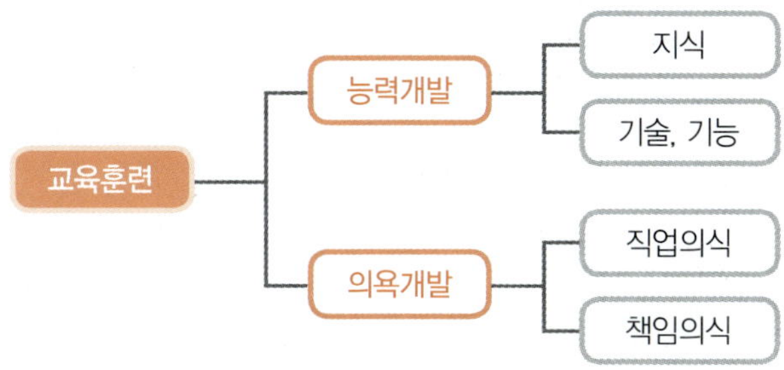

그림 4-3 내용에 따른 교육 · 훈련 프로그램 구분

자료 : 이광수, 이재섭(2003), 서비스산업의 인적자원관리, 대왕사, p.251.

그 이유는 구성원이 직무수행을 통하여 창출해내는 성과는 바로 구성원의 능력과 의욕에 따라 달라지기 때문이다. 그리고 개인의 성과향상은 구성원 개개인의 능력과 의욕이 향상될 때 가능한 것이다.

따라서 교육 · 훈련은 직무를 수행하기 위한 기술이나 기능을 개발하는 능력개발과 직업의식과 책임의식 등을 개발하는 의욕개발로 구분이 된다. 하지만 현실적으로 하나의 교육 · 훈련 프로그램은 구성원의 능력개발이나 의욕개발 중 어느 한 부분만을 위해서 활용되기보다는 복합적으로 사용된다.

2) 교육·훈련 '실시자'에 따른 분류

(1) 직장 내 교육 · 훈련(On the Job Training : OJT)

OJT는 업무시간 중에 실제로 업무를 수행하면서 동시에 교육을 실시하는 것으로서 상급자가 하급자에 대하여 교육을 실시하는 것이다. OJT의 종류로는 도제식 훈련(apprenticeship program), 직무 오리엔테이션(Job Instruction Training : JIT), 인턴십, 멘토링 등을 들 수 있다.

(2) 외부 훈련(Off the Job Training : Off JT)

외부훈련은 직무를 수행하는 장소를 떠난 곳에서 공간적 · 시간적으로 격리된 상태에서 교육훈련을 받는 것을 말한다. 기업의 연수원 교육 또는 외부에 위탁하는 교육이 Off JT에 속한다. 외부훈련의 종류로는 비디오 교육, 세미나, 학회, 시뮬레이션, 컴퓨터기반교육, 가상현실, 평가센터, 감수성 훈련 등이 있다.

(3) 자기개발 훈련(Self Development : SD)

개인 수준의 능력개발로서 구성원 각자가 자기개발 의욕을 가지고 자신의 비용과 시간을 지불하면서 자기책임 하에 자주적인 노력으로 훈련하는 기법을 말한다. 오늘날 생애교육의 중요성이 대두됨에 따라 구성원 스스로의 자기개발 학습이 강조되고 있다.

표 4-3 교육 · 훈련의 유형에 따른 장점 및 단점

구분	장점	단점
직장 내 교육 · 훈련 (OJT)	• 일을 실제로 수행하면서 학습이 가능 • 훈련받은 내용을 즉시 활용하여 성과에 반영 • 교육 · 훈련 대상자와 상사/동료 간의 의사소통 원활 및 협동정신 제고시킴 • 교육 · 훈련대상자의 개인별 능력에 따라 훈련의 진도 조정 용이 • 교육 · 훈련 비용의 절감	• 현재의 관행을 반복적으로 후임자에게 전수하므로 피훈련자들은 잘못된 교육 내용을 무비판적으로 답습할 가능성이 높음 • 훈련자의 역량에 따라 효과는 크게 다름 • 다수의 종업원을 한 번에 교육훈련 불가능
외부 훈련 (Off JT)	• 교육 · 훈련에만 몰두할 수 있어 학습효과 높음 • 전문성 갖춘 훈련자에 의해 체계적이고 심층적인 교육훈련 가능 • 다수의 인원을 동시에 교육훈련 가능	• 교육 · 훈련 내용과 실무의 갭(gap) 발생 • 개인 능력별 진도 조정 어려움 • 교육 · 훈련비용이 많이 발생함 • 실제 업무환경을 벗어나기 때문에 업무에 지장을 줌
자기개발 훈련 (SD)	• 교육의 전 과정을 대상자 자신이 관리 • 교육 · 훈련의 진도를 마음대로 조정 가능 • 일반교양, 전문지식 등 체계적, 전문적인 학습에 적합함	• 교육 · 훈련에 대한 지원을 받을 수 없어 학습효과가 제한적임 • 학습의욕이 떨어질 경우 개선 어려움 • 기능 및 태도 교육에는 부적합함

자료 : 김윤태(2008), 호텔 외식산업 인적자원관리, 대왕사, p.181. 수정 인용
김유미(2018), 인사노무관리, 새흐름, p.217. 수정 인용

3) 교육·훈련 대상자에 따른 분류

교육 · 훈련의 대상자는 크게 3가지의 계층이 있다. 이들은 신입사원과 작업자 그리고 관리자로 구분된다.

(1) 신입사원

신입사원에 대한 교육 · 훈련의 목표는 성공적인 조직 사회화와 직무수행능력의 제고에 있다고 할 수 있다. 즉, 신입사원에 대한 교육 · 훈련은 조직이라는 낯선 환경에 첫발을 내딛는 신입사원에 대한 새로운 환경에서의 경험에 의한 충격을 완화시키고 점차적으로 조직에 적응시키는 것이다. 신입사원이 학습하는 구체적인 방법에는 멘토링과 코칭 그리고 팀워크 훈련 등이 있다.

① 멘토링(mentoring)

'멘토(mentor)'란 '경험 많은 선배가 이미 조직에서 터득했던 지혜와 경험을 동료 또는 신입사원에게 전해 주는 사람'을 말한다. 기업 조직에서 멘토는 후배 구성원들에게 역할 모델을 제공해주며, 도전적 직무부여와 상담 및 조직에 대한 정보를 제공함으로써 신입사원에게 대인관계 개발과 경력관리에 도움을 주는 사람이다. 신입사원을 위한 멘토링의 장점 및 단점은 다음과 같다.

첫째, 신입사원은 멘토로부터 기존 구성원의 인적사항, 조직문화 그리고 조직에서 갖추어야 할 기본자세와 태도 등에 관한 정보를 교육받아 새로운 환경에 쉽고 빠르게 적응할 수 있도록 한다.

둘째, 멘토는 신입사원의 심리적 상담 및 개인적 지원활동으로 신입사원이 조직 내에서 겪는 어려운 일들에 대해 이를 지원하여 그들이 심리적 · 사회적 안정감을 얻도록 도와준다.

그러나 이러한 멘토링 자체가 멘토 자신의 직무수행에 방해를 줄 수 있으며, 비공식적인 멘토의 경우 조직 내 파벌 형성의 원인이 될 수 있다. 그리고 멘토의 능력에 따라 교육 · 훈련의 효과가 좌우되는 등의 한계를 지닌다.

표 4-4 공식적 멘토와 비공식적 멘토의 비교

공식적(formal) 멘토	비공식적(informal) 멘토
• 인위적 발생	• 자연발생적
• 멘토의 질 관리(quality control) 용이함	• 멘토의 질 관리(quality control) 어려움
• 신입사원의 학습내용이 정형화됨	• 신입사원의 학습내용이 비정형화됨
• 멘토와 신입사원 간의 심리적 연대감/일체감 정도가 낮음	• 멘토와 신입사원 간의 심리적 연대감/일체감 정도가 높음
• 관리상의 비용 발생	• 관리상의 비용이 발생하지 않음
• 멘토 관계의 효과에 대한 파악이 용이함	• 멘토 관계의 효과에 대한 파악이 어려움

자료 : 김유미(2018), 인사노무관리, 새흐름, p.220.

② 코칭(coaching)

코칭이란 교육의 실시자가 교육 참가자를 개인적으로 접촉하여 새로운 역량을 전수하는 것을 말한다.

표 4-5 멘토링(mentoring)과 코칭(coaching)의 차이점

구분	Mentoring	Coaching
초점	개인	성과
역할	안건 없는 촉진자	특정 안건
관계	스스로 선택하는 것	직무와 함께하는 것
영향의 원천	인식된 가치	직위
개인적 보상	확인 / 학습	팀웍 / 성과
영역	삶(life)	과업 관련(task related)

자료 : 김유미(2018), 인사노무관리, 새흐름, p.220. 수정 인용

③ 팀워크 훈련(team work training)

팀 조직이란 공동의 목표 달성을 위해 상호 보완적인 기능을 갖고 있는 소수의 사람들이 공동의 접근방법으로 신축성 있게 상호 작용하며 그에 따른 결과에 대해서도 공동으로 책임을 지는 조직 단위를 말한다. 과업집단인 팀의 효율성을 높이기 위하여 공동의 목표를 가지고 개인이 팀의 활동에 참여하게 함으로써 집단효능감을 배울 수 있도록 하는 기법을 말한다.

(2) 작업자 교육 · 훈련

상사로부터 지시받은 직무를 수행하는 구성원을 작업자라고 한다. 이들의 교육 · 훈련의 내용은 주로 작업자들이 할당된 직무를 성공적으로 수행하기에 필요한 직무 관련 지식과 기능 등에 초점이 맞추어진다. 대표적인 작업자 교육 · 훈련 기법으로는 실습장 훈련, 도제 훈련, 직업학교 훈련 등이 있다.

① 실습장 훈련(vestibule training)

실습장 훈련은 기업 내에서 이루어지는 OJT와 달리 작업장과 별도의 공간에 시설과 장비를 갖추어 교육 대상자에게 주로 기능 위주로 이루어지는 훈련기법이다. 많은 사람을 일시에 훈련할 수 있고 학습효과가 높은 편이나, 훈련 내용과 실무와의 연계의 어려움 및 학습효과가 예상보다 낮게 나타날 경우 훈련 실시자와 일선 작업자의 상사와의 갈

등이 야기되는 문제점이 있다.

② 도제제도(apprenticeship program)

직장 내 훈련과 직장 외 훈련을 결합한 방법으로써 교육 대상자는 작업장 내에서 일정 기간 상사 또는 선배, 직장 동료로부터 기능을 배우고, 직장 외에서도 일정한 장소에서 강의에 참가하며 교육 · 훈련을 받는 방법이다. 이 방법은 OJT와 Off JT의 장점을 모두 흡수할 수 있으나 동시에 많은 사람을 교육할 수 없다는 단점이 있다.

③ 직업학교 훈련

교육 대상자를 직업학교에 입학시켜 학습하게 하는 것을 말한다. 이는 우수한 교육실시자가 있고, 교육내용이 정형화되어 있어서 학습효과가 높고, 동시에 다수의 교육훈련 대상자를 교육할 수 있으나 교육훈련 내용이 실무내용과의 차이가 발생할 수 있고, 개인별 학습 진도의 조정이 어렵다는 단점이 있다.

(3) 관리자 교육 · 훈련

① 인 바스켓 훈련(in-basket training)

모의훈련이라고도 부르는 인 바스켓 훈련은 관리자의 의사결정능력을 향상시키기 위해 개발된 프로그램을 말한다. 실제 상황에 대비하여 가상 기업의 다양한 정보를 제공하고 이를 특정한 상황에서 문제해결을 위한 의사결정을 내리게 함으로써 의사결정능력을 향상하는 방법이다.

② 사례연구(case study)

사례연구 또한 관리자의 의사결정능력을 향상하기 위해 도입된 방법이다. 자사 또는 경쟁기업에서 실제로 일어났던 사례, 기업에 미래에 일어날 수 있는 상황들을 교육 참가자에게 제시하고 이를 토대로 기업이 의사결정 상황에서의 중요한 문제점과 그 원인 및 결과를 분석하여 문제해결을 위한 대안을 제시하도록 하는 방법이다.

③ 비즈니스 게임

비즈니스 게임은 시뮬레이션의 또 다른 형태로서 기업이 경쟁상황 속에서 올바른 의사

결정능력을 할 수 있는 능력을 향상하기 위해 개발된 방법이다. 이 방법은 우선 교육 참가자들을 3~5명 정도로 팀을 구성하여 팀에게 주어진 목표를 달성하기 위해 상호 간 혹은 그들이 접하는 환경에 대해 어떤 태도를 갖추어야 할 것인가를 고찰하고, 동종의 경쟁상황에 있는 다른 가상의 기업 책임자들로서 경쟁상황에서 이길 수 있는 경영의사결정을 하도록 하는 모의 연습방식이다.

④ 역할 연기법(role playing)

역할 연기법은 관리자 및 일반 구성원을 대상으로 교육훈련이 실시된다. 이는 인간관계 개선 및 기술을 제고시키기 위해 교육 참가자에게 어떤 역할을 실제로 시켜봄으로써 그 역할을 정확히 이해하고 도움이 되도록 하는 체험학습 방식이다. 피교육자는 가장 바람직한 행동을 연기하고 다른 피교육자는 이를 관찰하여 해당 행동을 평가하고, 토론을 통해 바람직한 행동을 개발하고 인간관계 능력을 제고시키고자 하는 방법이다.

⑤ 행동모델법(behavior modeling)

행동모델법 역시 인간관계 능력의 개발을 위한 방법이다. 교육 참가자에게 특정 상황에 놓였을 때 가장 이상적인 행동을 제시하고 이 행동을 분석하고 이해하여 유사한 상황에서 그 행동을 모방하게 하는 것이다. 기업 상황에서는 대개 특정 상황에 대한 이상적인 행동을 녹화하여 이를 교육 참가자에게 보여주고 행동 이유와 과정 등을 이해시키고 이를 그대로 반복 · 연습함으로써 '행동변화'를 유도하는 것이다.

⑥ 대역법(understudy)

대역법은 기술적 능력과 인간관계 능력 및 개념적 능력을 포괄적으로 획득할 수 있는 방법으로 특정 부서의 직속상사와 같이 직무를 수행하면서 직무수행에 필요한 능력을 습득하는 프로그램이다. 일반적으로 대역법은 미래에 그 자리를 계승할 가능성이 있는 직원이 함께 일하면서 그 상사로부터 직무에 관한 상세한 내용을 교육 · 훈련하는 후계자양성 프로그램이라고 할 수 있다.

8. 교육·훈련의 실행

교육 · 훈련의 실행은 어떤 교육프로그램이 성공하는 데 있어서 적합한 방법과 실시자, 그리고 참가자 선정만큼이나 중요하다. 아무리 경영자들이 교육프로그램을 철저히 계획한다고 하더라도 그들이 계획한 만큼 교육프로그램은 실행하기는 쉽지 않다. 세부적으로 계획된 내용을 그대로 실행하려고 하는 것은 참가자가 실제로 경험하는 실행단계에서 매우 중요하다. 그리고 교육 · 훈련의 실행에서 효과가 크게 나타나기 위해서는 교육 참가자들이 교육 · 훈련에서 적극적으로 학습할 수 있도록 촉진해야 한다. 교육 참가자의 학습 촉진을 위한 원칙은 다음과 같다.

첫째, 교육 참가자의 사전 지식 및 학습하고자 하는 의욕을 파악한다.

둘째, 교육 참가자의 개인적 특성 및 차이를 파악한다.

셋째, 교육 참가자의 공동학습을 통해 상호 자극하도록 한다.

넷째, 교육 · 훈련을 통해 직접 경험할 수 있도록 구성한다.

9. 교육·훈련의 평가

교육 · 훈련이 완료된 후에 객관적 평가기준을 통해 그 효과를 분석하여 차후의 효율적인 교육 · 훈련관리가 이루어지기 위해서는 반드시 피드백 과정을 실시해야 한다. 교육 · 훈련평가의 과정은 주로 ① 자료의 수집, ② 자료의 분석, ③ 자료의 해설과 결론의 도출, ④ 진술된 목표와 결론의 비교, ⑤ 결과의 기록, ⑥ 라인 관리자에게 보고 등의 순으로 이루어진다.

1) 교육·훈련 효과평가의 수준

교육 · 훈련의 평가과정에서 가장 중요한 것은 프로그램의 효과 측정이다. 효과의 측정은 주로 다음 네 가지 수준에 의해 이루어진다. Kirkpatrick은 1967년 고전적인 평가모델을 제시하였는데, 그것은 바로 '반응-학습-행위-결과'의 관계를 분석하는 것이다.

(1) 반응수준(reaction level)

이 수준에서는 교육 · 훈련 프로그램에 대해 어떤지를 참여자에게 묻는다. 이와 같은 측정은 주관적이며 때때로 편견적일 수도 있다. 이에 따라 Alliger는 1997년 평가 대상으로서 반응의 수준을 정서적 반응과 실용적 반응으로 구분했다. 정서적 반응으로는 교육강사, 교육방법에 대한 반응 수준을 평가하고, 실용적 반응으로는 지식축적과 직무 관련성에 대한 반응 수준을 평가했다.

(2) 학습수준(learning level)

이 기준에서는 교육 · 훈련 프로그램을 통해 기술, 지식, 태도가 피교육자에 의해서 이해되고 획득되는 정도를 측정한다. 사후 잘 만들어진 시험을 치는 것과 같은 효과적인 측정방법을 사용한다면 이 분야는 객관적이고 계량으로 측정될 수 있다.

(3) 행위수준(behavior level)

여기에서 행위 수준은 실제 직무의 성과를 측정하는 것을 의미한다. 이것은 학습의 전이가 효과적으로 이루어졌는지가 이 수준에서의 일차적 관심이다. 이처럼 학습의 전이효과를 측정할 때는 객관적이고 주체적인 기준이 모두 활용될 수 있다. 예컨대 환자의 간호나 채혈과 같은 학습의 전이 실태는 직접 관찰할 수 있으며, 태도의 변화와 같은 학습 결과를 추론할 수 있기 때문이다.

(4) 결과수준(results level)

평가의 마지막 수준은 교육 · 훈련의 결과와 조직의 목적과의 관련성을 측정하는 것이다. 즉 교육 · 훈련이 조직에 어떠한 이득을 주었는가를 묻게 된다. 여기에서 말하는 이득은 사고비용 및 결근 등의 감소와 서비스 질의 제고나 고객만족도 등의 향상으로 측정될 수 있다.

이상과 같은 네 가지 수준의 교육 · 훈련 평가방법은 교육 · 훈련 프로그램의 실행과 변화전략의 영향력에 관한 정보를 얻는 데 도움을 주는데, 실제 활용되고 있는 평가지를 살펴보면 다음 [표 4-6]과 같다. 피훈련자는 이 교육 · 훈련 성과분석표를 받으면 답변란에 자신이 교육 · 훈련을 통하여 겪고 느낀 것에 대한 개인적 의견을 솔직하게 기록하면 된다. 교육 · 훈련 담당자는 이것을 조직의 전략과 비교 분석하여 다음 교육 · 훈련을 위한 개선자료로 활용할 수 있다.

표 4-6 교육훈련 프로그램 성과분석표

질문내용	질문에 대한 답변
1. 귀하가 참여한 교육훈련 프로그램은 어떻습니까?(일반적인 느낌 기록)	
2. 교육훈련 프로그램의 실행 결과 조직에서 어떤 변화가 일어났으며, 수행기술과 지식, 또는 사업성과가 이루어졌습니까?	
3. 교육훈련의 참여 결과 업무수행이 어떻게 변화했습니까?	
4. 교육훈련 프로그램 실행 결과 조직이 어떤 이익을 얻었다고 생각하십니까?	

자료 : 안상윤(2014), 병원조직 인사관리, 보문각, p.354.

2) 교육·훈련 효과의 세부 평가방법

교육 · 훈련은 피교육자 개인에게 있어서는 행동의 변화를 목적으로 하고 있다. 따라서 교육 · 훈련이라는 학습 과정이 경험을 통해 피교육자가 어떤 변화를 나타내는지를 정확하게 파악하고 측정하는 것이 평가의 중요한 과제이다.

(1) 훈련 참가자의 의견조사

조직이 교육 · 훈련 프로그램을 평가할 때 그 계획에 참가했던 사람들의 의견을 물어 분석하는 것이다. 이 방법의 장점은 적은 비용으로 자료를 쉽게 얻을 수 있다는 점이다. 또한 이 방법은 이전의 교육 · 훈련 프로그램에 어떤 문제가 있었는지를 파악할 수 있게 해줌으로써 앞으로의 교육 · 훈련계획을 수립하는데 도움이 된다. 그러나 이 방법만을 사용하게 되면 참가자들이 다른 사람들의 기대 정도만을 표현하는 데 그치기 쉽고, 교육 · 훈련 프로그램이 어느 정도 좋았는지 보여줄 뿐이어서 의견의 정확성 결여와 편견이 나타날 수 있다.

(2) 획득된 효과 측정

교육 · 훈련 프로그램의 효과를 측정하기 위해서는 신뢰성과 타당성을 갖춘 평가방법을 활용해야 한다. 효과를 측정할 때 우리가 측정하고자 하는 피교육자의 행동은 종속변수가 된다. 그리고 교육 · 훈련을 실시하는 것은 독립변수가 된다. 여기에서 피교육자들의 내부 상태는 매개변수가 된다. 즉 피교육자 내부에서 학습이라고 하는 심리적인 움직임이 생기게 된다. 이와 같이 세 변수의 움직임에 따라 효과를 측정하는 합리적인 방법으로는 첫째,

교육 · 훈련 전후를 비교하는 방법(before–after–model)이 있고, 둘째, 교육 · 훈련 종료 후 한 번만 측정하는 방법(after only design)이 있다.

(3) 직무수행 결과의 평가

교육 · 훈련의 목표는 직무성과를 개선하여 조직의 유효성을 높이는 것이다. 따라서 직무성과가 개선되었다면 이것은 교육 · 훈련이 효과가 있는 것으로 판단할 수 있다. 이러한 방법으로는 첫째, 개인의 인사고과나 업적평가 등을 통해 교육 · 훈련의 정도와 변화를 나타내는 평가치를 비교 분석하는 방법이다. 둘째, 조직에 의해 획득한 결과에 중점을 두는 평가방법으로 수익의 증가, 이직률 감소, 비용의 감소 등과 같은 객관적 척도를 사용한다.

3) 병원 내 교육훈련 책임 영역

병원에서 교육 · 훈련을 추진하는 데 있어서 주관부서인 인사부서와 요구부서인 현장 각 부서 간의 관점과 이해관계가 상충될 수 있다. 즉, 인사부서는 전체 병원 차원에서 교육 · 훈련을 추진하지만 현장의 각 부서는 부서 사정에 따라 인력 차출이나 교육 · 훈련 프로그램에 대한 다른 의견이 있을 수 있다. 따라서 교육 · 훈련의 효과를 높이기 위해서는 사전에 상호 간에 책임 영역을 분명히 할 필요가 있다.

병원에 있어서 인사부서와 일선 관리자 간의 교육 · 훈련에 대한 책임 영역을 구분해서 살펴보면 다음과 같다.

표 4-7 병원에서 교육 · 훈련의 책임 영역

인사관리부서	일선 관리자
• 훈련재료의 준비 • 신규 직원에 대한 오리엔테이션 • 훈련 내용과 강도의 조정 • 직무 외 훈련(off–the–job training)의 설계 • 경력개발계획의 조정과 직원개발 계획 수립 • 조직개발의 기획 및 주도 • 훈련기록의 작성 및 보존	• 신규 직원에 대한 부서 교육 • 기술정보의 제공 • 훈련의 필요성 파악 및 인사부서에 건의 • 직장 내 훈련(on–the–job training) 수행 • 직원 성장과 잠재력 개발 • 조직 변화 노력에 대한 참여 • 자신들의 책임을 수행하기 위한 지속적 교육 요구

자료 : Walter Flynn(2004), Healthcare Human Resource Management, Thomson, p.173.

학습정리

1. 교육 · 훈련의 의의와 목적을 설명하시오.
2. 교육 · 훈련의 필요성을 설명하시오.
3. 교육 · 훈련의 과정을 설명하시오.
4. 교육 · 훈련의 방법과 그 효과를 설명하시오.
5. 교육 · 훈련의 평가를 설명하시오.

제2절 경력개발관리

1. 경력개발의 본질

1) 경력의 의미

경력(career)은 개인이 일과 관련하여 일생동안 얻는 경험과 활동에서 인식된 일련의 태도와 행위로 정의할 수 있다. 따라서 경력은 개인이 평생동안 얻게 되는 경험의 과정을 뜻하며 이는 이력서에서 확인할 수 있는 모든 직무들의 집합이라고 말한다. 그러나 경력을 통해 성공한 자와 실패자를 구분할 수 없으며, 그 경험이 전문성이 있든 비전문성이든 간에 개인의 지나온 역사의 경험 과정을 의미한다.

2) 경력개발의 의의

경력개발(career development)은 경력(career)과 개발(development)이라는 두 용어가 결합된 것으로서 개개인이 경력의 목표를 설정하고 그 경력목표를 달성하기 위한 계획을 수립하여 조직의 욕구와 개인이 갖는 욕구가 일치되도록 개인의 경력개발을 하는 것을 의미한다. 경력개발 관련 용어는 일반적으로 세 가지 요소로 집약될 수 있다.

(1) 경력목표

경력목표란 개인이 경력상 도달하고 싶은 직위(position)를 말한다. 또는 개인이 도달하고 싶은 성공목표를 의미한다. 즉 "당신은 장래 무엇이 되고 싶은가"의 최종목표를 실현해가는 경력과정의 목표를 가리킨다.

(2) 경력계획

경력계획이란 경력과 관련된 목표를 설정하고, 이를 달성하기 위하여 구체적인 경력경로를 선택하고 과정을 설정하여 경력성과를 실행해가는 과정을 말한다. 이는 경력목표를 실현하기 위한 실행프로그램을 의미한다.

(3) 경력개발

경력개발이란 개인이 경력계획을 달성하기 위하여 실제로 조직 또는 개인이 참여하는 활동을 말한다. 이와 같이 경력개발의 제반 활동을 통해 개개인은 자기 자신을 개발하고 나아가 경력목표를 달성하기 위한 방법을 찾게 되며, 경력목표와 실제 참여하는 활동 사이에서 발생하는 차이는 피드백 과정을 통해 경력계획과 경력개발 활동 등에 반영한다.

3) 경력개발의 목적

경력개발의 목적은 사회 가치관이 변화하는 것에 대응하는 삶의 질(QOL : Quality of Life) 향상과 조직의 생산성을 높이는 데 있다. 또한 개인이 일생동안 경험 과정을 통해 인생 목적의 실현과 조직의 목적을 함께 실현하는 데 있다.

경력개발의 구체적 목적은 다음과 같다.

① 조직과 구성원의 유효성을 성취하도록 한다.

경력개발의 중요한 목적은 능력 있는 구성원을 성장시키는 프로그램을 설계하는 것이다.

② 진부화를 방지하는 데 있다.

관리자와 구성원의 부적절한 경력계획과 경력개발에 따른 개발 · 훈련 부족과 모티베이션 부족으로 발생하는 인력의 구식화를 방지하는 것이다.

③ 이직 감소와 인사 비용을 감소시킨다.

구성원의 경력계획을 조직이 도와줄 때 인사 비용의 감소 효과와 낮은 이직률이 나타난다.

④ 미래에 등장할 현재 존재하지 않는 많은 새로운 직무와 직무의 전문화가 가속화될 것으로 예상되므로 보다 포괄적인 관리를 위해 인적자원의 경력개발이 요구된다.

⑤ 인적자원을 보다 효율적으로 활용하는 데 있다.
미래의 기술은 전문화가 가속화되고 그 수준 또한 높아지기 때문에 조직은 효율적인 인적자원의 활용이 요구되며, 이를 경력개발과 결합하면 그 가능성은 높아진다.

⑥ 경력개발은 장기적 · 계속적 속성을 갖기 때문에 조직 내에서 훈련된 전문가 개발을 체계적으로 구축하는 데 있다.

2. 경력개발관리의 원칙

1) 적재적소 배치의 원칙

경력관리는 인재를 적재적소에 배치하는 것을 원칙으로 한다. 이는 구성원의 적성과 지식, 경험 그리고 능력이 조직의 목표 달성에 필요직무와 잘 조화되도록 하는 것을 목표로 하고 있다. 이를 위해서는 구성원의 적성과 선호도에 대한 정보를 충분히 파악하여야 한다. 특히 노동집약적인 의료기관에서는 원가관리의 주요 대상인 인재를 적재적소에 배치하는 것을 경력관리와 함께 효율적 인사정보시스템의 활용을 통해서 실행해야 한다.

2) 승진경로의 원칙

경력관리는 명확한 승진경로의 확립이 원칙이다. 이 원칙은 모든 직위는 계층적인 승진경로를 형성시켜 평가를 통해 승진관리가 이루어져야 한다는 것이다. 승진경로의 설정은 질적 인사계획수립의 본질적인 문제해결의 기초가 된다. 승진 직계는 각각 직무평가의 과정을 거쳐서 얻게 된 노동의 질과 양에 대한 정보가 기초자료가 될 수 있다.

3) 후진양성과 인재양성의 원칙

경력관리는 기업 내부에서 인재양성의 확립을 원칙으로 자체적으로 유능한 인재를 확보하는 것이다. 즉, 인재 확보를 외부에서 발굴하는 방법보다는 내부에서 자체적으로 양성하는 것을 원칙으로 하며, 이는 구성원에게 성장의 동기부여를 제공하고 조직에 적극 동참하게 함으로써 인재를 확보할 수 있다. 그리고 경영 내부의 인재 육성으로 외부에서 입사한 신입사원이 겪는 소외감과 조직문화, 업무 스타일 그리고 직무 분위기 등에 대한 적응하는 시간과 비용을 절감할 수 있다.

4) 경력기회 개발의 원칙

구성원의 경력상 필요한 부분을 알게 되면, 조직은 경력경로를 작성하고, 구성원의 역량 발전의 기회가 제한되는 직무는 별도로 명시하여 이를 후보자에게 알려야 한다. 승진 기회가 많지 않은 구성원들도 경력개발의 기회를 원하며 그때 적용되는 기준은 조직의 재직년수에 의한 연공이다. 그러므로 조직은 연공에 의한 경력개발 기회가 어떤 부서에만 국한되지 않도록 승진경로의 기회를 골고루 확장해야 한다.

3. 경력개발의 계획

1) 경력개발의 과정

경력개발은 여러 단계의 과정으로 구성되어 있다. 접근방법도 개인 및 조직 차원으로 구분할 수 있다. 개인 차원의 경력개발은 개인의 경력목표를 설정하고 설정한 목표를 성취할 수 있도록 경력 활동을 설계하며 이를 조직이 지원하는 것을 말한다. 이것은 개인의 경력 발전과 성장의 책임이 개인에게 있다는 것이다.

조직 차원의 경력개발은 구성원이 자신의 역량을 충분히 발휘하도록 조직은 경력경로를 확정하여 제공해주고 개인의 능력을 적극적으로 활용하여 조직의 목표를 달성한다는 관점으로 조직 욕구에 일치된 인적자원을 개발하는 데 초점을 두고 있다. 경력개발의 과정은 경력계획단계, 경력개발단계, 평가 및 피드백 단계로 구분할 수 있으며 기본적인 과정은 다음과 같다.

(1) 경력계획단계

경력계획단계는 구성원 측에서 본인의 경력목표에 도달하기 위한 경력경로를 확인하는 단계이다. 구성원은 자신의 목표가 조직의 목표와 일치될 수 있도록 필요한 정보를 제공받는 단계이다. 이 단계에서 구성원과 인적자원관리 부서는 구성원이 어떤 경력욕구를 원하는지를 평가하여 그들의 다양한 욕구와 관심을 알아야 한다.

(2) 경력개발단계

경력개발단계는 구성원 측에서는 자신의 경력계획이 실현될 수 있도록 실행하는 단계이다. 조직의 입장에서는 이러한 경력개발 활동이 조직 목표에도 이바지할 수 있도록 지원하는 단계이다.

경력개발단계에서 구성원은 본인의 경력욕구를 바탕으로 어떤 경력경로가 있는지에 대한 경력정보를 탐색하고 이를 달성하기 위해 노력한다. 경력정보의 탐색은 자신의 경력욕구를 충족시킬 직무가 있는지, 그 직무를 수행하기 위해서 어떠한 요건을 갖추고 있어야 하는지에 대한 정보를 수집하는 것이다. 조직은 개인의 경력목표가 조직의 목표와 일치되도록 적극적으로 지원해야 한다. 경력목표는 구성원이 얻고자 하는 경력결과로 삶의 목표에서 중요한 부분을 차지한다. 이때 경력목표는 구체적이어야 하며, 본인의 상황에 대해 더 많이 알아야 변화되고 지속되는 특성을 갖는다.

(3) 평가 및 피드백 단계

이 단계에서는 구성원과 조직이 초기에 설정했던 경력계획이 경력개발 활동을 통해 얼마나 달성되었는지 점검하거나 평가하는 단계이다. 이를 통해 구성원과 조직은 경력계획 및 경력개발 단계에서 발생한 문제점을 발견하고 문제점의 해결을 위한 어떤 활동을 하거나 당초 설정한 경력계획을 수정 또는 변경할 수 있다. 이때 구성원은 무엇보다도 본인의 경력계획 및 경력개발 활동이 자신과 조직에 긍정적인 결과를 줄 수 있는지에 대해서 스스로 평가해 보아야 한다. 그리고 구성원이 조직에 이바지할 수 있는 경력개발 활동을 활발하게 펼쳐

나갈 수 있도록 조직의 적극적인 지원이 필요하며, 직속 상사나 인적자원관리 부서의 지원을 통해 구성원과 조직의 목표가 일치될 수 있는 행동들을 개발하여야 한다. 이를 위해서 조직은 구성원의 경력개발을 지원하는 체계적인 교육훈련 프로그램을 제공하는 것이 매우 효과적이다.

2) 경력개발의 방법

(1) 도전적인 직무 태도

처음 부여된 직무를 도전적으로 수행하는 것은 구성원 본인의 경력개발에 필요한 태도이다. 담당 직무에 대해 도전적인 태도 여부에 따라 조직에의 공헌도와 직무의 성공이 결정된다. 자신의 직무에 대한 중요성을 인식하고, 직무와 조직의 목표를 연관시켜 최선을 다하게 되면 자신의 경력개발과 조직의 성장을 동시에 이룰 수 있다. 경영자는 구성원이 직무를 통해 만족을 얻을 수 있도록 지원하고, 구성원은 목표의 달성을 위해 도전적인 직무 태도를 갖게 되면 개인과 조직의 성장과 발전을 이룰 수 있다.

(2) 경력상담제도의 개발

경력상담은 구성원과 조직의 상호이익을 위해서 구성원의 자질과 조직의 필요성과의 일치성을 찾아가는 과정이다. 이러한 과정은 조직이 제도화하는 것으로 경력상담제도라고 하며, 이 제도에서 경력상담제도의 개발은 개인을 조직 목표에 일치시키고 수단과 방법을 찾는 과정이라고 할 수 있다.

(3) 지속적인 교육과 훈련

구성원의 경력단계에 따라 교육과 훈련은 지속적으로 실시되어야 한다. 이때 교육훈련계획은 개인의 욕구와 조직의 욕구가 일치되어야 한다. 이는 경력개발의 필수 요건으로 자기개발과 조직 성장의 기회를 제공한다.

(4) 주기적인 직무전환

구성원의 업무수행 능력을 개발시키기 위해 직무를 수직적 또는 수평적으로 바꾸어 주는 방법을 주기적인 직무전환이라고 한다. 직무전환은 수직적인 승진의 형태나 수평적인 이동으로 직무의 재구성과 공유 또는 새로운 직무를 할당하는 형태도 있다.

(5) 다경력 경로

구성원의 자질과 특성이 할당된 직무와 일치되는 개발경로를 선정하고 경력개발의 목표를 달성하는 방법을 다경력 경로라고 한다. 이 방법이 성공하기 위해서는 정해진 경력경로에 따라 승진하거나 최고 관리자층으로 갈 수 있도록 전문적인 경영능력을 개발시키는 방법이다. 따라서 경력개발의 경로 중에서 개인 중심의 경로를 선정하고 개인의 능력과 지식 그리고 기술 중심의 개발로 성공하는 방법을 말하는 것이다.

(6) 상사와 부하와의 관계

상사와 부하직원 간의 관계는 경력발전의 수단 중 하나로 중요한 의미를 지닌다. 상호 조력자 역할로 상사의 노력에 대한 인정과 부하직원의 지원적 협력관계는 경력개발의 효과를 촉진한다. 이러한 현상은 유능한 상사와 부하의 경력개발을 가능하게 하는 긍정적인 영향을 미친다.

(7) 경력개발을 위한 워크숍

전체 조직구성원을 대상으로 하는 연수회 등을 통해 문제점에 대한 개선점을 모색하여 그 문제를 해결하는 방법을 경력개발을 위한 워크숍이라고 한다. 이 방법은 실질적으로 당면한 과제를 중심으로 구성원의 적극적인 참여를 전제로 이루어져야 한다. 가장 중요한 것은 조직의 관리적 차원에서 경력개발은 조직의 성과를 기대할 수 있는 생산적인 문제임을 인식하고 구성원의 자발적 참여와 최고 경영층의 적극적인 관심이 요구된다.

3) 경력개발 모형

(1) 개인 차원의 경력계획 단계

구성원은 직장생활을 하는 동안 수직적 또는 수평적으로 직무순환을 하면서 여러 단계의 경력단계를 거치게 된다.

① 탐색단계

경력의 첫째 단계는 15~25세의 성장 단계로, 자아 인식과 교육 그리고 다양한 경험을 통하여 자기에게 알맞은 직업을 선택하려고 노력하는 단계이다. 이 단계는 개인의 경력 요구와 조직의 목표가 불일치되어 갈등을 일으키고 조직에 대한 기여도가 낮을 수밖에 없다. 그러므로 구성원이 다양한 직무를 경험할 수 있도록 자신과 직무와의 관계를 알아보는 자기탐색이 이루어지도록 해야 한다.

② 정립단계

이 단계는 25~45세의 발전 단계로, 개인이 선택한 직업에 정착하려고 노력하여 결국에는 정착하는 단계이다. 이 단계에서 구성원은 업무에 대한 성과를 올리고 이러한 업적을 축적하여 승진하면서 경력을 발전시키고 경력자로서 조직체에 몰입한다.

③ 유지단계

40대 중반 이후부터 업무 측면에서는 이미 확고한 지위를 확보하려고 하는 단계이다. 이 단계를 중간경력 위기라고 말하며, 어떻게 위기를 극복하는지에 따라 성장 또는 유지(또는 정체) 그리고 쇠퇴의 길을 걸을 수 있다.

④ 쇠퇴단계

이 단계는 최종단계로 55세 이후의 자신의 과거 경력에 대하여 만족하며 퇴직과 함께 새로운 생활에 들어가는 단계다. 일반적으로 구성원은 탐색단계에서 경력에 대한 다양한 정보를 수집하고, 승진 및 경력이 발전하면서 중심적인 역할을 하게 되는 정립단계를 거쳐 유지단계에서는 위기와 갈등을 겪어나가면서 경력의 최종단계인 쇠퇴단계로 접어들게 된다.

(2) 조직 차원의 경력개발 모형

조직의 필요성과 구성원의 경력욕구를 충족시켜 줄 수 있는 기회 제공이 경력개발의 목적이므로 이를 통합하는 경력모형을 개발하는 것이 중요하다. 개인의 경력 성취 가능성을 높이면서 조직으로서 적재적소에 인적자원을 배치하는 것이 경력개발의 중요한 핵심이다.

① 투입

개인의 경력 욕구가 무엇인지를 파악하고 조직의 필요성과 제공이 가능한 경력 기회가 무엇인지를 파악하여 이를 투입자료로 삼는다. 이와 같이 투입자료는 인적자원 담당자가 개인의 욕구를 정확히 파악하기 위해 상담이 필요하다.

② 평가

조직의 목표와 함께 개인의 욕구가 성공적으로 결합하기 위해서 먼저 양자를 명확하게 규정해야 한다. 조직은 종업원의 경력목표, 가치관 및 판단 기준 등에 관하여 명확한 파악을 위해서 유능한 담당자가 상담 프로그램을 실시하여 종업원으로부터 정보를 얻어야 한다.

③ 준비개발

구성원들은 승진을 자신의 경력에서 성공으로 인식한다. 그러나 높은 지위로의 승진을 위해서는 현재보다 높은 수준의 기술과 경험이 있어야 한다. 또한 구성원은 승진을 원치 않더라도 다양한 경력개발 활동을 통해 많은 도움을 받을 수 있다. 경력개발의 필요성과 내용이 정해지면 실행을 준비하고 경력개발을 실행하며, 다양한 훈련과 구성원 개인의 개발방법에 의해 경력을 개발한다.

④ 통합

구성원 개인의 노력을 통해 역량이 개발되고 조직의 공식적인 교육과 훈련으로 구성원의 역량이 향상되면 조직 욕구와의 부합 정도를 분석하여 인적자원을 적재적소에 배치하는 것을 통합이라고 한다. 이러한 이동배치는 개인이 능력을 발휘할 수 있는 기회를 제공하는 것이며 이를 통해 성과가 나타나면 경력개발은 성공적이라고 할 수 있다.

4. 경력개발제도

1) 경력개발제도의 개념

경력개발제도(CDP : career development program)란 조직의 요구와 구성원의 희망을 동시에 반영하여 장기적으로 경력계획을 수립하고, 직무순환 및 교육 · 훈련을 실행하는 프로그램을 말한다. 또한 개인이 성취하고자 하는 경력목표의 설정과 그 목표 달성을 위하여 경력경로의 선택과 그 경로에 따른 보직관리를 해주는 것을 경력개발제도라고 한다. 그리고 구성원 개인의 발전 욕구를 충족시켜 주면서 조직에 필요 인재를 육성하고 조직의 목표를 달성하도록 하는 인사활동을 포함한 제도이다.

2) 경력개발제도의 목적

경력개발제도의 목적은 조직과 구성원 그 어느 한쪽의 일방적인 목표나 성과 달성을 위한 것이 아니라 조직 내부의 인적자원 개발을 통해서 조직의 유효성을 증대하는 것이다. 그리고 구성원 개인에게 경력개발의 기회를 제공하고 필요한 인력을 적시에 배치하여 활용함으로써 조직의 유효성을 확대하는 데 목적이 있다.

경력개발제도의 구체적인 목적은 다음과 같다.

첫째, 유능한 구성원의 능력을 성장시킬 수 있는 프로그램을 설계하여 구성원 개인과 조직의 유효성을 성취하도록 한다.

둘째, 부적합한 경력계획과 경력개발로 인한 훈련과 개발 및 동기부여의 부족으로 구성원이 매너리즘에 빠지는 것을 방지하는 데 있다.

셋째, 조직은 구성원의 낮은 이직률과 인사에 따른 비용의 감소로 이익의 효과를 거둘 수 있게 하는 데 있다.

넷째, 미래에는 새로운 직무가 생길 수 있고 직무의 전문화가 가속될 것이므로 포괄적인 관리를 하기 위해 인적자원의 경력개발이 필요하다.

다섯째, 수준이 높아진 기술은 전문화와 정보화가 가속되기 때문에 조직은 효율적으로 인적자원을 활용해야 하는 필요성이 있다.

3) 경력개발제도의 중요성

우리나라 대부분의 경영자들은 경력개발의 중요성을 알고 있음에도 불구하고 실행을 주저하고 있다. 경력개발을 위한 경력목표의 설정은 조직의 인적자원계획과 연계하여 조직의 요구와 일치하는 목표를 설정하도록 해야 조직 내부에서 경력기회를 찾을 수 있다. 이와 같은 결과로 구성원의 이탈에 따른 손실을 감소시킬 수 있고, 직무충실화를 통해 조직 발전에 기여할 수 있을 것이다. 이처럼 경력개발이 필요한 이유는 외부환경의 변화로 인한 사회구성원의 가치관 변화와 생활의 질 추구 그리고 내부환경의 변화로 인한 직무환경변화, 승진정체의 심화, 여성인력의 증대를 들 수 있다. 그중에서도 효율적인 인적자원의 능력개발과 전략적 인사관리 등에 착안하여 경력개발을 통한 직무별 전문성 확보와 직무수행의 효율성 증대에 경력개발의 필요성이 더욱 증대하게 되었다.

4) 경력개발제도의 기대효과

조직은 내부 인적자원의 미래 핵심역량을 육성할 수 있으며, 다기능화하는 방향으로 경력개발제도를 활용하여 구성원의 역할 촉진을 통해 조직의 활력이 제고될 수 있다. 또한 전문가 육성을 목적으로 경력개발제도를 활용할 경우는 구성원들에게 동기부여를 하고 조직 노하우의 체계적 축적과 활용이 가능하게 될 것이다. 그리고 구성원의 적재적소 이동배치를 통한 인적자원의 효율성을 향상시킬 수도 있다.

5) 경력개발제도의 설계 방향

새로운 경력개발체제는 구성원이 조직 내부와 외부에서 인정받는 '시장가치'가 높아지도록 설계가 되어야 한다. 그 이유는 다음과 같다.

첫째, 외부에서 인정받는 구성원들은 그 역량을 키워나가는 과정에서 조직발전에 공헌할 가능성을 높여주기 때문이다.

둘째, 구성원들은 본인의 역량을 개발하면서 자아실현감을 느낄 수 있게 된다.

셋째, 구성원들은 역량을 쌓아가면서 실직에 대한 공포를 떨치고 직무에 충실하게 되고 본인의 역량을 개발시켜 준 회사에 대한 소속감이 커지게 된다.

경력개발제도는 기업의 규모나 구성원들에게 제공되는 경력개발 프로그램의 질적인 수준에 따라 차이가 있다. 실제 설계에서 시행까지 많은 시간과 비용이 발생한다. 또한 구성원들의 새로운 제도에 대한 저항과 경력개발과정에서 본인 역량에 대해서 실망하는 구성원들이 발생할 수도 있고 유능한 구성원들이 타 기업으로 이동할 수도 있다.

그러나 경력개발제도를 효과적으로 운영하여 성공한 기업들은 경력개발제도의 개발로 인한 비용보다 이익이 훨씬 크다고 평가하기 때문에 장기적으로 볼 때 더욱 큰 이익을 가져다줄 것으로 판단하고 있다.

구성원들의 경력개발 프로세스는 [그림 4-4]와 같이 정보를 제공하고, 구성원의 역량을 분석하고 파악한 후 정기적인 경력목표를 설정하여 그 목표를 달성하기 위해 본인의 역량을 개발하고, 그 결과는 평가와 피드백을 통해 정보를 다시 획득하는 순환적인 싸이클을 통해 진행된다.

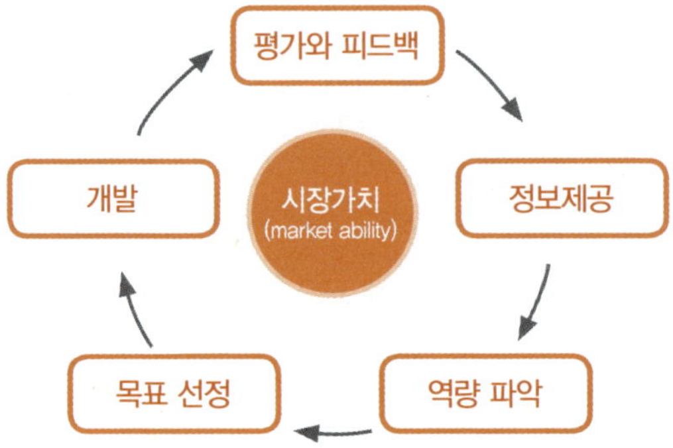

그림 4-4 경력개발 프로세스

자료 : 함봉수, 강상묵(2012), 서비스기업 인적자원관리, 백산출판사, p.156. 수정 인용

(1) 1단계 : 정보 제공

이 단계는 구성원들이 경력개발을 안 하면 안 된다는 위기감을 갖게 하는 단계이다. 이 단계에서 조직은 구성원이 처해있는 상황을 이해할 수 있는 정보를 제공해주어야 한다. 조직이 구성원에게 제공해야 할 정보는 사회 및 기술의 변화, 산업의 변화와 같은 조직 외부 정보와 조직의 비전 및 성장 전략, 인적자원의 구성과 같은 조직 내부 정보가 있다. 이와 같이 조직 외부 및 내부의 정보를 제공받은 구성원들이 불안하지 않도록 조직은 분위기 조성을 해주는 것이 필요하다.

(2) 2단계 : 역량 파악

이 단계는 구성원의 현재 역량을 분석하여 본인의 강점과 약점을 정확하게 파악하게 하는 것이다. 지식, 기술, 태도와 관련하여 구성원의 역량을 평가하는 항목을 선정하고, 그 역량 수준을 파악할 수 있다. 조직이 구성원들의 역량 수준을 파악했다면 소속 부서 또는 조직 전체의 평균 수준과 비교한 결과를 구성원들에게 알려주어야 한다. 이를 통해 구성원은 본인의 가치와 강점과 약점을 파악하게 되어 경력목표를 설정하는 데 도움을 받을 수 있게 된다.

(3) 3단계 : 목표 설정

구성원들이 본인의 강점과 약점을 기반으로 경력목표를 설정하는데 지원하는 단계이다.

조직은 구성원들이 경력목표를 적절히 잘 설정했는가를 확인해야 한다. 적합하게 설정된 경력목표는 구성원의 만족도, 실현 가능성 등이 충분히 고려되어야 한다. 그러나 제대로 된 경력목표를 설정하지 못한 구성원들은 경력목표 설정과 관련된 정보 부족과 경력목표를 설정하는 스킬이 부족한 경우이므로 조직은 이를 해결해 주어야 한다. 이러한 문제를 해결하기 위한 지원이 잘 이루어지면 구성원들이 경력목표를 설정하고, 목표달성을 위한 구체적인 행동 대안을 세우게 된다. 이를 통해 조직은 성과를 향상할 수 있는 기회를 얻게 되고, 효과적인 인적자원 계획을 운영할 수 있게 된다.

(4) 4단계 : 개발 활동

이 단계는 목표 달성을 위한 구체적인 방안을 설계하고, 설계한 방안을 실행하는 단계이다. 조직은 표준화된 복수 경력경로(multiple career paths)를 구성원들에게 제공하고, 구성원들은 조직이 제시하는 모델을 참고하여 본인의 경력경로를 설계한다. 이러한 경력경로에 의해 구성원들이 목표 달성을 위한 본인의 역량을 개발하려고 노력하는 단계이다.

이때 조직은 경력개발 활동이 실제 업무와 연계되도록 해야 한다. 즉 구성원이 담당하는 업무 범위 내에서 경력목표를 설정해서 달성 성과의 평가와 피드백을 통해 역량을 키워주어야 한다. 그러나 경력목표가 구성원의 현재 업무 범위를 벗어난다면 특정 교육 및 훈련 프로그램에 참여시키거나 일시적인 직무변화 및 직무확대 등을 고려해야 한다.

(5) 5단계 : 평가와 피드백

이 단계에서의 평가는 목표를 설정하는 과정에서 선정되었던 항목을 얼마나 달성했는지 그 달성도를 파악하는 것을 말한다. 이 단계에서 조직은 경력목표가 구성원의 역량을 개발하는 데 도움이 되었는지를 다시 한번 검토해야 한다.

구성원의 재능과 라이프스타일 및 흥미와 적합한 목표인가? 목표를 달성하는 과정에서 나타난 변화는 구성원이 받아들일 수 있는가? 구성원은 현재 경력목표에 적합한 직무를 수행하고 있는가? 이와 같은 질문들을 통해 조직은 현재 구성원들이 경력개발 활동에 어느 정도 만족하고 있는가를 평가해야 한다.

평가가 끝나면 구성원에게 평가결과를 피드백해 주어야 한다. 그리고 피드백은 단지 구성원들에게 평가 결과만을 알려주는 것이 아니라 평가 결과가 나왔을 때, 성공적으로 경력개발을 한 구성원들의 열정과 역량에 따라 적재적소 배치가 이루어져야 한다. 반면 부진한 경력개발을 한 구성원들에게는 재도전의 기회와 좀 더 세밀한 지원을 해주고 적절한 수준의 패널티도 주어야 한다. 즉 조직은 전반적인 인사관리 정책을 결정할 경우 경력개발의 결과를 적극적으로 반영해야 한다.

6) 경력개발제도의 문제점과 개선방안

(1) 비현실적인 경력목표

구성원들이 지나치게 자기중심적인 경력발전을 원하여 비현실적인 경력목표를 추구하면 개인과 조직 간에 갈등이 발생하기 쉽다. 따라서 구성원들은 조직의 목표와 함께 자기평가를 통하여 자신의 정확한 위치를 파악하여야 한다. 경력목표 설정 과정에는 자신의 경력욕구와 조직요구를 비교 평가해서 조직의 목표와 자신의 목표가 일치되게 조정해 나가는 것이 필요하다.

(2) 직원의 인기 직위 추구

직원은 경력개발의 목적을 승진으로 생각하고 빠른 승진경로에 많은 관심을 보일 수 있다. 이로 인해 많은 구성원들이 인기 있는 직위로 경력목표를 집중하거나 업무량이 많지 않은 경력경로를 선호하는 경향이 발생할 수 있다. 이 경우에는 개인의 경력 희망을 수용할 수 없을 뿐만 아니라 조직과 갈등이 야기되기도 한다.

경력개발의 우선적인 목적은 구성원들의 경력 및 능력의 개발이고, 그 과정에서 얻어지는 승진은 부산물로 인식되도록 구성원의 인식을 전환하려는 노력이 필요하다. 아울러 조직은 비인기 부서의 근무경력에 가산점을 부여하고, 업무량의 편파 문제의 조정과 비인기 직위에 대하여 조기 승진제도 등의 방법을 모색하여 형평성을 확보하여야 한다.

(3) 경력관리 프로그램의 지나친 의존

인적자원관리 부서나 경력전문가에게 경력개발을 전적으로 맡겨 의존하려는 경향이 있다. 이러한 방법은 구성원들의 이들에 대한 불신뿐만 아니라 경력개발 프로그램에 대한 불신 문제를 초래할 수도 있다.

경력개발의 최종적인 책임자는 구성원 자신이며, 인사담당자나 상사는 각 구성원에게 가장 적합한 경력경로와 목표를 설정하도록 도움을 주는 지원자임을 구성원들에게 명확하게 인식시켜야 한다.

(4) 경력침체 대처 문제

여러 경력단계를 거치는 과정에서 구성원들은 역량 감소와 신체적 노화 그리고 조직의 구조 개편 등으로 경력상 침체를 경험할 수 있다. 조직은 이와 같은 문제를 미리 예방하도록 거시적인 차원에서 미래 경영환경을 고려한 전략적 인적자원관리계획을 통해 경력개발제도와 긴밀하게 연계시켜나가야 한다.

(5) 순환보직의 문제

순환보직을 실시할 때 특정 직위의 임기가 너무 짧으면 직무의 전문성 부족으로 인한 효율성이 저하될 수 있고, 인수인계에 따른 업무 과다 등의 부작용이 발생할 수도 있다. 조직의 전문성, 연속성, 안정성을 확보하면서 구성원의 경력개발을 유도할 방안이 필요하므로 직급별로 적정한 전보제한기간의 설정이 필요하다.

(6) 상사의 유능한 인재에 대한 욕심

경력개발제도를 운영할 때 개인의 적성과 조직의 인재육성계획 그리고 상사의 의견이 매우 중요하게 작용한다. 상사들은 유능한 부하가 다른 부서로 이동하는 것을 꺼리는 경우가 많다. 따라서 경력개발제도에 대한 충분한 이해와 해당 제도의 운영에 필요한 상사의 역할을 교육해야 한다. 지속적인 관련 교육과 훈련을 통해 이들의 인식을 근본적으로 전환해야 한다. 상사평가에 직원의 육성 성과를 평가지표에 포함하는 등의 방법으로 극복해 나가야 할 것이다.

(7) 지원인프라 부족

경력개발제도를 효율적으로 운영하기 위해서는 직무와 관련된 다양한 정보, 인사평가에 관한 정보, 승진 및 직무이동에 관련된 정보, 경력상담 및 교육정보 등이 체계적으로 수집되어 활용되어야 한다. 따라서 통합적인 인사정보시스템의 구축이 필요하며, 이러한 지원시스템이 구성원들의 경력에 대한 욕구를 표현하고 상담이 가능할 수 있는 경력개발촉진제의 역할도 담당할 수 있도록 구축되어야 한다.

(8) 타 인사관리제도와의 연계성 미비

경력개발제도는 타 인사관리제도와도 같은 목표를 지향해야 한다. 그러나 승진, 평가, 보상 등은 연공서열을 기준으로 하고, 경력개발은 직무역량 기준으로 운영할 경우는 인사관리의 혼란을 초래할 수 있다. 궁극적으로 경력개발제도의 목적 달성이 어려울 수가 있다. 따라서 경력개발제도와 제반 인사제도가 일관성과 상호 연계성을 갖추어야 한다. 그리고 경력지원시스템의 하위 시스템들은 서로 시너지 효과를 내면서 역할을 보완하고 장기적으로는 통합적이고 전략적인 인사관리시스템이 될 수 있게 구축해야 한다.

학습정리

1. 경력개발의 의의와 목적을 설명하시오.
2. 경력개발의 과정과 방법을 설명하시오.
3. 경력개발제도의 중요성과 기대효과를 설명하시오.

[참고문헌]

김유미(2018), 인사노무관리, 새흐름, p.217. 수정인용

김윤태(2008), 호텔 · 외식산업 인적자원관리, 대왕사, p.162.

안상윤(2014), 병원조직 인사관리, 보문각, p.354.

이광수, 이재섭(2003), 서비스산업의 인적자원관리, 대왕사, p.251.

함봉수, 강상묵(2012), 서비스기업 인적자원관리, 백산출판사, p.117. 수정인용

Walter Flynn(2004), Healthcare Human Resource Management, Thomson, p.173.

제5장

인사이동 및 이직관리

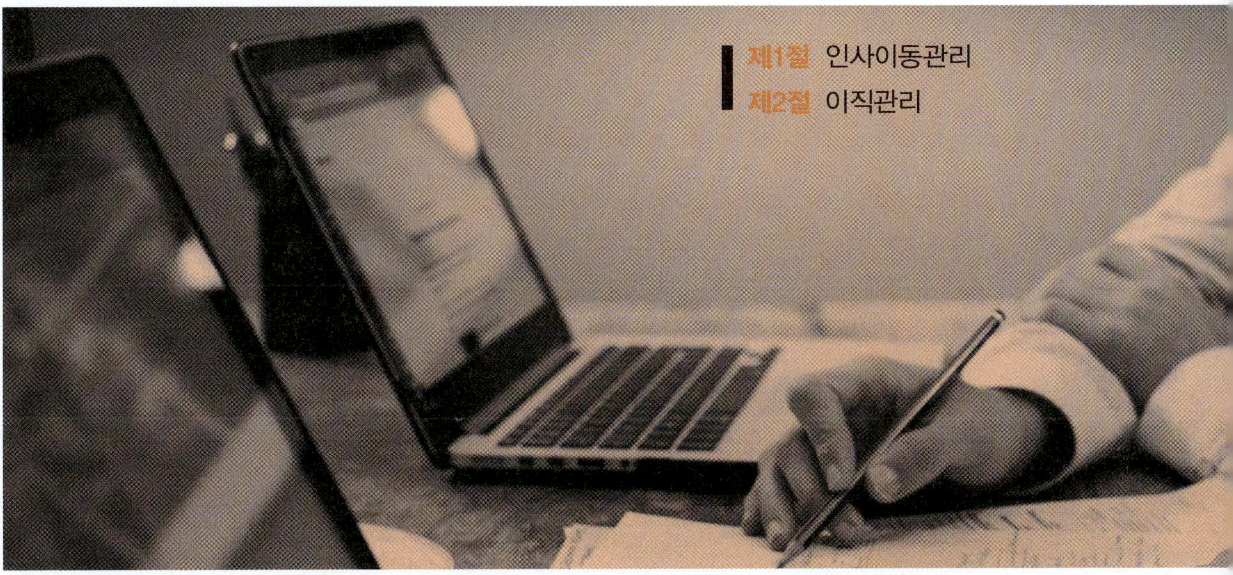

학습목표

1. 인사이동관리의 의의와 필요성을 설명할 수 있다.
2. 효과적인 승진전략을 설명할 수 있다.
3. 이직의 의의와 중요성을 설명할 수 있다.
4. 이직의 원인과 대책을 설명할 수 있다.
5. 성공적인 이직관리 방안을 설명할 수 있다.

05 인사이동 및 이직관리

제1절 인사이동관리

1. 인사이동관리의 개요

1) 인사이동의 의의

인사이동은 조직에서 구성원이 현재 담당하고 있는 직무를 그의 능력이나 기업 환경의 변화에 따라 변경하는 것이며, 인사이동관리는 조직의 목표 달성을 위하여 구성원의 인사이동을 효과적으로 관리하는 것을 말한다. 인사이동은 수평적 인사이동과 수직적 인사이동으로 구분할 수 있다. 수평적 인사이동은 동일수준의 다른 직무로 이동하는 배치전환이 중심이 되고, 전직, 파견근무 등이 있다. 수직적 인사이동은 구성원의 능력 향상에 따라 현재의 직위보다 높은 수준의 직무로 이동하는 승진과 이와 반대로 낮은 수준의 직무로 이동하는 강등이 있다.

2) 인사이동의 필요성

일반적으로 인사이동은 인력의 보충, 인재육성, 인력의 적정 배치, 보상과 제재와 같은 필요성에 의해서 이루어진다. 인사이동의 구체적인 내용은 다음과 같다.

첫째, 신규 채용된 구성원을 일정한 직무에 배치하였으나 그 구성원의 지식 및 기능이 주어진 직무요건과 부적합한 경우에 해당 구성원의 능력을 충분히 발휘할 수 있도록 인사이동의 조치가 필요하다.

둘째, 조직의 규모가 확대되거나 축소됨에 따라서 업무량의 변동이 발생할 경우에 인사이동이 필요하다.

셋째, 구성원의 현재 능력이 최초 배치되었을 때보다 향상되었거나 저하되었을 경우에 상위직 또는 하위직으로 이동시킬 필요가 있다.

2. 배치전환

1) 배치전환의 의의

배치전환이란 수평적 인사이동으로 구성원이 지금까지 담당했던 직무와 동일수준의 다른 성격의 직무로 이동하는 것을 말한다. 이러한 배치전환은 적재적소의 원칙에 의하여 구성원이 직무에 최대한 만족할 수 있게 하고, 다양한 경험을 쌓게 하여 경력개발에 도움을 줄 수 있다. 그러나 다른 직무로의 이동이 잦으면 다기능을 갖춘 구성원은 될 수 있지만, 그 직무의 전문가는 되기 어렵다. 따라서 모든 조직에서 구성원들이 그 직무의 전문가가 되도록 배치전환을 적절하게 관리하는 것이 바람직하다.

2) 배치전환의 목적

(1) 직무요건의 환경변화에 따른 배치전환

조직의 업무가 확대되거나 축소되는 경우, 부문 간의 업무 조정이 필요한 경우, 생산설비 및 생산방법이 변경될 경우에 조직구조의 개편 등에 의하여 배치이동이 되는 것으로 직무의 요건변화에 따른 배치전환을 말한다.

(2) 교육훈련에 따른 배치전환

조직의 전략과 목적에 따라 각 조직에서는 구성원의 능력을 향상시키기 위해서 장기적이고 계획적으로 구성원의 지식, 기술, 경험을 교육 · 훈련하고자 하는 목적으로 실시하는 배치전환을 말한다.

(3) 인적자원의 활용도를 높이기 위한 배치전환

조직의 유효성을 추구하는 것과 구성원의 교대직 근무 이동으로 근로생활의 질 향상을 위하여 직무의 재설계에 따른 배치전환을 실시하는 것을 말한다.

(4) 고용 재조정을 위한 배치전환

일반적으로 구조조정이라고 하면 해고 또는 명예퇴직과 같이 축소 지향적인 구조조정을 생각할 수 있는데 조직의 특성상 급성장한 부문에는 확대 구조조정을 해야 하는 것처럼 고용을 재조정하기 위한 배치전환을 실시하는 것이다.

3) 배치전환의 원칙

(1) 적재적소의 원칙

조직의 성과를 증대시키기 위해서는 직무요건과 구성원들의 능력, 적성, 기능, 태도 등이 가장 적합하도록 배치전환을 실시해야 한다.

(2) 인재육성의 원칙

구성원들의 성취동기를 유발하고 장기적으로 조직의 유효성을 증대시키기 위해서는 구성원들의 역량을 개발해야 한다.

(3) 균형주의 원칙

구성원들과 직무의 적재적소를 고려하고 조직 전체의 발전과 개인의 경력개발 욕구 간의 조화를 고려해야 한다.

4) 배치전환의 기법

(1) 대체도(replacement chart)

조직 내 어떠한 특정 직무가 공석이 발생할 경우 여기에 누구를 투입할 것인가를 파악할 수 있도록 나타낸 표이다.

(2) 시나리오 기법(scenario planning)

전문가 집단의 브레인스토밍을 통해 전환배치 직무에 대한 인력의 적합성을 정성적으로 분석하는 예측기법을 말한다.

(3) 선형계획법(linear programming)

한정된 자원으로 최대 목적을 달성하기 위해서 자원의 효율적 배분을 계획하는 것을 선형계획법이라고 한다. 최적 인력배치를 위해서 직무에서 요구하는 직무요건과 구성원의 능력요건이 일치하거나 그 차이가 최소화되도록(0에 가깝도록) 계산하는 기법이다.

(4) 회귀분석(regression analysis)

필요한 직무에 대상자들을 대입시켜 직무요건과 자격 간의 점수를 산정하는 회귀방정식을 사용하는 방법을 말한다.

5) 배치전환의 기대효과

마슬로우(Maslow)의 욕구단계설에 의하면 고차원적 욕구의 실현으로 성취동기를 유발할 수 있고, 동기부여가 될 수 있으며, 역량의 진부화를 방지할 수 있다. 또한 직무수행의 효율성을 추구함과 동시에 조직 내의 협력을 도모할 수 있다.

3. 승진관리

1) 승진의 정의

승진은 조직 내에서 구성원의 역량 향상에 따라 현재 수행하는 직무보다 유리한 직무로 수직적으로 이동하는 것을 말한다. 여기에서 유리한 직무란 종전의 직무에 비해 고도의 능력이 필요로 하는 수준의 직무로 기능의 확대, 권한과 책임의 증대, 활동 영역의 확대, 사회적 지위의 향상 등이 따르게 된다. 승진의 정의와 의미는 [그림 5-1]과 같다.

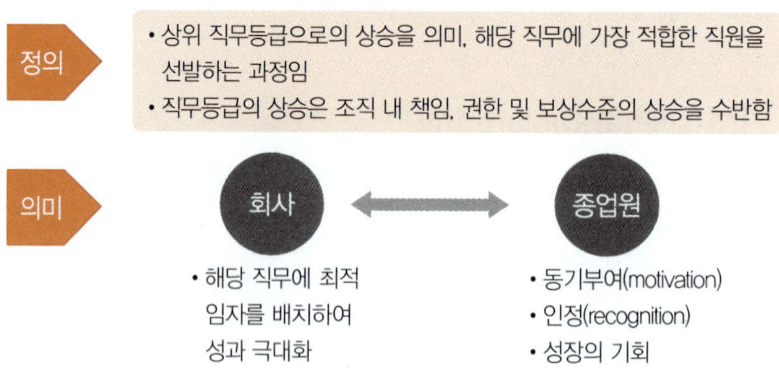

그림 5-1 승진의 정의와 의미

자료 : 김인범, 신현관(2009), 리더가 꼭 알아야 할 실전 인사관리, 중앙경제평론사, p.154.

대부분의 구성원들은 승진을 중요하게 인식하고 많은 관심을 갖고 있다. 승진이 되면 임금의 상승으로 근무 의욕이 향상되고, 조직으로부터 역량을 인정받아서 조직 내부에서 심리적인 안정감을 갖게 된다. 또한 구성원의 잠재능력을 발휘할 수 있는 기회가 주어져 개인의 자아실현 욕구의 충족을 가져다준다. 이처럼 승진은 구성원이 자신의 역량과 성과를 증진하도록 동기 부여하는 방법의 하나로서 구성원에 대한 보상으로 주어지는 것이다. 따라서 승진은 공정하고 합리적인 승진관리체계의 수립이 필요하며, 이는 인사관리의 중요한 과제라고 할 수 있다.

2) 승진정책

연공주의는 인사권자의 재량권의 범위가 크기 때문에 포괄적이고 승진 의사결정자의 자율성이 많지만, 능력주의는 능력과 직무성과가 구체적으로 기록되어 합리적이라고 할 수 있다. 승진관리를 시행할 때 가장 중요한 것은 승진기준을 정하는 것이다. 즉 승진정책의 기본방침이 연공서열주의냐 아니면 능력주의냐 하는 명확한 기준이 설정되어야 한다.

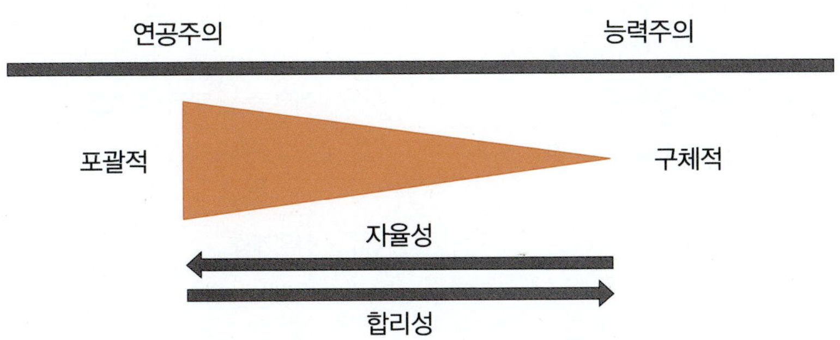

그림 5-2 승진제도의 기본방향

자료 : 최종태, 전정판(2008), 현대 인사관리 ; 의사결정론적 시스템 어프로치, (주)박영사, p.369. 수정 인용

(1) 연공서열주의

연공서열주의란 구성원의 승진기준이 학력, 연령, 근속연수의 차이에 따라 승진의 우선권을 부여하는 제도이다. 이 제도는 구성원의 근속연수나 연령이 증가함에 따라 개인의 직무수행능력과 숙련도가 증대되고, 조직에 대한 구성원의 충성심도 증가하게 된다는 기본적 사고에 근거하고 있다. 이러한 연공서열주의는 고용의 정착화, 조직의 안정, 근로자의

일체감 조성, 충성심 증대 등의 장점이 있으며, 노동조합을 비롯하여 구성원들 사이에서 널리 지지받아온 제도이다. 그러나 연공서열주의가 무사안일주의적 기업풍토의 조성, 구성원의 경쟁력 저하, 역량개발 의욕의 감퇴 등의 현상을 초래할 수 있다는 단점이 있다.

(2) 능력주의

시대가 변화하면서 새로운 기술혁신과 차별 없는 승진관리의 요구가 강해져 연공서열주의는 시대적 요구에 적합하지 않다는 평가를 받게 되고, 이에 대한 대안으로 능력주의가 등장하게 되었다. 이러한 능력주의는 구성원이 조직의 목표 달성에 주요한 영향을 미치는 직무수행능력과 성과를 승진의 기준으로 하는 제도이다. 이 제도를 효과적 운영하기 위해서는 합리적이고 정확한 직무분석과 직무평가에 따른 구성원의 직무수행능력 및 성과에 관한 공정한 평가가 이루어져야 한다. 또한 능력주의는 구성원의 직무능력을 활용하여 조직의 효율성을 높이고, 조직의 성과를 추구하는 경영자들에게 지지받는 제도이다. 그러나 한편 구성원 상호 간의 위화감 조성, 개인주의 사고의 심화에 따른 협동심 감소, 직무수행능력 평가의 공정성 확보의 어려움 등이 단점으로 지적되고 있다.

표 5-1 연공서열주의와 능력주의의 비교

구분	연공서열주의	능력주의
승진기준	• 사람 중심(신분 중심)	• 직무 중심(직무능력기준)
승진요소	• 근속연수, 연령, 학력, 경력 등	• 직무수행능력, 업적, 성과 등
직종 · 계층	• 일반직종 • 하위계층	• 전문직종 • 상위계층
승진제도	• 연공승진제도	• 직계승진제도
합리성 여부	• 비합리적 기준	• 합리적 기준
사회문화적 전통	• 가족주의, 유교사상, 종신고용제 • 집단주의, 장유유서 서열관 • 운명공동체적 풍토	• 개인주의, 단기고용제 • 능력 서열관 • 이익공동체적 풍토
특성	• 집단중심의 경영질서 형성 • 승진관리의 안정성 • 연공기준의 객관화	• 개인중심의 경쟁질서의 형성 • 승진관리의 불안정 • 능력평가의 객관성 확보 곤란

자료 : 함봉수, 강상묵(2012), 서비스기업 인적자원관리, 백산출판사, p.174. 수정 인용

3) 승진의 평가요소(승진기준)

(1) 경력평정 – 연공서열주의 반영

경력평정은 해당 직급에서의 근속연수를 기준으로 이루어지는 방식으로 기본적으로 연공을 반영하는 것이 목적이지만, 이는 근속연수가 길어짐에 따라 구성원의 역량수준이 증대함과 더불어 성과도 더 높아질 것이라는 것을 전제로 하고 있다.

(2) 인사평가 – 능력주의 반영

인사평가의 평가요소는 능력, 직무행동, 개인적 특성, 성과로 나눌 수 있다. 승진 의사결정을 목적으로 하는 인사평가에서는 '능력'이 중요한 평가요소가 되어야 한다.

(3) 연수평정 – 능력주의 반영

연수평정은 조직에서 실시하는 교육 · 훈련 프로그램에 승진 후보자가 참가하여 획득한 학습 성과를 말한다. 구성원의 잠재능력을 간접적으로 평가하는 지표가 될 수 있지만 조직에서 제공하는 교육 · 훈련 프로그램이 미래의 직무를 수행할 때 필요한 지식과 기술을 얼마나 제공하고 있는지, 조직에서 실시하고 있는 교육 · 훈련의 내용이 비록 우수하다고 하더라도 그 기간이 매우 짧기 때문에 교육 · 훈련의 참가자가 새로운 지식과 기술을 어느 정도 수준까지 학습할 수 있는지가 문제점으로 지적된다.

4) 승진원칙

한 조직의 경영이념, 조직의 특성 및 환경 등에 따라 승진제도는 여러 가지의 유형으로 나타날 수 있다. 일반적으로 승진원칙은 다음과 같은 몇 가지 원칙이 준수되고 있다.

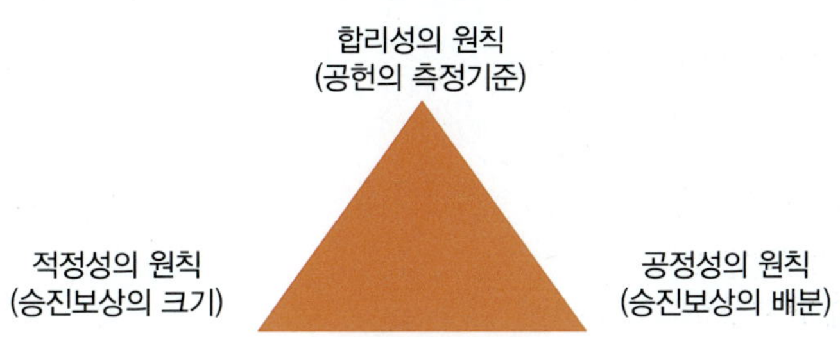
합리성의 원칙
(공헌의 측정기준)
적정성의 원칙
(승진보상의 크기)
공정성의 원칙
(승진보상의 배분)

그림 5-3 승진관리의 기본원칙

자료 : 김영재, 김성국, 김강식(2008), 인적자원관리, 삼영사, p.385.

(1) 공정성의 원칙

공정성 이론에 의하면 공정성은 자신과 타인의 산출/투입(output/input)의 비율을 비교하여 그 비율이 같으면 공정하고, 그 비율이 다르면 불공정하다고 하는 이론이다. 즉 조직이 구성원에게 나누어 줄 수 있는 승진이라는 보상 덩어리를 올바른 사람에게 배분했는지에 대한 승진자 선별의 공정성에 대한 문제이다. 따라서 공정성의 원칙은 승진 기회를 구성원들에게 공정하게 분배하였느냐의 원칙으로서 승진에 있어서 공정성이 잘 지켜지지 않을 때 구성원들 간에 갈등의 원인이 돼서 인간관계와 협동관계에 부정적인 영향을 줄 수 있다.

(2) 적정성의 원칙

승진은 책임과 권한의 확대, 보상의 크기를 결정해주기 때문에 구성원들에게는 매우 중요시되는 부분이며 자기가 소속하고 있는 조직의 승진제도나 승진정책에 대하여 큰 관심을 가지게 된다. 이는 구성원들이 일정한 공헌을 한 경우 어느 정도 승진보상을 받아야 하는지 승진보상 크기의 적정성을 말하는 것으로 승진기회의 적정성의 문제이다. 따라서 구성원은 자기의 능력을 발휘하여 조직에 공헌할 수 있고 또한 조직은 적절한 승진기회가 누구에게나 부여될 수 있도록 하는 승진정책을 마련하여야 한다. 이와 같이 조직에서는 적정성 원칙에 의한 승진정책과 승진제도를 설정해야 한다. 그러나 조직의 승진정책 및 제도가 혈연이나 지연 및 학연 등에 의해 크게 영향을 받는다면 적정성의 원칙을 저해할 수 있다.

(3) 합리성의 원칙

합리성의 원칙이란 조직 목표를 달성하는 데 있어서 무엇이 어떻게 공헌하고, 조직이 필요한 개인의 능력이 무엇인지가 합리적이어야 한다는 것을 말한다. 즉 조직의 목표와 구성원의 목표가 서로 일치하는 정도가 합리적이어야 한다는 것이다. 따라서 조직의 목표 달성을 위해 구성원이 공헌한 내용을 파악하고 어떤 것을 공헌으로 간주할 것인가의 문제로 합리적 승진기준의 문제이다. 그러나 조직 목표와 경영 자체가 비합리적인 경우 승진정책도 조직 목표와 경영 목표와 관계없이 비합리적으로 이루어지는 경우가 많다.

5) 승진제도의 유형

(1) 직계승진제도

직계승진제도란 직무 중심적 능력주의에 입각한 승진유형으로 현재 직위보다 상위급 직계직위로 이동하는 제도를 말한다. 합리적인 직계승진이 이루어지기 위해서는 직무분석 및 직무평가 그리고 직무자격요건 등이 체계적으로 이루어져야 한다. 그리고 각 직무의 자격요건을 객관화하고 표준화하여 정기적으로 또는 체계적으로 파악할 수 있도록 직무 담당자의 능력과 경험 그리고 숙련도 등을 향상하도록 관리해야 한다.

(2) 자격승진제도

담당하는 직무내용과는 관계없이 인적 자격요건에 따라 상급직위로 승진하는 제도를 말한다. 자격승진제도는 승진기준이 학력, 연령, 근속연수, 근무상황, 기본급 등 개인에 속하는 형식적 요소만 고려한 신분자격승진제도와 현재 담당하고 있는 직무가 요구하고 있는 자격요건에는 직결되지 않지만 구성원이 보유하는 지식, 기술, 태도 등의 능력에 기준을 두고 평가하는 능력자격승진제도로 구분된다.

(3) 대용승진제도

대용승진제도는 승진의 정체 현상으로 발생하는 사기 저하와 유능한 인력이 타 조직으로 유출되는 것을 방지하기 위하여 직무내용과 권한 그리고 책임 등에는 실질적으로 변화가 없지만 자격 호칭이나 직위 명칭 등을 형식적으로 승진시키는 제도를 말한다. 이 경우에는 임금, 지위, 복리후생 등 간접적이고 부수적인 혜택을 받을 수 있는 경우와 조직에서의 권한이나 책임구조, 직무의 내용만 변화하는 경우로 구분된다.

(4) 조직변화 승진제도

조직변화(Organization Change ; OC) 승진제도는 승진 대상 구성원들의 수에 비해 조직 내 직위가 부족한 경우에 조직의 변화를 통해서 직위단계를 늘려 승진의 기회를 확대하는 제도이다. 승진의 정체 현상으로 인한 구성원의 사기 저하와 유능한 인력의 유출 등을 방지하고 조직 분위기 쇄신 등을 위한 승진대책으로서의 성격을 갖는 제도이다.

학습정리

1. 인사이동관리의 의의와 필요성을 설명하시오.
2. 효과적인 승진관리 방법 및 승진전략을 설명하시오.

제2절 | 이직관리

1. 이직의 기초

1) 이직(separation)의 의의

일반적으로 이직이란 구성원이 자신이 속한 조직으로부터 이탈을 의미하며, 사용자와 구성원 간의 고용관계의 단절을 뜻한다.

2) 이직관리의 중요성

이직은 조직으로서는 인력의 유출 및 새로운 인력의 유입이 되는 인력 흐름의 '통풍구의 역할'(Ventilation effect)을 한다. 개인 측에서의 이직은 현재보다 나은 삶을 기대하는 것을 배경으로 하겠지만, 조직 입장에서의 이직은 유능한 인적자원을 잃는 손해가 발생하게 된다. 즉, 조직이 지속적인 경쟁우위를 창출하기 위해서는 조직이 보유하고 있는 인적자본을 활용하는 것이 중요한 역할을 하게 되는데(Barney, 1991), 구성원의 이직으로 인해 지금까지 축적해 온 지식, 경험, 스킬 등의 인적자본과 타 직원과의 신뢰, 협동 등의 사회적 자본을 한꺼번에 잃어버리게 되기 때문이다. 따라서 오늘날 같이 급변하는 환경에서는 조직은 핵심인재의 자발적 이직의 방지 방안을 대비하고 중요한 업무로 인식하고 관리해야 한다.

2. 이직의 유형

1) 이직 의사결정의 주체에 따른 분류

(1) 자발적(voluntary) 이직

자발적 이직은 구성원 개인이 주도적으로 결정하는 이직을 말한다. 이는 조직에 대한 불만 또는 보다 좋은 직장을 찾아서 타 기업으로 이동하는 전직과 구성원의 학업, 결혼, 임신, 출산 등에 따른 사직이 이에 포함된다.

(2) 비자발적(involuntary) 이직

비자발적 이직은 구성원의 의사에 반하여 이루어지는 이직을 말한다. 이는 조직이 주도하는 해고 및 사망 등이 이에 포함된다.

2) 조직에 의한 통제 가능성 여부에 따른 분류

(1) 통제가능(controllable) 이직

종업원에게 주어지는 임금, 복리후생, 작업조건, 근무시간 등 조직이 통제할 수 있는 부분에 대한 불만으로 이직하는 것을 말하며, 통제가능 이직은 조직의 노력에 따라 통제가 가능하다.

(2) 통제불가능(uncontrollable) 이직

조직이 노력을 해도 통제가 불가능한 경우의 이직을 말한다. 이는 종업원의 사망, 질병, 가정문제 등이 이직의 원인이 된다.

3. 이직관리의 효과

1) 긍정적 효과

적정 수준의 이직은 양질의 우수한 인력을 대체할 수 있는 기회를 주고, 조직에 새로운 기술의 도입과 아이디어의 제공이 가능하며 조직의 정체적인 분위기도 쇄신시켜 줄 수 있다. 그리고 연공급제에서 능력은 부족하나 높은 임금을 받는 구성원들의 이직이 발생할 때는 신규인력의 충원에 따른 비용의 절감 효과도 있다. 또한 경기침체 시기에 과잉 인력을 보유한 조직의 이직은 인력을 배치할 때 유연성을 제고시켜 탄력적이고 합리적으로 인력을 운영함으로써 조직의 경쟁력 제고에 효과적이다.

2) 부정적 효과

과도한 자발적 이직은 조직의 생산계획에 혼란을 가져올 뿐만 아니라 경영의 안정도 해칠 수 있다. 나아가 조직의 이직 비용의 증가를 가져온다. 그리고 우수한 핵심 인력의 이직은 인적자원 측면에서 조직의 경쟁력 약화를 초래할 수 있다. 또한 이직률이 높으면 구성원들의 사기 저하와 조직 분위기를 해칠 수 있고, 사회적 이미지와 여론에도 부정적인 영향을 줄 수 있어 기업의 제품시장과 유능한 인력을 확보하는 데 부정적인 영향을 미칠 수 있다.

4. 이직에 대한 대책

1) 자발적 이직의 원인 분석

(1) 외부 환경 요인

구성원이 어떤 이유든지 조직에 대한 불만이 있을 때 이 불만이 이직으로 이어지는 경우는 그 당시의 노동시장의 환경이 결정적인 역할을 하기도 한다. 즉, 이직의 뜻을 가진 구성원이 이직을 결정할 때는 선택이 가능한 조직체가 많고 적음에 따라 영향을 받게 된다.

(2) 조직 전체 요인

조직 전체 요인에 의한 자발적 이직은 조직의 임금 및 복리후생, 승진정책, 경력계획 등이 영향을 미칠 수 있다. 이러한 것들에 공정성이 결여되었거나 특히 승진과 임금 인상액이 구성원들의 공헌 수준과 비교했을 때 기대 수준에 미달한 경우는 구성원은 이에 실망하고 소속된 조직을 떠나려고 할 것이다.

(3) 작업 환경 요인

작업 환경 요인에 의한 자발적 이직은 동료 작업집단과의 상호작용의 특성, 감독자의 스타일, 작업조건, 작업단위의 크기 등이 영향을 미칠 수 있다. 즉 감독자의 스타일이 민주적이고 인간적인 배려를 하는지의 정도와 피드백 유무, 동료 작업집단의 상호작용 관계는 개인의 친교욕구의 강도와 집단 응집력의 정도, 과다한 근로시간 및 작업조건을 의미하는 작업단위의 크기의 정도가 구성원의 자발적 이직에 영향을 미칠 수 있다.

(4) 직무 내용 요인

자기 능력에 맞지 않고 미래의 장래성이 없는 비인기 직무 등에 대한 불만족, 단순 반복적인 직무, 책임감 결여, 업무 과중으로 인한 스트레스 증가는 구성원이 이직을 결정하는데 중대한 영향을 미칠 수 있다.

(5) 개인 특성 요인

이직과 개인의 연령 및 근속기간은 상관관계를 가지고 있다. 즉 구성원의 연령이 높을수록, 근속기간이 긴 구성원일수록 이직률은 낮다. 또한 개인의 성격적 특성으로서 걱정이나 정서적 불안 등을 가질수록 다른 구성원들에 비해서 이직 성향이 높다. 그리고 개인의 직업 적성과 직무요건 간의 적합성 여부 및 가족의 규모와 부양의 책임 정도 역시 이직 성향에 영향을 미친다.

5. 이직 원인의 분석방법

1) 이직면접

이 방법은 구성원이 이직하고자 할 때 면접자가 직접 상담하여 체크 목록에 따라 이직의 원인을 알아내는 방법이다. 이것은 이직의 원인을 알아내는 것뿐만 아니라 이직 원인을 조직이 적절한 조치로 해결할 수 있을 경우에 이직을 방지할 수 있는 방법을 찾을 수도 있게 된다.

2) 이직 후 설문지법

이는 일정 기간이 지난 후 이직한 구성원들을 대상으로 이직하게 된 이유에 대해 설문지를 배포하고 익명으로 답변을 구하는 방법을 말한다. 이러한 방법에 의하면 설문의 대상자인 이직자는 일정한 기간이 지났기 때문에 전 직장에 대해서 냉정한 판단으로 이직의 이유를 명확하게 제시할 것이다.

3) 인사기록법

이 방법은 인사카드를 통해 어느 부서에서 어떤 구성원이 어떤 이유로 이직하는가에 대한 자세한 이직 원인을 알아내는 방법이다.

4) 태도조사법

이 방법은 근속하고 있는 조직 구성원들을 대상으로 관심사와 근속 이유를 설문지를 통하여 파악하는 방법이다.

6. 자발적 이직 방지 대책

1) 조직 전체 요인에 대한 대책

많은 구성원들의 이직 이유가 임금이나 복리후생에 대한 불만인 경우는 조직 내적 및 외적으로 공정성을 기초로 한 임금 및 복리후생제도를 개선하여 구성원들의 욕구를 만족시켜줄 수 있도록 해야 한다. 또한 승진정책을 공정하게 실시하고, 적절한 경력개발제도를 도입하여 구성원이 만족할만한 수준으로 효율적으로 운영해야 한다.

2) 작업환경 요인에 대한 대책

구성원들의 이직 이유가 상사나 동료와의 불화 또는 인간관계에 대한 불만인 경우는 인간적 배려를 위한 교육의 실시 및 고충처리제도나 인사상담제도의 운영과 함께 인간관계 개선을 위한 다양한 노력이 필요하다. 그리고 사회적 관계를 고려한 배치 및 이동이 이루어져야 한다. 또한 근로시간과 작업조건의 불만으로 인한 이직 감소를 위해서는 열악한 작업환경을 개선하고 근로시간의 단축 및 유연한 관리 등이 요구된다.

3) 직무 내용 요인에 대한 대책

직무내용 요인에 의한 이직에 대해서는 직무확대나 직무충실과 같은 직무재설계를 통해 이직을 줄일 수 있다. 또한 개인의 적성에 맞는 직무의 배치와 경력이 있는 관리자와 젊은 구성원 간에 코칭 관계의 형성도 이직을 줄이는 데 도움을 준다.

7. 성공적인 이직관리 방안

성공적인 이직관리를 위해 다음과 같은 방안을 제시할 수 있다.

첫째, 이직률을 일선 관리자와 최고경영자의 성과지표에 반영한다.

둘째, 이직관리 전담부서를 설치하고 전문인력을 확보하여 관리한다.

셋째, 선행관리를 중요시하는 등의 방법으로 성공적인 이직관리를 사전적 및 사후적으로 수행한다.

8. 비자발적 이직(고용조정, Outplacement, Inplacement)

1) 고용조정의 의의와 고용조정의 접근법

(1) 고용조정의 의의

고용조정이란 조직이 경영활동을 하는데 적정 고용량 확보를 위해서 고용량을 증가하거나 감소하면서 이를 통해 기존의 고용량을 조정하는 것을 말한다. 현실적으로는 고용조정은 조직의 경영악화에 따른 경기침체로 노동수요가 감소되었을 때 기존의 고용량을 조정하는 인력감축을 의미한다. 그러나 넓은 의미의 고용조정은 근로시간의 조정 등과 같은 양적 조정과 임금조정이나 배치전환 등의 질적 조정까지 모두 포함하는 개념으로 사용된다.

(2) 고용조정의 접근법

① 인력 감축적 접근법

이는 경영의 효율성과 경영합리화라는 명목하에 정리해고 등을 통해 잉여 인력을 감축시키는 접근법으로 주로 단기적 활용에 용이하다.

② 인력 유지 · 안정적 접근법

이는 기존 인력의 감축적 접근법의 부작용을 최소화하기 위해 최대한 고용을 유지하고, 조직을 안정화하는 접근법으로 주로 중 · 장기적 접근법이라고 할 수 있다.

2) 고용조정의 필요성과 문제점

(1) 수요 변동

계절과 상황의 변수로 인해 제품의 사이클이 갈수록 짧아지고, 시장은 세계화되고 있다. 시장경쟁이 치열해짐에 따라 조직은 제품생산단가를 낮추기 위해서 인건비 절감을 위한 시도를 하게 된다.

(2) 조직 슬림화

경기침체로 성장둔화 경향이 발생하면서 거대한 조직을 보다 효율적으로 운영하기 위하여 새로운 조직 이념과 수단이 등장하였다. 즉, 이는 대대적인 조직합병, 합작투자, 리엔지니어링 등을 활용하게 되었다.

(3) 기술 진보

정보기술 산업이 발달하면서 기존의 인력이 기계로 대체되고, 구성원의 보유기술이 노후화되어 조직에 유용성이 감소하게 되었다. 즉, 기계화 및 자동화 등으로 인한 기술변화가 인력공급 과잉을 유발하게 되었다. 조직의 생산 현장에 로봇이 도입되면서 해당 작업장에서는 많은 조직구성원의 인력감축이 요구되었다. 사무 직종에서도 사무자동화가 도입되어 기존 인력에 대한 감축이 요구되고 있는 실정이다.

(4) 경영관리 실패

사업계획이나 경영전략의 실패, 부적합한 인력계획의 수립을 통한 운영, 의사결정자의 독단으로 인한 실패 등도 조직의 인력 방출관리를 불러일으키게 된다.

3) 고용조정의 유형

(1) 외부 방출 : 해고 중심의 구조조정

① 정리해고(layoff)

이는 구성원과 조직의 단절을 전제로 조직이 도산위기에 있거나 합리적 경영상 필요가 있는 경우 일정 부분의 인력을 감축시키는 것이다. 정리해고는 긴박한 경영상의 필요가 있고 합리적 정리 수준의 설정과 선별의 공정성을 확보해야 한다. 그리고 조직은 구성원에 대하여 해고 회피 노력, 노조 또는 근로자대표와의 성실 협의를 통해서 해고를 결정하여야 한다. 정리해고는 최후의 방안인 만큼 신중하게 결정하여야 한다. 또한, 정리해고 시 잔존 구성원들의 ADD 증후군(after downsizing desertfication syndrome)이나 그레샴 법칙(Gresham's law) 등의 부작용이 발생할 수 있으므로 이에 대해서도 유의하여야 한다.

② 조기퇴직(early retirement program)

이 제도는 일정 연령의 구성원이 정년퇴직 연령 이전에 퇴직하여 제2의 인생을 시작할

표 5-2 조기퇴직제도의 효과와 문제점

효과	문제점
• 인사 적체 및 승진 정체의 해소 • 조직 활성화 • 인건비 절감 • 인력 충원의 유연성 제고 • 조직의 퇴직지원프로그램(outplacement)을 통해 조직 이미지 및 사회적 평판 향상	• 무능 인력방출이라는 조직의 의도와는 다르게 유능한 인력은 퇴직하고 무능한 인력만이 남게 되는 현상 발생하기도 함 • 조직이 의도하는 인건비 절감 효과의 실패 위험 존재 • 노사관계의 불신과 갈등 초래 • 조직으로부터 갑자기 조기퇴직을 권유받고 회사를 그만두게 되면 열등의식에 빠지거나 생활의욕을 잃어 조기퇴직자의 가족들에게까지 악영향을 미칠 수 있음 • 기업윤리의 문제 제기됨 • 잔류 구성원에게 고용불안을 야기해 평생직장 의식의 감소 및 소속감 약화

자료 : 김유미(2018). 인사노무관리. 새흐름. p.488.

수 있는 기회를 제공함과 동시에 조직 내 인력과잉에 따른 인원 감축으로 인력의 정체현상을 완화하고자 하는 제도이다. 이는 명예퇴직제도, 희망퇴직제도, 선택정년제도 등으로 불린다. 조기퇴직의 방법으로는 퇴직금 우대(조기퇴직 가산금), 독립 원조, 관련 기업에의 재취업 알선 등을 활용할 수 있다. 조기퇴직제도의 효과 및 문제점을 살펴보면 [표 5-2]와 같다.

(2) 내부 방출 – 일자리 나누기 중심의 고용조정(work share model)

① 양적 고용조정

㉠ 근로시간 단축

이는 시간 외 근로의 단축, 정규 근로시간의 단축, 유연 근로시간의 확립 등을 통해 고용을 유지하는 방법이다. 근로시간의 단축은 산업화 초기 단계에서는 '구성원의 건강과 안전'을 확보하기 위해, 어느 정도 산업이 발전한 이후에는 '구성원의 삶의 질 향상' 차원에서 논의되었다. 그리고 최근 경영 위기 이후에는 주로 '고용창출 및 기업의 경쟁력 강화'의 수단으로 근로시간 단축이 논의되고 있다.

㉡ 휴직과 휴업

이는 기업 경영상 불가피한 사유가 있을 때 구성원을 휴직시키거나 휴업을 하는 것이다. 휴업은 제조업종(생산직)을 중심으로 집단적으로 실시하며, 비교적 단기간으로 경영상 이유로 하며 구성원의 동의가 필요하지 않다. 반면 휴직은 비제조업종(사무직)을 중심으로 개별적으로 실시하며, 비교적 장시간으로 구성원의 동의가 필요하다는 차이가 있다. 이와 관련하여 경영사정의 악화로 인한 자택 대기발령도 고려할 수 있다.

㉢ 신규채용 억제

이는 신규 인력을 채용하지 않음으로써 해고 회피 노력을 하는 것이다. 일반적으로 기업은 매년 전체 구성원의 일정한 비율을 신규채용을 함으로써 급격한 기술변화에 대처하고 유능한 인력을 확보하게 되는데 기업은 이러한 기회를 상실하게 된다. 신규인력은 새로운 아이디어 제공뿐 아니라 조직 활성화 측면에서 중요하므로 신규채용의 억제는 신중한 접근이 필요하다.

㉣ 임금조정

임금조정은 고용조정에 직면한 기업이 가장 쉽게 활용하는 방법 중의 하나이다. 고용안정은 유지되면서도 기업의 추가 비용부담이 없기 때문이다. 임금조정은 기본급 동결, 임금상승 완화, 복지후생의 감소 등과 같이 임금체계를 다양화하여 노동비용의 삭감을 통한 비용을 절감하려는 것이 주된 목적이다.

② 질적 고용조정

㉠ 배치전환

배치전환이란 효율적으로 인력을 활용하기 위해 동일 기업 내에서 직무내용, 직무장소 등을 장기간에 걸쳐서 변경시키는 것을 말한다. 일반적으로 전환배치는 정기인사이동이 있을 때 실시되지만, 최근에는 내부적인 고용조정의 방법으로 유휴인력을 효율적으로 활용하기 위해서 사무직 및 관리직의 인력을 영업직으로 발령을 내는 등 보다 광범위하게 이용되고 있다.

㉡ 출향 및 전적

배치전환만으로는 인력의 효율적 활용이 어렵기 때문에 일본에서는 고령화로 인한 고용조정의 일환으로 출향 및 전적제도를 널리 활용하고 있다. 출향(出向)이란 기업 외부로의 인사이동을 말한다. 즉, 기존 회사의 구성원 신분을 유지하면서 타 회사로 이동하여 그 회사의 업무 지시 및 명령을 받아 근무하는 제도이다. 전적은 구성원이 소속을 원래의 기업에서 다른 기업으로 옮기면서 전 기업과의 근로관계는 완전히 종료하고 옮긴 기업과 새로운 근로관계를 맺어 그 기업의 인사노무관리에 따르게 되는 것을 말한다.

㉢ 교육 · 훈련

유휴인력이 발생할 때 해당 구성원을 즉시 외부로 방출하지 않고 구성원에게 교육 · 훈련을 제공하여 그 구성원의 역량을 향상시키고 고용을 유지하는 방법을 선택할 수 있다. 특히 우리나라의 경우 IMF 이후 고용보험제도라는 정부지원을 활용하여 경영위기로 인하여 뛰어난 능력을 갖춘 구성원의 손실을 막을 수 있도록 적극적으로 권장되고 있는 방법이다.

4) 고용조정 대상자를 위한 전직지원제도(outplacement)

(1) 전직지원제도(outplacement)의 의의

전직지원제도란 기업이 고용조정에 따라 정리해고될 사람이나 해고자들이 해고에 적응할 수 있도록 도와주거나 창업 또는 직무탐색 등의 새로운 직장을 찾도록 도와주는 체계적인 지원서비스 제도를 말한다. 전직지원제도는 결국 대상자가 다른 일자리를 얻도록 관리하는 것이 핵심목표가 되어야 한다.

(2) 목적

① 구성원 측면

해고나 퇴직에 따라 구성원이 느끼는 심리적 불안과 스트레스를 감소시키고, 구성원 개인의 상황에 맞게 전문적인 지원을 받아 효율적인 진로개척이 가능하며 새로운 직업 및 환경 적응시간을 최소화할 수 있다. 또한 기업에 대한 불안 및 반감을 최소화하고 우호적인 감정을 유지하며 긍정적 성취동기와 자신감 배양 및 잔류자의 충격완화 등의 효과가 있다.

② 기업 측면

적절하고 원활한 구조조정이 가능하고 인사담당자 및 경영자를 위한 효과적인 전략수립 및 퇴직사실 통보 프로세스의 수립이 가능하고, 노사협의 시 협상력이 증대되며 퇴직자에 대하여 잔류구성원의 심리적인 불안감을 최소화하고 조직의 변화에 대한 생산성 저하 및 경쟁력 저하의 방지, 기업 이미지 제고 등의 효과가 있다.

③ 정부 측면

정부는 노사갈등으로 인한 사회적 손실을 예방하거나 이를 최소화하고, 해고자들이 단기간 내 재취업을 하거나 창업에 따른 고용보험료의 절감 효과, 인재의 전체 사회적 유용한 활용 등의 효과를 거둘 수 있다.

(3) 유형

① 제2의 인생설계 프로그램

전문 컨설턴트의 지도하에 전직지원 대상자의 미래 인생을 미리 설계해보는 것으로서 자신의 미래와 현재를 되돌아보고 필요한 부분을 지원해주는 것이다.

② 창업지원 프로그램

전직지원 대상자에게 창업에 대한 정보나 알선기관의 소개 및 창업자금 대출 정보의 제공 등의 창업 관련 필요한 부분을 지원한다.

③ 재취업지원 프로그램

재취업이 가능하도록 전직지원 대상자의 시장 가치를 제고하고 고용의 가능성을 증대시키기 위한 여러 가지 지원을 말한다.

5) 잔류자 보호를 위한 Inplacement

(1) 의의

고용조정 후 잔류자들은 생존자증후군(survivor's syndrome)이나 ADD 증후군 등을 겪게 되고, 심리적으로 불안감과 무력감 및 정신적 공황상태를 겪을 수 있으므로 경력관리나 교육훈련 등을 통해 잔류자의 시장가치 및 고용가능성을 높이는 것을 말한다.

(2) 효과

① 구성원 측면

심리적 안정감 및 동기부여로 인한 직무만족과 조직몰입, 역량 향상, 고용가능성 증대의 효과가 있다.

② 기업 측면

조직의 안정화, 기업 이미지 제고로 조직 성과 및 경쟁력 향상에 효과가 있다.

(3) 실행 방안

① 임파워먼트(empowerment)

고용조정 후에는 잔류구성원들에 대한 의사결정의 자율권을 높여주어야 한다. 잔류자들은 자신들도 환경의 변화에 따른 공포를 느끼기 때문에 불안감과 무력감으로 인하여 사기가 저하될 수 있다. 따라서 권한위임을 통해 조직이 잔류자들을 중요한 사람으로 느끼도록 하여 그들의 무기력을 극복하도록 지원하여야 한다.

② 직무재설계

직무재설계를 통하여 해고자들의 업무가 그대로 잔류자에게 넘어와서 업무부담이 되지 않도록 하여야 한다. 또한 직무의 다양성과 자율성을 높여야 한다. 그리고 핵심이 아닌 직무를 아웃소싱함으로써 조직의 핵심인재에 대한 고용의지를 가시적으로 보이는 것도 하나의 방법이다.

③ 생존자의 사기진작을 위한 보상시스템의 설계

잔류구성원들의 사기를 진작시키기 위하여 성과 및 보상시스템을 설계하여야 한다. 특히 핵심인재에 대한 동기부여를 향상시키기 위해 유연한 보상시스템을 설계하여야 한다.

④ 조직 활성화의 증대

잔류구성원의 사기와 직무 몰입도를 높이기 위해 조직 활성화는 필수적이다. 이를 위해 조직과 구성원 사이에 붕괴된 신뢰를 회복하고 가치를 공유해야 한다. 그리고 조직과 구성원 사이에 파트너십을 구축하기 위해 구성원을 동반자로 인식하여야 한다.

⑤ 경력개발 및 교육훈련 실시

조직은 구성원의 경력개발과 교육훈련 등을 실시하여 구성원의 고용안정을 높여야 한다.

⑥ 평가의 공정성과 합리성

인사평가가 고용조정에 영향을 미치므로 조직은 평가제도를 직무와 성과 중심으로 개편한다.

6) 고용조정의 성공적인 운영방법

(1) 패러다임의 전환

조직은 고용조정을 인력감축의 수단으로 인식하기보다는 고용유지의 관점으로 변화하여 관련 정책을 개발하고 실행하는 것이 바람직하다.

(2) 통합적 · 전략적 접근

조직은 단기적으로는 인력감축정책을, 중 · 장기적으로는 고용전환 및 유지정책을 취함으로써 통합적이고 전략적 접근이 필요하다.

(3) 제도의 적극적 활용

전직지원제도(outplacement)와 잔류자 지원제도(inplacement)의 활용으로 고용조정의 피해를 최소화하고 조직의 경쟁력 향상을 제고해야 한다.

(4) 관리자 집중관리와 노동조합의 참여

관리자는 고용조정에 대하여 신중성과 공정성 그리고 합리성을 갖추도록 하여 적극적으로 관리하도록 하고, 동시에 노동조합을 고용조정 과정에 참여시켜 충분한 협의를 통해 협력적인 노사관계를 구축하여야 한다.

학습정리

1. 이직의 의의와 중요성을 설명하시오.
2. 이직의 원인과 대책을 설명하시오.
3. 성공적인 이직관리 방안을 설명하시오.

[참고문헌]

김성수(2012), 혁신적 인적자원관리, 탑북스

김영재, 김성국, 김강식(2008), 인적자원관리, 삼영사, p.385.

김인범, 신현관(2009), 리더가 꼭 알아야 할 실전 인사관리, 중앙경제평론사, p.154.

최종태, 전정판(2008), 현대 인사관리 ; 의사결정론적 시스템 어프로치, (주)박영사, p.369. 수정인용

제6장

인사고과

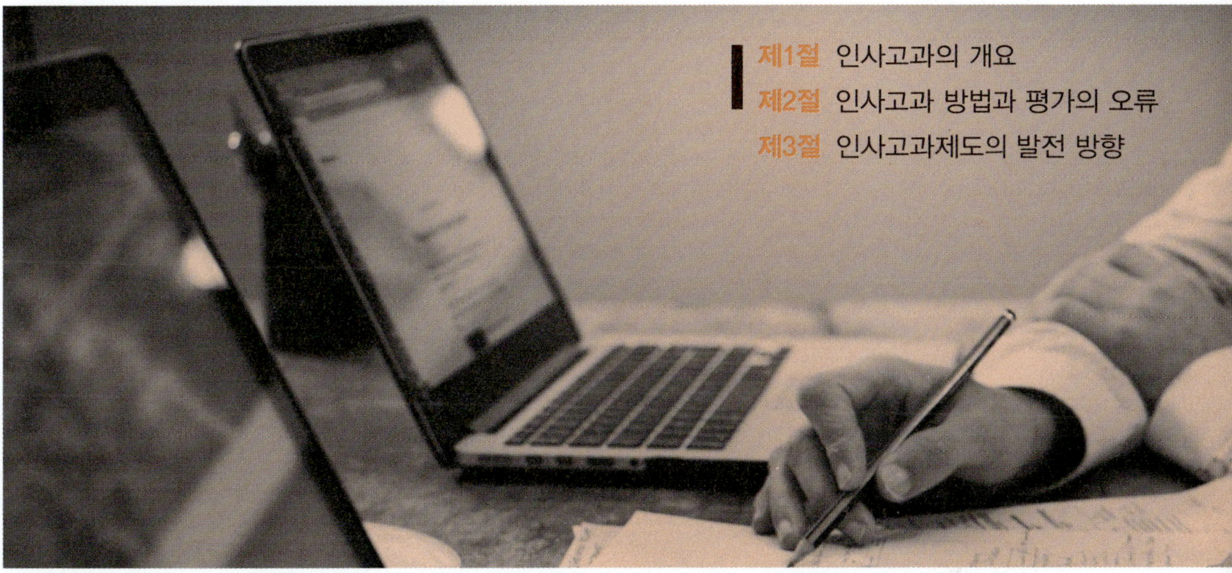

학습목표

1. 인사고과의 개념과 목적을 설명할 수 있다.
2. 인사고과의 고과요소를 설명할 수 있다.
3. 인사고과의 종류를 설명할 수 있다.
4. 인사고과의 방법을 설명할 수 있다.
5. 인사고과의 평가 오류를 설명할 수 있다.
6. 인사고과제도의 발전 방향을 설명할 수 있다.

06 인사고과

제1절 인사고과의 개요

1. 인사고과의 개념과 목적

1) 인사고과의 개념

인사고과란 조직의 구성원이 조직의 목표 달성을 위해 기여한 성과와 그가 보유하고 있는 잠재적 역량을 평가하는 것이다. 인사고과는 단순히 조직의 구성원이 달성한 성과만을 평가하는 것이 아니고 이와 더불어 그가 향후 조직의 발전에 기여할 수 있는 역량을 어느 정도 보유하고 있는가의 잠재적인 유용성도 함께 평가한다.

이와 같이 인사고과는 구성원의 조직 목표 달성에 대한 성과와 그가 보유하고 있는 잠재적 역량을 중심으로 평가한다. 조직구성원의 성과에 대한 평가는 조직구성원이 개인 또는 팀 차원에서 조직의 목표 달성에 얼마나 기여했는가를 평가한다. 그리고 조직구성원의 역량에 대한 평가는 구성원의 지식수준과 조직에 대한 태도 그리고 업무처리에 대한 행동을 평가한다.

인사고과의 결과는 조직구성원의 임금과 승진 그리고 징계에 결정적인 영향을 미칠 뿐만 아니라 조직의 발전에도 큰 영향을 주기 때문에 인사고과는 공정하고 합리적인 방법으로 평가되고 운영되어야 한다. 따라서 체계적인 인사관리시스템을 구축하고, 신상필벌의 원칙을 기반으로 객관적이고 타당성이 있게 운영해야 구성원의 조직의 목표 달성에 대한 동기부여를 촉진하여 조직의 성장과 발전에 기여할 수가 있다.

2) 인사고과의 목적

인사고과는 구성원이 조직의 목표 달성에 기여한 성과와 그가 보유하고 있는 역량을 정확하고 공정하게 평가하여 합리적이고 타당하게 인사관리에 적용하고자 하는 목적을 갖는다. 공정하게 평가된 인사고과의 결과가 조직의 구성원 각 개인에게 그에 상응하는 조치가 이루어지고 반영된다면 조직의 구성원들은 인사고과의 결과를 타당하게 생각하고 긍정적으로 수용하여 조직의 목표 달성을 위해 보다 더 성실히 참여하고 노력하려는 적극적인 동기부여가 강화될 것이다. 왜냐하면 인사고과에서 좋은 평가를 받은 구성원은 조직으로부터 여러 가지 혜택을 받게 되고, 조직으로부터 인정받게 되므로 성취감과 만족감이 높아지기 때문이다.

이와 같이 인사고과의 목적은 조직의 목표 달성 측면과 조직구성원의 욕구 충족 측면에서 함께 생각해 볼 수가 있다. 먼저 조직 목표 달성의 측면에서 인사고과의 목적은 다음과 같다.

① 인사고과는 조직구성원의 보상과 상벌을 결정하기 위해 실시한다.
② 인사고과는 조직에 필요한 인력의 육성과 적재적소 배치를 위해 실시한다.
③ 인사고과는 조직구성원이 자신이 담당하는 업무를 더욱 성실하고 책임성 있게 수행하여 높은 성과를 달성하게 할 목적으로 실시한다.

조직구성원의 동기부여 측면에서 인사고과의 목적을 보면, 인사고과는 조직구성원이 자신의 성과나 역량을 확인하고 성찰할 수 있는 기회를 제공하기 때문에 인사고과의 결과는 조직구성원 개인마다 부족한 부분의 역량을 개발하는 데 중요한 기준으로 활용된다.

2. 인사고과의 종류와 평가요소

인사고과는 공정하고 객관적인 평가를 통해서 인사고과의 결과가 타당성을 확보해야 조직구성원이 인사고과에 대해 신뢰성을 갖게 된다. 이러한 기반에서 구성원은 자신의 고과점수를 향상하려는 동기부여가 형성되어 결국은 자신의 역량개발과 더불어 조직이 추구하는 목표 달성에 기여할 수가 있는 것이다. 이와 같이 공정하고 신뢰성을 갖춘 인사고과를 실시하기 위해 가장 중요한 것은 인사고과자를 누구로 해야 할 것인가를 결정하는 것이다. 그리고 이와 더불어 인사고과는 조직구성원의 성과와 역량을 평가하는 것이기 때문에 이를 위한 인사고과의 평가요소는 무엇으로 할 것인가가 매우 중요한 일이다.

1) 인사고과의 종류

(1) 다단계고과와 다면고과

다단계고과는 피고과자의 직속 상사들이 고과를 하는 방식이다. 즉 다단계고과는 상사의 입장에서 고과가 이루어지기 때문에 피고과자의 역량과 성과가 충분하고 정확하게 평가되지 않을 수도 있는 여지가 있다. 이러한 문제점을 해결하기 위하여 최근에는 많은 조직들이 인사고과에서 다면고과 방식을 활용하고 있다. 우리나라에서도 정부와 지방자치단체 그리고 공기업뿐만 아니라 많은 사기업에서도 다면고과 방식을 사용하고 있다. 다면고과는 피고과자의 상급자뿐만 아니라 동료, 부하직원 그리고 고객까지 고과자로 참여하여 인사고과를 하는 방법이다(그림 6-1 참고). 피고과자가 담당하는 업무의 성격에 따라서는 상사보다는 동료나 부하직원이 더 정확하게 평가하는 부분이 있을 수가 있다. 특히, 동료와 협업하는 업무에 대해서는 동료들의 평가가 더 정확할 수가 있다. 또한 부하직원에 대한 리더십을 발휘하는 측면에서는 부하직원이 더 잘 알고 있다. 그리고 고객에 대한 응대가 주 업무인 경우는 고객의 평가가 매우 중요하기 때문에 다면고과가 보다 공정하고 합리적인 고과방법이 될 수가 있는 것이다.

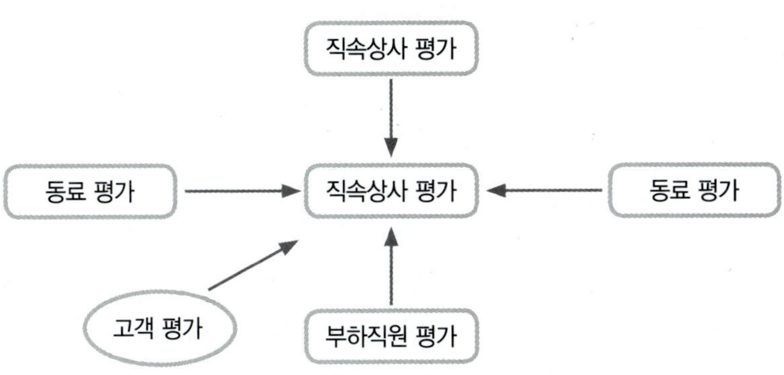

그림 6-1 다면고과의 고과자(예시)

다단계고과는 대부분의 조직들이 전통적으로 가장 많이 사용하는 고과방법이다. 다단계 고과의 고과자는 일반적으로 피고과자를 평상시 직접 지휘하고 관리하는 직속상사가 1차 고과자가 되고, 2차 고과는 직속상사의 상사가 고과자가 되어 평가를 실시한다. 그리고 3차 고과는 대체로 조직의 경영자가 고과자로 평가하는 방식이다(그림 6-2 참고).

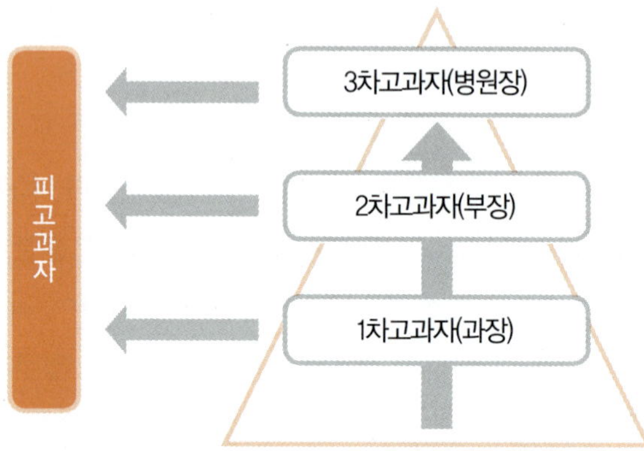

그림 6-2 다단계고과의 고과자(예시)

(2) 상대고과 방법과 절대고과 방법

인사고과는 비교 대상이나 활용목적 측면에서 상대고과 방법과 절대고과 방법으로 구분할 수 있다. 가장 일반적으로 사용되는 상대고과 방법은 조직구성원들 중에서 조직의 목표달성에 누가 더 많이 기여했는지에 대해 조직구성원들 간의 상대적인 기여도 및 역량을 평가하여 이에 따라 임금이나 승진 및 배치전환 등을 결정하는 데 활용되는 방법이다. 따라서 상대고과 방법은 조직구성원들 간의 성과 및 역량을 비교 평가해서 조직구성원들 간의 서열을 결정하는 방법이다.

이에 비해 절대고과 방법은 조직구성원들 간의 상대적인 비교를 통해 평가하는 방법이 아니다. 절대고과 방법은 조직구성원 자신에 대한 비교 평가방법이다. 즉, 절대고과 방법의 예를 들면, A간호사의 올해의 성과 및 역량은 작년에 비해 얼마나 향상이 되었는지를 A간호사 자체를 비교 평가하는 방법이다. 오늘날 절대고과 방법은 조직에서 인재의 개발과 육성에 매우 효과적인 인사고과 방법으로 많이 활용되고 있다.

2) 인사고과의 고과요소

인사고과의 고과요소를 결정할 때 가장 바람직한 것은 인사고과의 주요 목적이 무엇인지를 고려하여 고과요소를 선정해야 한다는 점이다. 인사고과의 주요 핵심은 조직구성원이 조직의 목표 달성에 기여하는 측면에서 어느 정도의 잠재적 역량을 보유하고 있고, 어떠한 성과를 달성했는가를 평가하는 것이다. 따라서 많은 조직들이 인사고과의 고과요소로 주로 사용하는 요소는 ① 조직구성원의 보유 역량, ② 고과기간 동안 달성한 성과, ③ 조직에 대한 수용 태도, ④ 조직구성원과의 협력성 등이 있다.

학습정리

1. 인사고과의 개념과 목적을 설명하시오.
2. 인사고과의 고과요소를 설명하시오.
3. 인사고과의 종류를 설명하시오.

제2절 인사고과 방법과 평가의 오류

1. 인사고과의 필요 요건

인사고과를 실시하는 근본적인 목적을 달성하기 위해서는 인사고과가 갖추어야 하는 필요 요건이 있다. 인사고과의 기본 목적을 달성하기 위한 필요 요건으로는 ① 타당성, ② 신뢰성, ③ 수용성 그리고 ④ 변별력 등을 들 수 있다(김영훈, 2013, pp.150~151; 이학종 · 양혁승, 2009, pp.373~374 수정 인용).

1) 타당성(validity)

인사고과에서 타당성이란 인사고과의 실시 목적이 인사고과의 평가내용에 충분히 반영되어 인사고과가 실시되어야 한다는 것을 의미한다. 예를 들어, 인사고과의 목적이 조직구성원의 보상 결정과 역량개발을 위한 것이라고 한다면 인사고과의 평가내용도 이에 맞게 구성되어야 한다는 것이다. 즉 구성원의 역량개발에 대한 평가내용과 보상 결정을 위한 평가내용이 적합하게 구성되어 있고, 인사고과가 실시된 후 인사고과의 결과를 기초로 보상 결정과 역량개발을 실시한다면 인사고과의 타당성이 높아지는 것이다. 그러나 인사고과의 평가내용이 인사고과의 실시 목적에 맞게 구분되어 있지 않고, 포괄적으로 묶어서 실시된다면 산출된 고과점수를 기준으로 인사조치를 실시할 때 타당성이 낮아지거나 결여될 가능성이 높은 것이다.

2) 신뢰성(reliability)

인사고과에서 신뢰성이란 인사고과에서 평가하려는 내용이 오류가 없거나 오류가 최소화되어 얼마나 정확하게 평가되었는지에 대한 그 정도를 말하는 것이다. 인사고과에서 신뢰성을 높이기 위해서는 먼저 고과자가 피고과자에 대한 정보를 충분히 파악해서 잘 알고 있어야 하고, 객관적이고 공정하게 그리고 오류를 범하지 않고 평가해야 한다. 그리고 동일한 피고과자에 대해 서로 다른 여러 명의 고과자가 평가하더라도 평가결과가 일관성 있게 나와야 신뢰성이 높다고 할 수 있다.

3) 수용성(acceptability)

인사고과에서 피고과자들의 수용성을 높이기 위해서는 인사고과의 평가요소 및 평가내용이 구성원의 역량과 성과의 평가에 합리적이고 적합하다고 느낄 수 있어야 한다. 그리고 평가 결과가 객관적이고 공정하다고 생각되어야 피고과자들의 인사고과에 대한 수용성은 높아진다. 그러나 인사고과의 평가요소 및 평가내용이 구성원의 역량과 성과평가에 관련성이 낮아서 비합리적이거나 부적합할 경우 그리고 평가 결과가 고과자의 주관성이 높게 개입되어 객관성 및 공정성이 부족할 경우는 구성원의 인사고과 결과에 대한 수용성은 낮아지게 되고, 그 결과 구성원들로부터 외면받게 되어 인사고과의 무용성에 대한 논란이 커질 것이다.

4) 변별력(discrimination)

인사고과에서 피고과자들의 인사고과 점수가 평균값을 중심으로 지나치게 집중적으로 모여 있는 경우, 피고과자들의 고과점수가 상위 점수값 또는 하위 점수값 주변으로 지나치게 집중적으로 모여있는 경우에는 피고과자들 중 누가 조직의 목표 달성에 더 많은 기여를 했는지 그렇지 않은지를 판단하기가 어렵다. 따라서 고과자는 피고과자들에 대한 인사고과 시 조직의 목표 달성에 누가 더 많은 공헌을 했는지 그렇지 않은지에 대한 차이가 명확하게 나타나도록 변별력 있게 평가해야 한다.

2. 인사고과의 방법

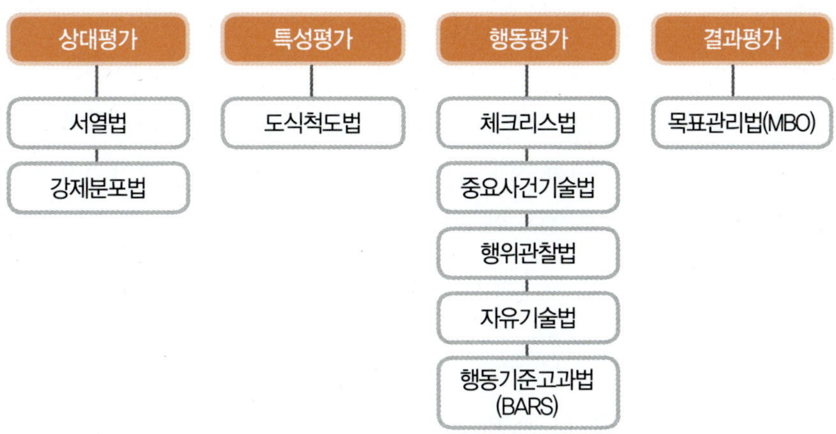
상대평가
서열법
강제분포법
특성평가
도식척도법
행동평가
체크리스트법
중요사건기술법
행위관찰법
자유기술법
행동기준고과법(BARS)
결과평가
목표관리법(MBO)

그림 6-3 인사고과 방법의 분류

1) 서열법(ranking method)

서열법은 피고과자에 대한 능력과 성과 및 태도 등을 상호 비교하여 서열을 정하는 방법이다. 서열법에서는 각 피고과자들 간의 상대적인 서열을 가려내는 방법으로 일반적으로 쌍대

비교법(paired comparison method)과 교대서열법을 사용한다. 교대서열법의 예를 들면, 피고과자 A, B, C, D, E, F가 있다고 가정한다면, 먼저 가장 우수한 사람(B)과 가장 우수하지 않은 사람(E)을 뽑은 후에, 다시 나머지 피고과자 A, C, D, F 중에서 가장 우수한 사람(F)과 가장 우수하지 않은 사람(D)을 뽑는다. 이와 같은 방식으로 나머지 피고과자 중에서 가장 우수한 사람과 가장 그렇지 않은 사람을 계속해서 선정하여 피고과자들 간의 서열을 결정하는 방법이 교대서열법으로 서열을 정하는 방식이다.

서열법은 피고과자의 수가 많지 않은 경우에 간단하고 쉽게 사용할 수 있는 방법이다. 그리고 피고과자 간의 서열이 명확하게 정해지기 때문에 인사고과의 오류로써 문제가 되는 관대화 경향과 중심화 경향 등의 오류가 발생할 소지가 매우 적다고 할 수 있다. 그러나 피고과자의 수가 너무 많게 되면 피고과자 간의 상호 비교가 어려우므로 이 방법을 사용하기가 어려우며, 피고과자의 종합적이고 전체적인 측면을 평가하는 방법이기 때문에 피고과자들 간의 능력 및 성과에 있어서 어떠한 부분에 차이가 있는지를 구체적으로 제시하지 못하는 한계점을 갖고 있다.

2) 도식척도법(graphic rating scale method)

도식척도법은 피고과자에 대한 능력과 성과 및 태도 등을 평가하기 위한 평가요소들을 선정하고, 각 평가요소에 대해 3점 척도, 5점 척도, 7점 척도 등의 평가측정척도를 단계별로 차등을 두어 피고과자가 어느 정도의 능력이나 성과에 해당하는지를 체크하여 평가하는 방법이다(표 6-1 참고).

도식척도법은 평가항목의 내용이 명확하여 사용하기가 쉬워서 일반적으로 많이 사용되는 인사고과 방법이다. 또한 평가요소별로 구체적인 평가항목을 개발하여 단계적인 평가척도를 사용하여 피고과자를 평가하기 때문에 피고과자의 평가요소에 따른 우수한 측면과 미흡한 측면을 구체적으로 파악할 수가 있어 인사고과 결과에 대한 타당성 및 수용성이 상대적으로 높은 방법이다. 그리고 인사고과 결과를 계량화할 수가 있어 피고과자들 간의 우열을 비교하는 데 유용하게 사용할 수가 있다. 그러나 평가요소의 선정이나 평가항목을 개발할 때 설계자의 주관적인 판단이나 의견이 개입할 가능성이 있고, 인사고과 시 자주 발생하는 중심화 경향이나 관대화 경향 또는 가혹화 경향의 오류가 나타날 가능성이 높은 편이다.

표 6-1 도식척도법의 고과표의 예시

평가 요소	평가 항목	평가척도				
		매우 우수 (5)	우수 (4)	보통 (3)	미달 (2)	매우 미달 (1)
역량	1. 자신의 업무능력을 개발하기 위해 노력한다.					
	2. 리더십을 충분히 발휘한다.					
성과	1. 자신의 업무를 완벽하게 수행한다.					
	2. 자신의 업무를 적정 시간 내 완료한다.					
태도	1. 회사의 규정을 잘 준수한다.					
	2. 구성원들과 적극적으로 협력한다.					

3) 체크리스트법(checklist method)

체크리스트법은 피고과자에 대한 능력과 성과 및 태도 등을 평가하는 데 기준이 되는 적합한 질문지를 미리 만들어서 고과자가 질문지에서 피고과자별로 해당되는 곳에 체크하여 평가하는 방법이다. 체크리스트법은 프로브스트(probst) 방법과 오드웨이(ordway) 방법이 있는데, 프로브스트 방법은 질문지에 체크만 하는 방법이고, 오드웨이 방법은 질문지에 체크와 더불어 그 이유를 기록하는 방법이다(표 6-2 참고).

체크리스트법은 피고과자의 능력과 실제 업무수행의 행동기준이 되는 체크리스트를 질문지로 만들어서 평가하는 방식이므로 고과자가 평가하기 쉬운 방법이다. 그리고 인사고과의 결과가 피고과자가 담당하는 실제 업무의 반영성이 높아서 타당성 및 신뢰성을 향상할 수 있다. 그러나 조직의 모든 직무에 대해 평가를 위한 체크리스트를 모두 만들어야 하므로 적합한 체크리스트를 만드는 것이 어려울 뿐만 아니라 체크리스트를 만드는 데 드는 노력과 시간 및 비용이 크게 소요되는 단점이 있다.

표 6-2 체크리스트법의 체크리스트 문항의 예시

평가요소	체크리스트 문항 (※ 체크리스트의 질문 문항 중에서 피고과자의 성과 및 역량에 해당되는 곳에 체크(V)하세요.)	체크 (V)
업무계획의 수립 및 평가	1. 자신의 업무에 대해 업무 일정표를 만들어 계획을 수립한다.	
	2. 자신의 업무계획을 수립할 때 예산과 자원 및 소요 시간을 계획한다.	
	3. 업무계획에 돌발적 상황을 고려하여 대응체계를 제시한다.	
	4. 업무계획에 따른 실행결과를 평가한다.	
	5. 업무실행 결과에서 문제점으로 나타난 부분에 대해 원인분석과 개선방안을 도출한다.	

4) 강제분포법(forced-distribution method)

강제분포법은 강제할당법이라고도 하며, 이 방법은 피고과자에 대한 인사고과를 실시하기 위해 미리 몇 개의 고과등급 그룹을 구분해 놓고, 각 고과등급별로 일정한 분포에 대한 비율을 정하여 피고과자의 고과점수의 순위에 따라 해당 고과등급에 강제로 할당하는 방법이다. 강제분포법의 한 예를 들면, 대학에서 학생들의 성적평가를 A(15%), B(40%), C(30%), D(15%)로 등급을 정하고 각 등급별로 일정한 비율로 학생의 성적순위에 따라서 차례로 강제 할당하는 상대평가방식과 거의 유사한 방식이다.

강제분포법은 도식척도법에서 자주 나타나는 중심화 경향, 관대화 경향, 가혹화 경향 등의 오류를 방지할 수 있는 장점이 있다. 그러나 강제분포법은 거의 모든 피고과자들이 최선의 노력과 정성을 다해서 높은 성과를 달성했더라도 상대적 평가에 의해서 낮은 등급을 받아야 하는 구조로 설계되기 때문에 자신이 이룩한 성과에 비해 낮은 등급을 받은 피고과자의 경우에는 사기 저하가 발생하여 동기부여가 낮아질 수가 있다.

5) 중요사건기록법(critical incident method)

중요사건기록법은 고과기간 동안 피고과자가 자신의 직무를 수행하면서 조직의 목표 달성에 크게 기여했던 사실이나 조직에 심각한 손실을 끼쳤던 중요한 사건을 평소에 기록하여 두고서 인사고과 시에 이를 반영하여 평가하는 방법이다.

중요사건기록법은 인사고과 시 시간이 많이 경과된 사건의 경우도 고과 시 필요한 자료가 기록으로 유지되어 있어서 최근 결과에 대한 편중성의 시간적 오류를 방지할 수가 있으며, 객관적인 자료에 근거하여 평가할 수가 있어서 평가의 신뢰성을 높일 수 있다. 그러나 고과기간 동안 계속적으로 많은 피고과자들에 대해서 기록하는데 시간과 노력이 많이 들고, 고과자마다 기록해야 하는 사건인지 아닌지를 판단하는 데 그 기준이 제 각각 차이가 날 수 있다.

6) 행동기준고과법(Behaviorally Anchored Rating Scale : BARS)

행동기준고과법은 인사고과의 신뢰성과 정확성을 향상하기 위해서 도식척도법과 중요사건법의 주요 장점을 기반으로 체계적인 계량화 방식으로 개발되었다. 행동기준고과법의 고과절차와 고과방법은 아래와 같다(표 6-3 참고).

표 6-3 행동기준고과법의 고과절차와 고과방법

단계	고과절차	고과방법
1단계	해당 직무의 핵심 과업 결정	• 직무기술서를 활용하여 해당 직무에 대한 핵심 과업을 결정한다.
2단계	행동기준고과표 제작	• 피고과자의 실제 과업에 대한 수행수준을 평가하기 위해 해당 직무의 핵심 과업에 대한 수행수준별로 5~9 단계의 척도로 구성된 행동기준고과표를 만든다. • 각 척도의 단계에 따라 이에 해당하는 과업행동을 명확하고 상세하게 정의한다. • 인사고과 시 피고과자의 과업 수행수준을 정확하고 쉽게 평가할 수 있도록 한다.
3단계	인사고과 실시	• 개발된 행동기준고과표를 이용하여 피고과자의 직무에 대한 과업들의 수행수준을 확인하여 해당 단계의 척도를 선택하여 인사고과를 실시한다.
4단계	인사고과 점수 도출	• 행동기준고과표의 단계별 척도를 이용해 평가된 각 과업들의 평가점수를 합산하여 인사고과 점수를 도출한다.

행동기준고과법은 중심화 경향 및 고과자의 고과표준에 대한 이해 차이에서 오는 오류를 줄일 수 있어서 인사고과의 결과에 대한 신뢰성과 정확성을 높일 수 있다. 그러나 행동기준고과법은 인사고과를 실시하기 위한 고과자료를 개발하는데 많은 시간과 노력이 필요하게 된다.

7) 목표관리제(MBO: Management by Objectives)

목표관리제는 조직구성원이 담당하는 과업들에 대해 달성해야 하는 성과목표와 성과목표의 달성과 연계된 고과기준을 명확히 설정하여 조직구성원의 과업수행이 조직의 목표 달성에 직접적으로 연결되게 함으로써 결국 조직의 성과를 극대화할 수 있도록 설계된 인사고과 방법이다.

목표관리제는 1954년에 미국의 경영학자 피터 드러커(P. Drucker)가 조직의 성과를 향상하기 위한 경영관리제도로 개발하였으며, 인사고과에도 활용되고 있다. 목표관리제는 다음과 같은 절차와 방법으로 인사고과를 실시한다(표 6-4 참고).

표 6-4 목표관리제의 고과절차와 고과방법

단계	고과절차	고과방법
1단계	공동으로 목표설정	• 고과기간 동안에 달성해야 할 목표설정은 상사가 일방적으로 결정하는 것이 아니고, 고과를 담당하는 상사와 피고과자인 부하직원이 함께 협의를 통해 공동으로 목표를 설정한다.
2단계	목표달성을 위한 과업수행	• 피고과자는 상사와 협의하여 설정한 달성 목표와 일방향으로 조정된 방식으로 자신의 과업을 수행한다.
3단계	중간 피드백	• 고과기간 중간에 일정한 시기를 정하여 고과자와 피고과자가 목표달성 수준을 점검하고 이와 더불어 목표달성을 위해 필요한 노력과 방법 등을 함께 협의한다.
4단계	최종평가 및 피드백	• 공동으로 설정한 목표와 실제로 피고과자가 달성한 성과를 비교하여 목표달성 수준을 평가한다. • 즉, 목표 초과 달성, 목표달성, 목표 미달성으로 평가가 이루어지며, 이와 더불어 피고과자가 이룩한 성과와 달성목표와의 차이에 대해 분석을 하여 이에 대해 피드백을 제공하고 이를 차년도 목표설정에 반영하는 방식으로 지속적인 목표관리를 위한 기본 자료로 활용한다.

목표관리제는 달성 목표를 설정할 때 피고과자와 고과자인 상사가 공동으로 참여하기 때문에 인사고과에서 고과자의 주관적인 편견의 개입을 줄일 수 있고, 인사고과 결과에 대한 피고과자의 수용성과 신뢰성은 모두 높은 편이다. 그리고 고과기간 중간 및 고과 종료 후에 피고과자에 대해 피드백을 통해서 피고과자의 목표 달성에 동기부여를 제공하여 성과향상에 기여하고 피고과자의 역량의 개발 및 향상에도 도움을 주게 된다. 또한, 목표관리제는 조직의 목표와 피고과자가 달성해야 하는 목표를 한 방향으로 일치시킬 수가 있고, 설정된 목표 달성이라는 성과 달성에 초점이 맞추어져 있기 때문에 임금이나 인센티브를 결정할 때 유용하게 활용할 수가 있다. 그러나 목표관리제는 성과목표를 공동으로 설정하고 지속적인 피드백을 해나가는 데 시간과 노력이 많이 들게 된다. 그리고 측정이 가능하고 확인이 가능한 성과목표를 설정하는 데 어려운 경우가 많이 발생할 수가 있는 문제점이 있다.

8) 평가센터법(Assessment Center)

평가센터법은 조직 내에 인사고과 업무를 전문적으로 담당하는 평가센터(Assessment Center)를 조직 기구로 설치하여 인사평가에 대한 전문적인 교육을 통해 인사평가자로 역량을 갖춘 여러 명의 평가자들이 다양한 인사고과 방법으로 피고과자들의 성과와 역량을 보다 전문적으로 평가하는 방법이다. 평가센터법은 평가방법 및 평가결과에 대한 타당성과 신뢰성을 향상시키고 더 나아가 조직의 우수 인재 확보를 위한 인재선발과 인재육성에 비중을 둔 인사고과 방법이다.

평가센터법은 전문적으로 훈련된 여러 명의 평가자가 피고과자를 평가하기 때문에 평가의 타당성과 신뢰성이 높다고 할 수 있으며, 피고과자의 성과보다는 잠재적인 역량평가의 비중이 높기 때문에 조직의 인재확보와 인재육성에 효과적인 인사고과 방법이다. 그러나 평가센터라는 새로운 조직을 설치하고 또한 새로운 인력을 배치해야 하기 때문에 조직의 입장에서는 많은 비용을 투입해야 하는 부담이 있다. 그리고 평가센터법은 피고과자의 성과평가보다는 잠재적인 역량평가에 더 큰 비중을 두고 있기 때문에 성과평가에 대한 유용한 자료의 확보가 비교적 어려워 이를 활용한 인사관리에 비효율적이다.

3. 인사고과 평가의 오류

인사고과는 조직의 구성원들을 대상으로 그들의 성과와 역량을 평가하는 제도이다. 인사고과를 실시하기 위해서는 인사고과제도와 실시원칙 그리고 고과방법 등을 개발하고 적합한 고과자를 선정하여 평가한다. 이와 같이 인사고과에 필요한 고과원칙과 고과요소 그리고 고과방법 등을 고려하여 인사고과를 철저하게 준비하여 실시한다고 하더라도 인사고과는 결국 사람이 만든 제도와 원칙을 기준으로 사람이 평가하는 방식이기 때문에 정확하고 신뢰성이 높은 인사고과의 평가결과를 도출하는 것은 쉬운 일이 아니다. 그리고 정확성 및 신뢰성이 떨어지는 인사고과는 피고과자들로부터 불만이나 불평을 받게 되고 결국은 인사고과에 대한 믿음이 사라져서 외면받게 되므로 인사고과의 핵심 목적인 조직 목표의 달성이라는 기여 측면에서도 부정적인 문제가 생길 수 있는 것이다.

이와 같이 인사고과는 완벽한 인사고과를 실시할 방법이 존재하기는 쉽지 않기 때문에 인사고과를 실시할 때 오류가 발생할 가능성은 항상 존재한다. 따라서 이와 같은 문제점을 고려하여 인사고과에서 발생하는 중요한 오류들을 살펴보고 이러한 오류를 최소화로 할 수 있는 방법들을 살펴보기로 한다.

1) 후광효과(halo effect)

후광효과는 인사고과자가 피고과자의 호의적이거나 비호의적인 인상, 또는 인사고과의 어느 한 요소에 대한 고과결과에서 피고과자의 우수하거나 미흡한 결과가 피고과자의 인사고과의 전체 영역에 영향을 미치는 고과자의 오류를 말한다. 후광효과는 현혹효과라고도 하며, 고과자가 피고과자의 어느 한 가지 우수한 측면에 현혹되어 인사고과 전체를 모두 우수하게 평가하는 경우 또는 반대로 고과자가 피고과자의 어느 한 가지 미흡한 측면에 현혹되어 인사고과 전체를 모두 미흡하게 평가하는 경우가 이에 해당된다.

구체적인 예를 들면, 매일 퇴근 이후 저녁 늦은 시간까지 직장에 남아서 업무를 수행하는 피고과자의 이러한 한 가지 측면만을 보고 조직에 대한 충성도와 협력성 및 창의성 등의 고과요소 모두가 우수하다고 평가하는 것은 후광효과의 오류를 범하게 되는 것이다. 즉, 실제로 고과요소별로 피고과자들을 평가해보면 우수한 부분과 그렇지 않은 부분이 나타날 수 있는 것이다. 따라서 이러한 후광효과의 오류를 범하지 않거나 줄이기 위해서는 고과요소별로 피고과자를 객관적이고 공정하게 평가하는 것이 중요한 일이다.

2) 대비오류(contrast errors)

대비오류란 고과자가 피고과자를 평가할 때 고과자 자신의 역량이나 수준에 기준을 두고서 피고과자를 고과자 자신과 견주어 평가하는 오류를 말한다. 그리고 고과자가 피고과자를 평가할 때 고과점수가 낮은 피고과자를 평가한 후에 이어서 중간 수준에 해당하는 피고과자를 평가할 때 실제보다 더 높게 평가하는 경우 또는 그 반대로 실제보다 낮게 평가하는 경우도 대비오류에 해당한다.

3) 시간적 오류(recency errors)

시간적 오류는 사람의 기억 능력의 한계에서 발생하는 오류이다. 일반적으로 사람은 과거의 일보다는 최근에 발생한 일을 더 선명하게 기억하고, 또한 조직에 기여한 수준이나 중요성 측면에서 최근의 사건이 과거의 동일한 수준의 사건보다 조직에 더 기여하고 더 중요한 사건처럼 느껴지는 것이다.

따라서 인사고과에서 시간적 오류는 고과자가 피고과자를 평가할 때 기억이 잘 나지 않거나 기억이 멀어진 과거의 성과나 역량보다는 기억이 더 생생한 최근의 성과나 능력을 위주로 피고과자를 평가는 경향에서 발생하는 오류를 말한다. 그리고 시간적 오류는 최근 결과에 대한 편중성의 오류라고도 하며, 이와 같은 시간적 오류는 인사고과의 신뢰성을 떨어뜨려 피고과자들이 인사고과의 결과를 인정하지 않으려는 신뢰성에 대한 문제가 발생할 소지가 있다. 이러한 시간적 오류를 방지하기 위해서는 중요사건기록법 등을 활용하여 전체 고과기간 동안에 발생하는 피고과자들의 중요한 사건을 기록하였다가 인사고과 시에 활용하는 것이 하나의 방안이 될 수가 있다.

4) 유사성 오류(similar errors)

유사성 오류란 지향하는 가치관, 기본적인 태도, 행동양식 등에 있어서 고과자와 피고과자 간에 유사한 수준이 어느 정도 되느냐에 따라서 인사고과의 결과에 영향을 미치는 오류를 말한다. 이와 같은 유사성 오류를 피하기 위해서는 고과자 자신의 지향하는 가치관이나 기본적인 태도 및 행동양식 등의 주관적인 생각이나 기준을 인사고과 시 평가에 반영하지 않도록 유의하고, 인사고과의 원칙과 기준 그리고 고과요소 등을 명확히 이해하고 이를 준수하여 평가해야 한다.

5) 상동적 태도(stereotyping)

상동적 태도란 고과자가 인사고과를 할 때 피고과자가 속한 집단의 특성을 기준으로 피고과자를 단편적으로 판단해서 피고과자를 잘못 평가하는 오류를 말한다. 즉 피고과자의 출신 국가, 출신 지역, 출신 학교, 직종, 인종, 성별, 종교, 소속 사회단체 등에 대해서 고과자가 평소 가지고 있는 인식이나 고정관념이 인사고과의 결과에 영향을 미치는 오류이다.

예를 들어, 고과자가 인사고과를 할 때 피고과자의 출신 국가에 따라서 업무태도에 차이가 있다고 단정하여 평가하거나 또는 출신 학교에 따라서 업무능력에 대한 차이가 있다고 고과자 자신의 고정관념을 기준으로 평가할 때 상동적 태도에 의한 오류가 발생한다. 상동적 태도에 의한 오류가 발생하지 않도록 유의하기 위해서는 고과자 자신의 인식이나 고정관념 등을 기준으로 인사고과를 하지 않도록 교육 등을 통해 충분히 인식시키고, 반드시 인사고과의 원칙과 기준 및 고과요소 등을 고과자가 명확히 이해하고 이를 준수하여 인사고과를 실시하도록 해야 한다.

6) 관대화 경향(leniency tendency)

관대화 경향이란 고과자가 의도적으로 피고과자의 성과나 역량을 실제보다 더 높게 평가하는 오류를 말한다. 일반적으로 인사고과에서는 피고과자들의 고과점수가 정규분포 곡선의 형태로 분포해야 인사고과의 변별력이 나타날 수 있다. 그러나 관대화 경향으로 인사고과가 이루어지게 되면 인사고과의 점수 분포는 정규분포 곡선의 평균 위치에서 점수가 높은 오른쪽 편으로 치우쳐 분포하게 된다.

이와 같이 관대화 경향이 발생하게 되는 주요 원인은 고과자들이 부하직원을 낮게 평가할 때 부하직원으로부터 원망을 들을 수가 있고, 또한 부하직원의 고과점수가 나쁠 경우 결국 상사인 자신의 책임으로 되돌아올 수 있다는 부담감이 작용하기 때문이다. 따라서 관대화 경향을 방지하기 위해서는 고과점수의 분포를 정규분포 곡선을 기준으로 강제분포가 되도록 평가해야 한다.

7) 가혹화 경향(harsh tendency)

가혹화 경향이란 관대화 경향과는 반대로 고과자가 의도적으로 피고과자의 성과나 역량을 실제보다 더 낮게 평가하는 오류를 말한다. 가혹화 경향으로 인사고과를 하게 되면 인사고과의 점수 분포는 정규분포 곡선의 평균 위치에서 점수가 낮은 왼쪽 편으로 치우쳐 분포하게 된다. 따라서 가혹화 경향을 방지하기 위해서는 관대화 경향과 마찬가지로 고과점수의 분포를 정규분포 곡선을 기준으로 강제분포가 되도록 평가해야 한다.

8) 중심화 경향(central tendency)

중심화 경향이란 피고과자들의 고과점수가 고과 척도의 중앙 지점이나 평균값에 지나치게 집중하여 분포하는 경향을 말한다. 중심화 경향이 발생하는 이유는 고과자가 인사고과의 기준이나 방법을 명확히 이해하지 못한 경우나 고과자가 피고과자를 정확히 파악하지 못한 경우에 발생할 가능성이 크다. 이러한 중심화 경향은 도식척도법에서 발생하기가 쉬우므로 서열법이나 강제분포법을 사용하여 중심화 경향의 오류를 방지할 수가 있다.

9) 고과표준에 대한 고과자 간 이해의 차이

인사고과에서 사용하는 용어나 고과표준에 대한 고과자들의 이해의 차이 및 인사고과의 판단기준이 되는 평가척도에 대한 이해에서 고과자의 개인적인 차이 때문에 인사고과를 할 때 오류가 생기게 된다. 예를 들어 고과자가 피고과자를 평가할 때 사용하는 평가척도가 충족, 보통, 미흡이 있다고 가정할 때, 고과자는 어느 정도까지가 충족이고, 어느 정도까지가 보통이고, 또한 어느 정도까지가 미흡인지를 고과자 본인이 스스로 판단해서 고과점수를 결정하게 된다. 따라서 평가척도에 대한 고과자들 간의 인식과 이해의 차이에 따라 동일한 피고과자의 고과점수도 고과자가 누구냐에 따라서 차이가 생길 수가 있는 것이다. 이와 같이 고과표준 및 평가척도에 대한 고과자들 간의 인식과 이해의 차이로 발생하는 오류는 도식척도법에서 많이 나타난다.

따라서 이와 같은 고과표준에 대한 고과자 간의 이해의 차이에서 발생하는 오류를 방지하기 위해서는 고과자에게 인사고과제도 전반에 관한 철저한 교육훈련이 효과적인 방법이 될 수 있다. 따라서 고과자에 대한 교육훈련을 통해서 고과표준에 대한 명확한 이해를 통해 고과자들 간의 인식과 이해의 차이를 줄일 수 있도록 해야 한다. 그리고 평가척도에 대한 기준을 정확하고 구체적으로 제시하여 고과자의 주관적인 판단으로 평가가 되지 않도록 하고, 객관적이고 타당한 평가를 할 수 있게 하는 것이 효과적인 방안이 될 수 있다.

학습정리

1. 인사고과의 방법을 설명하시오.
2. 인사고과의 평가 오류를 설명하시오.

제3절 인사고과제도의 발전 방향

1. 조직의 경영목표 및 전략과의 연계성 강화

인사고과는 조직의 경영목표 및 전략과 직접적으로 연계되어 조직의 목표 달성에 기여할 수 있게 설계되고 실시되어야 한다. 인사고과가 조직의 경영목표 및 전략과 잘 연계될 수 있도록 하기 위해서는 인사고과제도를 계획할 때 인사고과의 기준이나 고과요소에 조직의 경영목표 및 전략이 직접적으로 반영될 수 있도록 설계하여 인사고과에서도 이와 같은 관점이 유지되어 평가되고, 인사고과 이후에 인사고과 결과에 따른 보상에서도 조직의 경영목표 및 전략의 연계가 연속적 차원에서 진행이 되도록 해야 한다.

2. 인사고과의 타당성 제고

인사고과를 직무나 직급을 고려하지 않고 동일한 고과기준과 고과요소로 일괄적인 방식으로 실시해서는 인사고과의 목적을 달성하기는 어려울 것이다. 따라서 인사고과의 목적을 성공적으로 이루기 위해서는 인사고과의 고과기준과 고과요소를 직무별 또는 직급별로 세분화하여 각각 인사고과의 목적에 적합하게 구분하여 실시해야 보다 정확하고 타당한 인사고과의 결과를 얻을 수 있다.

3. 명확하고 구체적인 고과기준 및 고과요소의 수립

인사고과의 핵심이 되는 고과기준과 고과요소를 명확하게 구체적으로 갖추어 놓아야 인사고과에서 고과자가 피고과자의 성과 및 역량을 측정할 때 고과자들이 주관적으로 부정확하게 평가하지 않고 보다 정확한 고과결과를 얻을 수 있다. 그렇지 않을 경우는 인사고과 시 발생하는 후광효과, 중심화 경향, 관대화 경향, 고과자 간의 평가표준의 이해 차이 등의 오류가 발생할 수가 있다.

4. 고과자의 주관적 오류 최소화

인사고과제도가 조직구성원들로부터 신뢰와 인정을 받기 위해서는 인사고과의 평가가 공정하고 객관적이고 정확해야 한다. 특히 고과자의 주관적인 생각이나 판단이 개입되어 인사고과의 결과가 신뢰성을 잃게 되면 조직의 구성원은 인사고과를 신뢰하지 않고 왜면하게 될 것이다. 따라서 인사고과를 실시하는 주요 목적은 조직의 구성원들이 인사고과 결과를 통해 자신이 이룩한 성과와 역량에 대해 성찰하는 계기가 되고, 결국에는 조직구성원들로 하여금 조직의 목표 달성과 발전을 위해서 동기부여가 촉진되어 자신의 직무수행에 열정을 다해 노력하기를 기대하는 것이다. 따라서 인사고과의 고과자는 고과기준과 고과요소 그리고 평가방법 등을 명확히 이해하고 이를 준수하여 오류를 범하지 않고 객관적이고 정확하게 평가해야 인사고과의 목적이 달성될 수 있는 것이다.

5. 고과목적에 따른 고과방법의 적용

인사고과의 목적에 따라 고과방법을 적용하여 실시하게 되면 인사고과의 효과성과 인사고과 결과의 적용에 있어서 타당성을 더 높일 수가 있다. 인사고과를 임금이나 승진을 결정할 목적으로 실시하는 경우는 상대고과가 더 적합하다. 그러나 인재의 육성과 개발을 위한 교육훈련을 목적으로 한다면 절대고과가 더 적합하다고 할 수 있다.

6. 고과자의 교육훈련 실시

인사고과에서 고과자의 교육훈련은 매우 중요하다. 고과자에게 인사고과 전반에 대한 철저한 교육을 실시하여 고과자들이 고과기준과 고과요소 그리고 고과방법을 충분히 이해하고 숙지하도록 하여 인사고과에서 발생할 수 있는 오류들이 최소화되도록 해야 더 정확한 인사고과 결과를 기대할 수 있고, 인사고과 결과의 신뢰성도 높아지게 된다.

7. 구성원의 역량 및 동기부여 강화 전략

조직의 성과는 조직구성원의 역량에 따라서 큰 차이가 발생할 수 있다. 즉 동일한 직무를 수행하는 구성원 중에서 역량이 높은 사람은 더 큰 성과를 달성할 가능성이 큰 반면에 그렇지 않은 사람은 아무리 노력한다 해도 큰 성과를 내는 데는 일정한 한계가 있을 수 있다. 따라서 조직은 인사고과의 고과기준과 고과요소를 설계할 때 조직의 구성원들이 자신의 직무를 수행하면서 조직이 기대하는 성과가 무엇인지를 명확히 이해하고 조직이 기대하는 방향과 자신이 수행하는 과업의 방향을 일 방향으로 맞추어서 추진할 수 있도록 하고 이와 더불어 조직이 기대하는 성과를 내기 위해서는 조직의 구성원 각자 어떤 역량을 어느 수준까지 갖추어야 하는지를 분명하게 이해하고 인식할 수 있도록 해주어야 조직이 기대하는 성과가 향상될 수 있는 것이다.

조직의 성과는 구성원의 역량뿐만 아니라 구성원의 과업에 대한 동기부여 여부에 따라서도 크게 차이가 날 수 있다. 아무리 역량이 뛰어난 구성원이라 하더라도 일할 동기가 부여되지 않거나 열정이 없다면 그가 이룩한 성과는 크지 않을 것이다. 따라서 인사고과는 조직구성원들이 조직의 목표 달성과 성과의 향상에 기여할 수 있도록 인사고과의 설계와 고과의 실시 그리고 고과 후 고과결과의 반영을 체계적으로 실시하여 조직구성원들이 성과의 향상을 위해 동기가 부여되고 열정을 다할 수 있도록 하는 전략을 펼쳐야 한다.

8. 구성원의 개인적 목표 성취와 조직에 기여 동기의 강화

조직구성원은 자신이 직무수행 과정에서 달성한 성과를 통해서 자신의 업무에 대한 개인적인 성취감과 만족감을 느끼고 더 나아가 조직 목표의 달성에 기여하려는 성취동기로 이어진다. 그리고 인사고과 결과로서 받게 되는 임금의 상승과 승진 그리고 희망하는 부서로의 전환배치 등의 보상도 구성원 자신의 개인적 욕구의 성취와 조직의 목표 달성에 기여하려는 동기요인의 형성 및 강화에 큰 영향을 미친다.

학습정리

1. 인사고과제도의 발전 방향을 설명하시오.

[참고문헌]

김영훈(2013), 「병원인적자원관리」 제4판, 수문사

이학종(1995), 「인적자원관리」 제3판, 세경사

이학종 · 양혁승(2009), 「전략적 인적자원관리」, 박영사

최종태(1995), 「현대인사관리론」, 박영사

R.WAYNE MONDY · ROBERT M. NOE(1996), 「HUMAN RESOURCE MANAEEMENT」 SIX EDITION, Prentice-Hall, Inv. A Simon & Schuster Company Noe et. al., 2000, p.117

제7장

인적자원의 보상관리

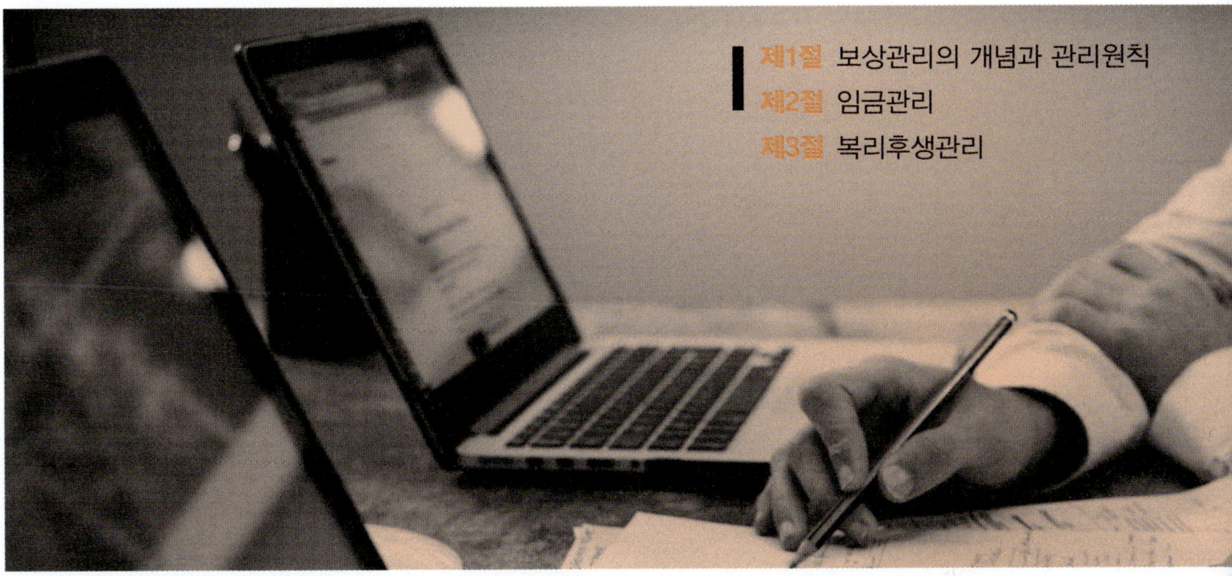

학습목표

1. 보상관리의 개념과 관리 원칙을 설명할 수 있다.
2. 임금수준관리, 임금체계관리, 임금형태관리의 개념과 그 장점 및 단점을 설명할 수 있다.
3. 성과급 임금체계의 주요 내용을 설명할 수 있다.
4. 복리후생제도와 선택적 복리후생제도의 특징을 설명할 수 있다.

07 인적자원의 보상관리

제1절 보상관리의 개념과 관리원칙

1. 보상관리의 개념

1) 보상관리의 개념

보상은 조직구성원들의 가장 큰 관심의 영역으로서 구성원의 동기부여와 우수 인재의 확보에 매우 중요한 부문 중의 하나이다. 그리고 보상은 조직이 지출하는 전체 비용에서 매우 큰 비중을 차지하므로 합리적 보상관리를 통해 조직의 효율적 운영과 성과 창출의 효과를 거둘 수 있도록 관리해야 한다.

(1) 보상의 의미

조직은 구성원이 제공한 노동의 대가로 금전적 및 비금전적 보상을 제공하게 된다. 조직이 구성원에게 제공하는 보상의 전체 내용을 살펴보면, 경제적 측면의 임금과 복리후생 그리고 비경제적 측면의 승진, 배치전환, 경력관리, 교육훈련 등을 모두 포괄하여 보상이라고 할 수 있다. 이와 같은 모든 보상을 포괄하여 '총보상'이라 한다. 총보상은 외재적 보상과 내재적 보상으로 구분할 수 있다. 외재적 보상에는 임금과 복리후생이 있고, 내재적 보상은 구성원의 욕구 충족, 조직 내 성장 기회의 제공, 업무환경의 개선 등을 포함한다(그림 7-1 참조).

보상은 구성원의 근로에 대한 대가로서뿐만 아니라 조직은 보상을 통해 구성원을 동기부여하고 궁극적으로 조직의 목적 달성에 기여할 수 있도록 관리할 필요성이 증대하고 있다. 그리고 보상은 전통적으로 금전적인 보상이 중요하게 고려되었으나, 최근에는 구성원의 동기부여에 핵심적 역할을 하는 내재적인 보상관리에 대한 관심이 커지고 있다.

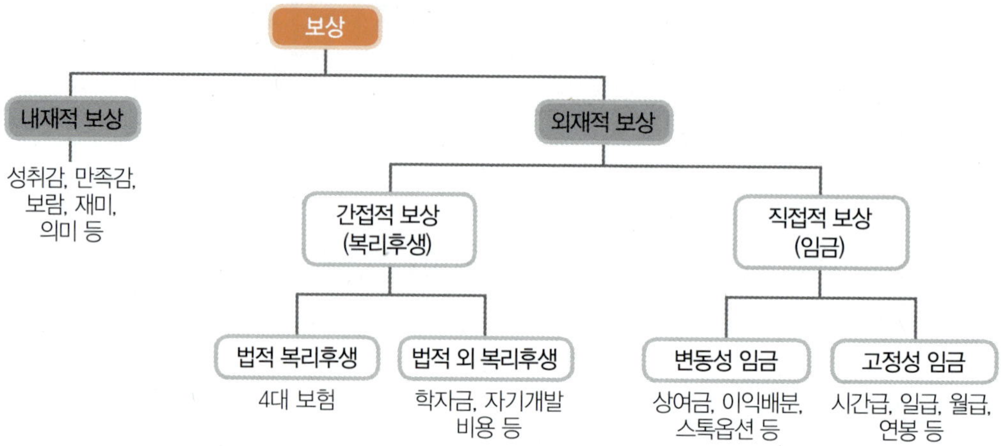

그림 7-1 포괄적 보상(총보상)의 개념

출처 : 김면식, 인적자원관리, 학현사, 2020, p. 269

2) 보상관리와 인사관리 타 기능과의 연관성

보상관리를 합리적으로 운영하기 위해서는 우선 조직구성원에 대한 공정한 평가가 이루어져야 한다. 조직은 구성원의 평가를 통해 각 구성원에게 제공하는 보상의 종류와 수준을 결정할 수 있다. 이러한 보상관리는 구성원의 개발 및 유지관리 기능과도 밀접하게 연관되어 있다. 즉, 승진관리, 교육훈련, 배치전환관리 등은 구성원의 보상에 대한 대가를 구성하는 총보상의 하위 영역이기 때문이다. 또한, 보상관리는 직무관리와도 연관성이 매우 높다. 왜냐하면 직무관리는 조직의 효과적인 업무수행을 위해 필요한 직무분석, 직무평가, 직무설계를 하는 과정이므로, 직원의 채용과 교육훈련, 경력관리, 인사고과 그리고 보상 등의 제반 인사관리 기능을 수행하는 데 영향을 미친다.

2. 보상관리의 원칙

보상관리는 사용자인 의료기관과 구성원 양측이 모두 만족하는 방향으로 운영되어야 그 효과를 달성할 수 있다. 오늘날 중점적으로 고려되는 보상관리의 원칙은 다음과 같다.

1) 공정성

조직구성원의 노력(투입)과 보상(결과) 간에는 합리적인 상관관계가 존재해야 한다. 즉, 구성원은 자신이 노력한 정도에 상응하는 보상이 제공될 때 동기부여가 일어나기 때문이다.

2) 효과성

보상관리의 효과성이란 보상이 조직의 목표 달성과 성과 창출에 공헌하는 정도를 의미한다. 의료기관의 경영자는 구성원에 대한 보상이 단순히 근로의 대가를 제공하는 것에 머물러서는 안 된다. 보상을 통해 조직의 성과를 향상시키는 효과를 거두어야 한다. 성과의 향상을 위해서는 구성원의 동기부여, 협력적 조직문화 형성, 상사와 부하직원 간 및 구성원들 간의 신뢰 향상, 합리적 업무 관행의 정착 등이 진행되어야 하며 보상은 이를 달성하기 위한 수단으로 사용되어야 한다.

3) 평등성

보상관리의 평등성은 보상지급의 결과가 조직 내 구성원 간에 유사한 정도를 나타낸다. 불공정한 보상 기준 및 원칙이 적용되면 성과평가의 공정성이 의심받게 되고, 구성원 개인의 능력이나 성과보다는 보이지 않는 손의 힘이 작용하는 것으로 생각하여 구성원들은 서로를 신뢰하지 못하고 조직의 목표 달성을 위한 노력에 최선을 다하지 않게 된다. 그러므로 조직구성원 간의 일체감 형성과 공동체 의식의 고취를 위해 평등 보상의 원칙이 적용되어야 한다.

4) 안정성

보상의 안정성을 유지하기 위해서는 보상의 유연성과 고정성을 고려해야 한다. 경영자는 경제 여건과 진료수입 등의 경영환경을 유기적으로 연계하여 보상의 결정을 유연하고 탄력적으로 관리해야 한다. 그러나 구성원에게 보상은 생계의 원천이므로 보상금액이 고정되는 것이 생활의 유지와 안정을 위해 바람직하다.

5) 필요성

보상은 조직구성원과 그 가족이 필요로 하는 만큼의 보상이 지급되어야 한다. 보상의 수준이 물가수준에 너무 못 미치는 정도로 제공되는 경우 이는 보상의 필요성 원칙을 무시하는 것이라 할 수 있다.

학습정리

1. 보상관리의 개념을 설명하시오.
2. 보상관리의 원칙을 설명하시오.

제2절 임금관리

1. 임금관리의 의의

1) 임금관리의 의미와 중요성

(1) 임금관리의 의미

임금은 보상의 유형 중에서 조직이 근로자의 노동 대가에 대한 직접적 보상으로 제공하는 금전적 보상이다. 우리나라의 근로기준법(제2조 제1항의 5)에서 "임금이란 사용자가 근로의 대가로 근로자에게 임금, 봉급, 그 밖에 어떠한 명칭으로든지 지급하는 모든 금품을 말한다"라고 규정하고 있다. 이처럼 임금은 근로의 대가로 지급하는 것이므로 복리후생 관련 경조비, 업무출장비, 고객사례비, 봉사료 등은 임금에 해당하지 않는다.

의료기관회계기준 규칙(2021.03.05. 시행) "손익계산서" 계정과목의 『지출항목』은 크게 인건비, 재료비, 관리운영비의 세 항목으로 분류된다. 이 중에서 급여와 퇴직급여 등은 인건비로 계산되며, 복리후생비와 여비 및 교통비 등은 관리운영비로 산정한다. 즉, 임금에는 고정적이고 정기적으로 지급되는 기본금, 상여금, 제 수당, 퇴직급여가 포함된다.

(2) 임금관리의 중요성

의료기관에서 임금은 조직의 생산성에 가장 큰 영향을 미치는 요소이다. 그리고 임금은 근로자의 생계의 원천일 뿐만 아니라 생활의 질 향상과 근로의욕을 고취하는 가장 중요한 수단이다. 조직의 입장에서 임금은 우수한 노동력의 확보와 능력개발, 생산성 향상, 고객만족, 노사관계의 안정화 등의 조직의 효과성과 안정성 증진에 중요한 요소로 작용한다.

또한 임금은 의료기관의 인력 채용이나 인력의 장기근속 근무(이직)에 영향을 미친다. 인건비가 상대적으로 낮은 의료기관의 경우는 의료인력의 확보에 큰 애로를 겪는 경우가 많다. 그리고 확보한 의료인력도 임금수준의 차이, 지리적 조건, 교육문화환경의 열악 등의 사유로 타 의료기관이나 지역적 여건이 좋은 대도시 소재 의료기관으로 이직하는 경우가 많이 발생하고 있다.

조직 및 근로자 입장에서 임금관리의 중요성은 다음과 같다(표 7-1).

표 7-1 임금관리의 중요성

근로자 입장	조직의 입장
1. 근로자와 가족의 생계유지 원천 2. 근로자의 생리적, 사회적 욕구 충족 수단 3. 근로자의 역량 향상, 조직공헌도 증진의 동기부여 요인으로 작용 4. 근로자의 불만족과 사기 저하의 중요 원인 5. 근로자의 생활 질을 향상하는 기능	1. 인건비 절감의 측면에서 노사 간의 주요 문제로 부각 2. 생산성 및 효율성에 영향을 미쳐 조직성과 증대의 요인 3. 조직의 인건비는 비용 중 상대적 지출이 높으므로 이윤(적자) 발생의 주된 요소 4. 우수 인재의 확보와 유지의 중요한 수단 5. 인적자원관리에 대한 조직의 가치관과 구성원의 기대수준을 나타냄

출처 : 김면식, 인적자원관리, 학현사, 2020, 272쪽의 내용을 수정하여 인용

2. 임금수준관리

1) 임금수준의 개념과 영향요인

(1) 임금수준의 개념과 임금수준관리

임금수준은 조직이 일정 기간 모든 구성원에게 지급하는 임금액의 크기를 의미하는 것으로 사용자에 의해 지급되는 평균임금의 총액을 결정한다. 또한 조직의 임금총액을 종업원 수로 나눈 1인당 평균임금의 수준을 나타내는 개념으로 사용된다. 임금수준의 임금총액은 특정 의료기관이 구성원에게 지불가능한 최대금액과 구성원의 생계유지에 필요한 최소한의 금액 사이에서 결정된다.

임금수준은 근로자의 생계수단으로서 최소한의 생계비가 확보될 수 있어야 하며, 의료기관의 입장에서는 인건비 비용을 가능한 통제하려는 경향이 있다. 따라서 다양한 요인들을 종합적으로 고려하여 근로자의 욕구와 조직의 입장에 대한 적정성을 유지하여야 한다.

(2) 적정 임금수준에 관한 견해

어느 정도의 임금을 책정하는 것이 적정한 임금수준인지에 관한 견해는 크게 생존비설, 잉여가치설, 계약설 등이 제시되고 있다.

① 생존비설

생존비설은 '임금은 근로자와 그 부양가족의 생존비나 생활비의 크기에 따라 결정된다.'라는 주장이다. 즉 근로자의 생존에 필요한 생계수준의 임금만 지급하면 충분하다는 입장이다. 리카르도에 의하면 최저생존비는 식료품, 필수품, 편의품, 관습적 오락품의 총가격으로 결정된다.

② 잉여가치설

노동가치설이라고도 하며, 순이익의 증분은 모두 노동자의 몫이라는 입장이다.

③ 계약설

임금은 노동 상품의 적정가격이며, 사용자와 근로자 간 자유계약의 산물이다.

④ 임금기금설

임금은 한 나라의 노동인구의 총수와 한 나라의 자본인 임금기금과의 상대적 규모에 의해서 결정된다는 이론이다. 이에 의하면 임금은 임금기금을 노동자수로 나눈 것과 같다고 주장한다.

(3) 임금수준 결정요인

플리포(Flippo), 벨쳐(Belcher), 시큘라, 피고스와 마이어 등(Pigors and Myers)이 주장한 임금수준의 결정요인을 표로 정리하면 다음과 같다(표 7-2).

표 7-2 임금수준의 결정요인

학자	임금수준의 결정요인
플리포(Flippo)	• 숙련된 직원에 대한 수요와 공급 • 노동조합 • 기업의 지불능력 • 생산성 및 경제 • 생계비 • 정부의 규제
벨쳐(Belcher)	• 최저 및 최고 임금에 대한 법률 • 동종 직무에 대한 현행 임금률 • 노동조합의 단체교섭력 • 임금수준에 대한 일반 기준
시큘라 (A.F. Sikula)	• 지불능력 • 생산성 • 생계임금 • 우세임금 • 시장의 수요와 공급요인 • 노조의 단체교섭력 • 직무의 난이도
피고스와 마이어 (Pigors and Myers)	• 동일 시장(동일 산업) 내에서 동종 직무에 대한 임금률 • 기업의 재무상태 • 생계비 • 정부의 규제(최저임금법, 노사분쟁조정법 등)

출처 : Flippo, Personnel Management(5th ed., 1980, 고성진 역)와 안상윤의 병원조직인사관리 수정하여 재구성

앞에서 언급한 임금수준에 영향을 미치는 제반 요인들은 크게 외부적 요인과 내적 요인으로 구분할 수 있다. 이 중에서 외부적 요인은 의료기관이 자체적으로 통제하기 어려운 사

회 일반의 임금수준, 생계비, 물가, 정부의 정책 등의 변수가 해당한다. 그리고 내적 요인으로는 병원의 규모, 경영전략, 노동조합, 지불능력 등의 변수가 포함된다.

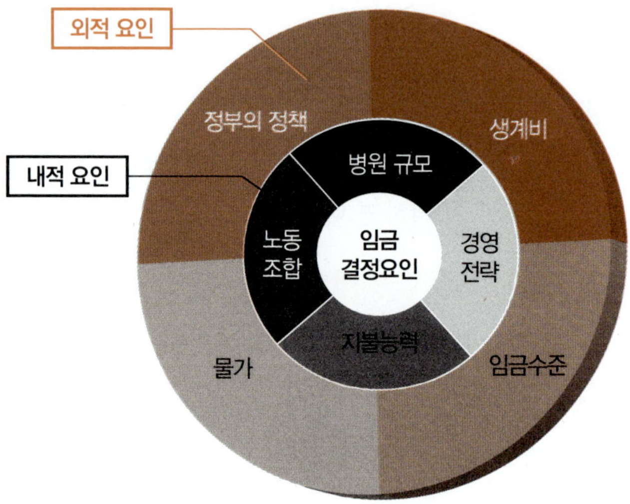

그림 7-2 임금수준에 영향을 미치는 내적, 외적 요인

일반적으로 임금수준을 결정하는 대표적인 요인으로는 조직의 지불능력, 생계비 수준, 사회적 균형(합의)의 세 가지로 요약할 수 있다.

임금수준 결정에 영향을 미치는 주요 요인에 대한 구체적 내용은 다음과 같다.

① 의료기관의 지불능력

의료기관의 지불능력이란 의료기관이 안정적으로 성장할 수 있는 전제에서 지불할 수 있는 재정적 능력을 의미한다.

의료기관이 지불능력을 초과하여 임금을 지급하게 되면 의료기관은 경영상의 큰 어려움을 겪게 되며, 일시적으로 근로자들이 만족할 만한 임금이 지급되더라도 장기적으로는 경영악화를 초래하여 의료기관의 존립 자체가 위협받을 수 있게 된다. 의료기관의 지불능력을 판단하는 대표적인 지표는 생산성과 수익성 등이 있다.

② 생계비 수준

생계비는 근로자와 그 가족이 일상생활을 영위하고 건강을 보존하며 어느 정도의 문화생활이 가능한 정도의 생활유지 비용을 말한다. 따라서 생계비는 근로자 본인은 물론 가족구성원 모두가 생계를 유지하는 데 들어가는 비용을 포함하기 때문에 임금산정의 최저기준은 물론 인간다운 삶을 보장할 수 있는 수준이 되어야 한다.

③ 사회적 균형

임금수준은 성별, 학력, 연령, 근속연수 등과 같은 요소들을 종합적으로 고려했을 때 다른 의료기관의 임금수준과 사회적으로 균형을 이루어야 한다. 임금수준은 근로자들의 생계비수준(최소기준)과 조직의 지불능력(최대기준)의 범위 내에서 동일 업종, 동일 지역, 동일 규모의 조직 간에 균형이 이루어지도록 결정되어야 한다.

임금수준이 동일 업종, 동일 지역, 동일 규모의 다른 기관과 비교하여 낮을 경우는 조직의 근로자는 근로의욕이 감퇴할 수밖에 없으며, 반대로 다른 기관보다 높을 때 조직의 생산성이 그에 부합하지 않는 경우 인건비 부담으로 인해 경쟁력이 취약해지게 된다. 그러므로 의료기관은 동일 지역내 동일 기관과의 임금수준에 있어 균형을 맞추어야 한다. 사회적 균형 요인으로는 노동력의 수급 상황, 노동조합과의 단체교섭력, 경쟁병원의 임금수준, 최저임금수준, 물가 등이 있는데 이는 임금수준의 상한선과 하한선을 조정하는 역할을 한다.

④ 최저임금제

최저임금제도는 국가가 저임금 근로자의 생활보호를 위하여 임금의 하한선을 정하고, 사용자에게 이 수준 이상을 지급하도록 법으로 강제하는 제도로 최저임금제에서 설정하는 임금을 법정임금이라고 한다. 최저임금[1)]은 근로자의 생계비, 유사 근로자의 임금, 노동생산성 및 소득분배율 등을 고려하여 정한다. 최저임금액은 시간, 일(日), 주(週) 또는 월(月)을 단위로 정한다.

---

1) 임금과 평균임금의 개념

① 임금 : 사용자가 근로의 대가로 근로자에게 임금, 봉급, 그 밖에 어떠한 명칭으로든지 지급하는 모든 금품

② 평균임금 : 임금을 산정하여야 할 사유가 발생한 날 이전 3개월 동안에 그 근로자에게 지급된 임금의 총액을 그 기간의 총일수로 나눈 금액을 말한다. 근로자가 취업한 후 3개월 미만인 경우도 이에 준한다.

최저임금제의 장점 및 단점은 다음과 같다.

표 7-3 최저임금제의 장점 및 단점

장점	단점
• 저임금 근로자의 구매력 증가로 소비 진작 • 내수 확대를 통한 경기 선순환 • 중소기업과 대기업 간의 임금 격차 축소 • 이직률 감소와 생산성 향상 • 노동력의 질적 향상 기대	• 중소 영세업체의 인건비 부담 가중 • 비숙련 노동수요의 감소와 실업 증가 • 급격한 인상으로 자영업자 경영난과 일자리 감소

출처 : 김면식(2020), 전게서, pp.280

2) 임금수준관리 전략

임금수준의 하한선과 상한선이 결정된 다음에는 최종적으로 임금수준을 확정하게 된다. 이와 같은 임금수준을 관리하는 차원에서 사용할 수 있는 전략에는 크게 선도전략(고임금 전략), 동행전략(지배임금률 지급 전략), 추종전략(저임금 전략)이 있다.

(1) 선도전략

① 의미

선도전략은 경쟁기업의 일반적인 임금수준보다 더 높게 임금수준을 유지하고자 하는 전략이다. 주로 자본집약적 산업에서 사용하는 전략이다.

② 효과

㉠ 선도전략은 임금인상을 경쟁사들보다 앞서 주도함으로써 임금의 대외공정성 측면에서 선도적인 위치를 차지하여 유능한 인재를 확보할 수 있다.

㉡ 근로자들의 임금에 대한 불만족을 최소화하고 동기부여를 극대화할 수 있는 장점이 있다.

㉢ 일반적으로 선도전략은 고임금을 지급하므로 인건비 지출이 늘어날 수 있지만, 이 전략에 의해 유능한 직원이 채용되어 교육훈련기간의 단축과 생산성의 증가가 이루어진다면 인건비 문제는 상쇄될 수 있다.

(2) 동행전략

① 의미

동행전략은 조직의 임금수준을 경쟁사의 임금과 비슷한 수준으로 책정하여 대외적인 공정성을 달성하고자 하는 전략이다.

② 효과

㉠ 동행전략은 타 기관과 유사한 임금을 지급하는 것이므로 현재의 구성원이 임금 이슈로 이탈할 가능성은 줄어드는 장점이 있다.

㉡ 동시에 임금수준을 적정하게 관리하여 상대적으로 과다한 비용부담을 피할 수 있는 장점이 있다.

㉢ 또한 인건비 지출도 비슷한 양상을 보이므로, 현재의 경영상황을 유지하는 데도 도움을 준다.

㉣ 구성원들의 입장에서는 자신의 근무환경이 크게 악화되었다고 생각하지도 않지만, 반대로 개선되었다고 인식하지도 않는다.

(3) 추종전략

① 의미

추종전략은 임금수준을 경쟁병원의 임금수준보다 낮게 책정하고 일정 기간 격차를 두고 경쟁병원의 임금수준을 따라가는 저임금전략이다.

② 효과

추종전략은 인건비 지출을 줄일 수는 있으나, 우수한 인재를 영입하는 데는 어려움이 있다. 따라서 이 전략은 구성원들이 경제적 보상보다는 직무특성이나 성장가능성 등의 요소에 더 동기부여가 될 때 사용하는 것이 바람직하다. 그러므로 추종전략을 선택하는 조직에서는 우수한 조직문화나 근무환경의 개선, 더 많은 교육기회의 제공 등 인적자원관리의 다른 측면을 강화함으로써 임금수준의 불리함을 보완해 나아가야 한다.

표 7-4 임금수준 관리전략과 임금관리의 목표

임금전략	인재유인 효과	인재유지 효과	인건비 절감 효과	임금불만족 감소 효과	생산성 증대 효과
선도전략	+	+	?	+	?
동행전략	△	△	△	△	?
추종전략	−	?	+	−	?

※ + : 효과 긍정적, − : 효과 부정적, △ : 효과 중립적, ? : 효과 미지수

출처 : 김면식, 전게서, pp. 283. 수정하여 인용

3. 임금체계관리

임금관리는 크게 임금수준, 임금체계, 임금형태의 세 가지 내용으로 구성된다(그림 7-3).

첫째, 조직구성원에게 얼마만큼의 임금을 지불할 것인가를 결정한다(임금수준).

둘째, 임금항목의 구성과 임금항목의 결정기준을 정한다(임금체계).

셋째, 근로자들에게 임금을 지불하는 방법을 결정한다(임금형태).

임금관리의 내용과 원칙은 [그림 7-3]에서 제시하는 바와 같다.

첫째, 임금은 근로자들에게 적정수준이 지급되어야 한다. 적정한 임금수준은 앞에서 언급한 것처럼 조직의 지불능력, 생계비 수준, 사회적 균형, 최저임금제 등에 의해 결정된다.

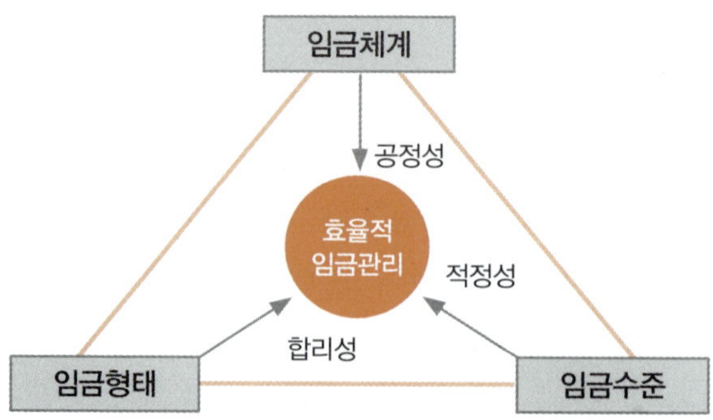

그림 7-3 임금관리의 내용과 원칙

둘째, 임금은 대내적 공정성에 입각하여 배분되어야 한다.

셋째, 임금은 합리적인 기준에 의거 산정되고 지급되어야 한다.

1) 임금체계의 의미

(1) 임금체계의 의의

임금체계는 임금을 근로자들에게 어떠한 항목으로, 어떤 기준에 의해 지급해 주는가에 관한 것이다. 즉 임금체계는 첫째, 근로자들에게 지급되는 임금이 어떤 종류의 임금항목으로 구성되어 있는가에 대한 임금항목의 구성 요소와 둘째, 구성원 간 개별임금의 격차가 공정하게 결정되는가에 대한 임금항목의 결정기준 이 두 가지 차원에 관한 것을 말한다.

표 7-5 임금체계의 개념

임금체계	임금구성 체계	• 임금을 구성하는 항목들을 어떻게 정하고 배분할지를 정하는 것
	임금결정 체계	• 임금을 어떤 기준으로 결정, 조정할지를 정하는 것 • 임금의 주요 결정 기준 – 연공급(호봉급) : 경력, 근속연수 등 연공 기준 – 직무급 : 직무의 상대적 가치(직무특성, 책임 정도 등) – 직능급(숙련급) : 직무능력, 숙련도, 자격 등 – 역할급 : 조직에서 부여한 역할의 크기와 성과

임금수준관리는 조직 전체의 평균임금 결정과 관련된 임금총액을 관리하는 외적 공정성이라고 할 수 있다. 이에 비해, 임금체계는 임금을 어떠한 항목으로 구성하여 개별 구성원에게 어떤 기준으로 공정하게 배분할 것인가를 다루는 대내적 공정성의 개념과 연관된다(표 7-6).

표 7-6 임금체계의 영역

- 임금결정 체계(연공급, 직무급, 직능급 등)
- 임금구성 체계(각종 임금항목의 구성 : 기본급, 상여금, 각종 수당 등)
- 임금형태(고정급, 성과급, 시급, 월급, 연봉제 등)

(2) 임금체계의 목적

임금체계관리는 조직구성원들 간의 적절한 임금 격차를 유지함으로써 조직 내부적으로 임금의 공정성을 확보하여 구성원들의 동기부여와 근로의욕 증대를 통해 구성원의 소득의 안정성과 조직의 효과성을 증대하고자 하는 목표를 가진다.

2) 임금항목의 구성

(1) 기준임금과 기준외 임금

기본적으로 임금항목은 매월 지급되는 월정임금과 상여금, 기타 퇴직금, 복리후생비 등의 부가적 급여로 구성된다. 월정임금은 기본급, 제 수당 등의 기준내 임금과 초과근로수당, 휴일근로수당, 연월차수당 등의 기준외 임금으로 분류된다. 기준임금과 관련된 개념으로 통상임금이 있다. 통상임금은 근로자에게 정기적이고 일률적으로 지급되는 시간급금액, 일급금액, 주급금액, 월급 등을 포함한다. 통상임금은 해고예고수당, 연장근로수당, 야간근로수당, 휴일근로수당, 연차휴가수당 등의 계산기준이 되므로 상여금의 통상임금 적용 여부는 통상임금액의 증가에 중요한 영향을 미친다.

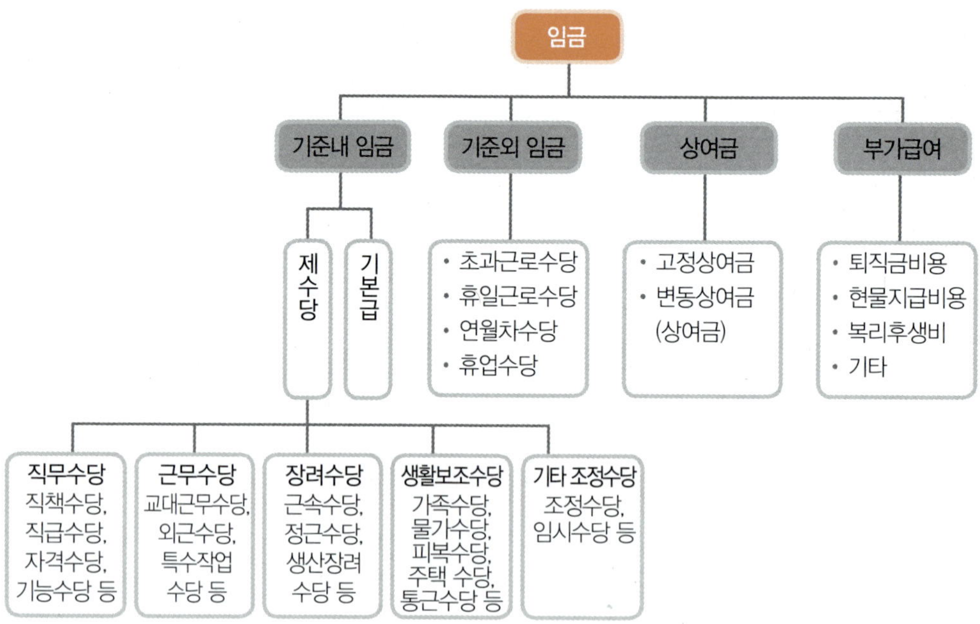

그림 7-4 임금항목의 구성(예)

출처 : 김면식, 2020, 전게서, pp. 285

3) 임금체계의 유형

임금체계는 통상적으로 연공급, 직무급, 직능급(역량급) 등으로 분류한다. 한편 직무와 관련이 있는 요인들에 의해 책정이 되는 임금을 속직급이라 하며, 속직급은 직무 대가에 따른 임금이므로 직무급이라 한다. 반면 사람과 관련된 제 변수에 의해 결정되는 임금을 속인급이라 하는데, 연공 대가에 따른 연공급과 직능 대가에 의한 직능급으로 나누어진다.

(1) 연공급

연공급은 개인의 학력과 연령 등을 고려하여 근속연수에 따라 임금을 결정하는 임금체계이다. 근속연수가 임금결정의 주요 기준이 되므로, 동일한 직무를 수행하거나 유사한 업적을 쌓았다고 하더라도 임금은 근속연수에 의해 좌우된다. 연공급은 인적 요소에 의해 임금이 결정되는 속인급의 성격을 갖는다.

연공급은 개인의 능력이나 업무성과가 반영되지 않으므로 구성원의 임금 욕구를 충족시켜 주지 못하고, 젊은 연령층의 불만요인으로 작용하여 전문인력의 확보와 동기부여에 역기능으로 작용할 수 있다. 이처럼 연공급제 임금체계는 동기유발 효과가 미약하고 구성원의 무사안일과 소극적인 근무태도를 초래할 가능성이 크다. 또한 상대적으로 노동능력이 떨어지는 고령자에게 과다한 인건비를 지급해야 하는 문제점이 존재한다.

그러나 연공급은 고령자의 노후생활과 정신적 안정을 가져다주는 효과가 있다. 즉 구성원의 생활을 보장하여 조직에 대한 충성심과 귀속 의식을 증가시킨다.

이상에서 언급한 연공급의 장점 및 단점은 다음과 같다(표 7-7).

표 7-7 연공급 임금체계의 장점 및 단점

장점	단점
• 생활보장으로 직장에 대한 귀속 의식 강화	• 동일 노동, 동일 임금 적용 곤란
• 동양적 조직풍토에서 질서 확립과 사기 유지	• 전문기술인력 등 우수인적자원 확보 곤란
• 폐쇄적 노동시장에서 인력관리 용이	• 능력 있는 젊은 구성원의 사기 저하
• 장기근속을 유도하고 이직 감소 효과	• 인건비 부담 가중
• 임금계산이 객관적이고 관리가 용이	• 임금의 구성원 동기유발 요인 약함
• 성과평가가 어려운 직무에 적용 용이	• 소극적 무사안일 근무태도 유발

자료 : 김면식, 전게서, pp. 287. 내용 일부 수정하여 인용

연공급은 대다수 의료기관에서 과거부터 주도적으로 시행되고 있으나, 조직의 경쟁력 강화를 위한 구성원의 동기부여가 약하고, 의료기관의 경영이 어려운 현실적 여건에서 인건비 부담이 증가하는 등의 문제점을 내포하고 있다. 근속연수에 따른 임금 상승은 구성원의 고령화로 인한 의료기관의 부담을 증가시켜 젊은 인력 채용 여력의 감소 및 고령자 조기퇴직을 유도할 우려가 있다. 한편 연공급은 일의 내용이나 능력보다 입직 형태 및 근속기간 등의 인적 속성이 중시되어 비정규직에 불리하게 작용하게 되고 이로 인한 정규직과 비정규직 간의 임금 격차를 확대할 수 있다[2]. 또한, 유사한 일을 하더라도 호봉 때문에 임금 격차가 크거나, 서로 다른 일을 하는 데 호봉이 같다는 이유로 비슷한 임금을 받는 등 '동일 노동, 동일 임금'의 취지에 적합하지 않으며, 임금의 공정성 문제를 초래할 수도 있다.

(2) 직무급

① 의의

직무급은 조직 내 직무의 상대적 가치를 중요도, 책임의 정도, 난이도, 직무수행환경 등을 기준으로 평가하여 이에 따라 임금이 결정되는 체계를 말한다. 이는 '동일 노동에 동일 임금'이 적용되는 원칙으로 가장 합리적인 임금체계라고 일컬어진다. 이러한 직무급이 성공적으로 정착되기 위해서는 직무급의 기본자료로 활용되는 직무분석과 직무평가의 신뢰성과 타당성이 무엇보다도 중요하다.

표 7-8 직무급 임금체계의 장점과 단점

장점	단점
• 동일 노동, 동일 임금의 실현 • 능력주의 인사풍토 조성 • 인건비의 효율성 증대 • 개인별 임금 격차 불만 해소	• 직무가치 평가의 공정성 유지 어려움 • 학력, 연공주의 풍토에서 오는 저항 • 근로자의 생활임금에 대한 고려 배제 • 노동의 이동이 자유롭지 않은 사회에서의 적용이 어려움

자료 : 김면식, 전게서, pp. 290. 내용 일부 수정 인용

② 핵심 성공요인

직무급 제도가 성공적으로 운영되기 위해서는 아래의 조건들이 선행되어야 한다.

첫째, 직무의 표준화와 직무가치의 객관적인 평가가 이루어져야 한다.

2) 정규직 평균 근속기간 7년 10개월, 비정규직 2년 5개월, 자료: 2019년 10월, 통계청, 경제활동인구조사

둘째, 직무구조와 능력구조가 균형을 이뤄야 한다.
셋째, 합리적인 노사관계(동일 노동, 동일 임금)가 뿌리내려져 있어야 한다.
넷째, 노동시장의 유연성이 확보되어야 한다.

(3) 직능급(숙련급)

① 의의

직능급은 직무를 수행하는데 필요한 직무수행능력 및 숙련 정도에 따라 임금이 결정되는 체계이다. 임금 조정도 기본적으로 직무능력이나 숙련의 향상 정도가 적용된다. 즉 구성원의 직무수행능력에 초점을 두어 그 가치에 대응하는 임금을 설정하는 임금체계 유형이다. 구성원의 직무수행능력은 현재 보유하고 있는 능력뿐만 아니라 향후 변화가 가능한 잠재능력까지 포함하는 개념이다.

일반적으로 직무능력이나 숙련은 근속연수에 따라 높아지는 경우가 많다. 하지만 연공급은 근속연수에 따라 임금이 자동으로 오르는 데 반해, 직능급은 직무능력이나 숙련의 향상(훈련 이수, 자격취득, 그 밖의 평가기준에 따른 인정 등)이 있어야 임금인상이 이루어진다. 즉 연공급과 직능급은 모두 속인적 요소를 임금결정 요인으로 하는 임금체계라 할 수 있다. 그러나 연공급은 학력, 성별, 근속연수 등과 같이 개인의 변하지 않는 속성을 기준으로 판단하는 반면에, 직능급은 직무수행능력이라는 개인의 변화 가능한 속성을 바탕으로 하고 있다는 점에서 양자의 차이가 있다.

직능급은 노사 간 교육훈련 협력이 잘 되고 직업훈련이 활성화된 국가에서 선호도가 높다. 직업훈련을 이수하거나 관련 자격취득 등의 직무능력이나 숙련의 향상이 객관적인 기준이 되므로 근로자 간 임금의 공정성을 저해하지 않고, 사용자의 자의적 임금결정도 예방할 수 있으며, 직무능력의 향상으로 조직의 생산성도 높아질 수 있다.

직능급은 구성원의 능력개발이 조직에서의 등급의 상승으로 이어지므로 구성원의 자기개발 욕구를 촉진할 수 있고, 기존의 획일적인 보상에서 보상의 개별화로 능력에 맞는 대우가 가능하게 되어 보상의 공정성을 확보할 수 있다. 그러나 직무수행능력의 파악과 평가가 어려우며 직무능력평가가 공정하지 않은 경우는 근로자의 불만을 야기하고, 사기를 떨어뜨리는 요인으로 작용할 수도 있다.

표 7-9 직능급 임금체계의 장점 및 단점

장점	단점
• 능력주의 인적자원관리 실현 • 전문적, 유능한 인재 확보 및 유지 용이 • 근로자의 자기개발 및 성장욕구 충족 • 임금관리의 공정성 확보 • 승진 정체현상 완화 가능	• 직무수행능력의 파악 및 평가 곤란 • 직무표준화가 전제되어야 적용 가능 • 중고령 근로자의 경우 능력개발에 한계가 있어 적용 부적절

자료 : 김면식, 전게서, pp. 291의 내용을 일부 수정하여 인용

일반적으로 직무능력이나 숙련의 정도만을 기준으로 임금을 결정하는 순수 직능급 사례는 많지 않으며, 실제로는 직능급을 채택하더라도 직무급 등 다른 임금체계와 혼합되어 적용되는 경우가 대부분이다.

(4) 임금피크제

① 개념

임금피크제는 근로자의 계속 고용을 위해 노사합의에 의하여 일정 연령을 기준으로 생산성과 임금을 연계시켜 점진적으로 임금을 줄여나가는 제도이다. 즉 동일 인건비 체계하에서 고용안정을 중시하는 제도이다.

② 도입 배경

임금피크제가 도입되는 배경은 크게 세 가지로 살펴볼 수 있다.

첫째, 인건비 부담의 경감이다.

연공급 임금체계를 도입한 의료기관에서 장기근속자 인건비를 절감하고자 하는 차원에서 시도하는 경우가 많다. 예를 들어, 특정 의료기관의 간호사가 정년이 가까워진 경우, 해당 간호사를 일정 기간 임금을 낮추는 대신에 계속하여 의료기관에 근무하게 하는 제도이다.

둘째, 생산성과 임금 간의 연계성을 강화하기 위함이다.

임금피크제는 주로 연공급을 실시하는 의료기관에서 정년에 도달한 구성원의 임금수준이 자신의 생산성보다 높은 현상을 타개하기 위하여 도입한다.

셋째, 외부적 충격을 극복하기 위해 시행한다.

임금피크제는 의료기관이 외적 요인에 의해 어려움이 발생하는 경우 도입할 수 있다. 예를 들어, IMF 외환위기 및 코로나19의 장기화로 인한 병원경영 악화의 사례와 같이 병원경영의 악화로 인건비 지급이 어려운 상황이지만 고용안정을 선택해야 할 때 시도할 수 있다.

③ 유형

임금피크제의 유형은 일반적으로 정년보장형, 정년연장형, 고용연장형, 근로시간단축형의 네 가지로 구분할 수 있다.

첫째, 정년보장형은 의료기관의 단체협약이나 취업규칙에서 정한 정년을 보장하는 것을 전제로 정년 전의 일정 연령부터 임금을 조정하는 방식이다.

둘째, 정년연장형은 정년에 즈음한 특정 시점을 임금피크로 하여 이후 임금을 삭감하는 대신에 정년퇴직 후에도 더 근무하게 하는 방식이다.

셋째, 고용연장형은 정년을 그대로 두면서 퇴직 후 재계약을 통해 고용을 연장하는 방식으로 정년퇴직 후 재고용하는 방식과 정년 이전에 퇴직하고 재계약을 통해 고용을 연장하는 방식으로 구분할 수 있다.

넷째, 근로시간 단축형은 기존의 정년을 연장하여 일정 시점부터 소정의 근로시간을 조정하는 방식이다. 예를 들어, 정년을 60세에서 63세로 연장하는 대신에 주당 근로시간을 기존의 40시간에서 25시간으로 점차 줄이는 방식이다.

④ 도입 효과

임금피크제는 근로자와 의료기관 모두에게 다음과 같은 긍정적 효과를 가져온다.

첫째, 근로자는 퇴직에 따른 불안감을 해소하고 점진적으로 퇴직 준비를 할 수 있게 되어 만족도와 업무 몰입도가 향상된다.

둘째, 의료기관 측에서는 숙련된 인력을 계속 활용하고 노하우를 전수함으로써 경쟁력을 확보할 수 있다.

셋째, 사용자는 근로자의 고령화와 생산성 저하로 인한 인건비 부담을 줄일 수 있으며 해고로 인한 노사갈등을 해소할 수 있다.

4) 우리나라 임금체계의 실태 및 변화 방향

(1) 임금구성의 특징

한국노동연구원(2018)에서 실시한 임금체계실태조사와 최중락(2020)의 주장에 따르면, 우리나라의 임금체계는 다음과 같은 특성을 보인다.

① 낮은 기본급과 복잡한 수당체계
② 높은 초과급여 비중
③ 대기업과 중소기업 간의 상여금 격차
④ 직급 간, 직급 내 임금 격차
⑤ 학력, 소득계층, 성별, 근로 형태별 임금 격차
⑥ 산업별 임금체계와 임금체계 도입 미흡

(2) 임금구성체계의 합리화 방안

① 수당 구조의 단순화

지급기준이 불명확하고 복잡한 수당은 기본급으로 통·폐합하는 것이 바람직하며, 직무가치, 능력, 숙련, 성과 등을 고려하여 기능에 맞게 재설계해야 한다. 구성원이 담당하는 일의 가치에 따른 합당한 임금은 보상체계에 대한 공정성과 업무에 대한 동기부여를 제공한다.

② 상여금의 실질화

상여금 중 고정적인 부분은 기본급화할 필요가 있다. 고정상여금을 기본급에 포함하여 매월 지급하게 되면, 해당 임금은 최저임금 산입 범위에 포함되어 최저임금 판단이 실질화되고 통상임금의 해당 여부도 명확해진다.

③ 근로시간 체계 개선

통상임금은 연장·야간·휴일근로시간, 연차, 유급휴가 등을 산정하기 위하여 사용된다. 통상임금에 포함되지 않았던 수당 및 상여금을 기본급화하거나 통상임금으로 개편하여 근로자의 근로시간 단축, 유연근무제도 활용, 휴가 활성화 등의 근로체계의 개선을 도모할 필요가 있다.

④ 노사 간 공감대 형성

임금체계 내에서 노사 간은 통상임금의 해당 여부, 최저임금 산입 포함 여부 등으로 노사 간에 갈등이 발생할 수 있다. 이 경우 각자의 유리한 방향으로만 해석하지 않고 노사가 상생하는 방안을 마련하기 위해 서로가 지혜를 모으는 것이 필요하다.

4. 임금형태관리

1) 임금형태관리의 개념

임금형태는 근로자에게 지급하는 임금의 계산 및 지불방법을 의미하며, 임금을 지불할 때 무엇을 산정기준으로 하는가를 말한다. 즉 임금체계는 임금의 구성 내용을 의미하는 데 비해, 임금형태는 임금을 근로자들에게 지급하는 방식을 말한다. 그리고 임금형태관리는 근로자들의 근로의욕 향상과 관련되어 있어 성과급제도가 활성화된 이후 구성원의 동기부여 유발을 위해 그 중요성이 더 크게 증대하고 있다.

2) 임금형태의 유형

일반적으로 임금의 산정기준으로 활용되는 것은 시간과 성과이다. 시간을 기준으로 임금을 산정하는 방식을 시간급이라 하고, 성과를 기준으로 임금을 산정하는 것을 성과급이라고 한다.

(1) 시간급(고정급)

① 개념 및 분류

시간급은 임금을 시간 단위로 결정하는 임금형태로 근로자가 수행한 작업의 양과 질에 관계없이 단순히 근로시간을 기준으로 임금을 산정하고 지불하는 방식이다. 시간급제는 근로시간의 단위에 따라 시급, 일급, 주급, 월급, 연봉 등으로 분류하며 고정급 또는 정액급이라고도 한다.

② 장점 및 단점

시간급제는 근로자의 측에서는 임금이 일정액으로 보장되고 근로자 간의 경쟁과 마찰이 적고, 제품 생산에 대해 시간적인 제약이 없으므로 근로자들이 제품의 품질 향상에 전력을 기울일 수 있는 장점이 있다. 그리고 조직의 입장에서는 근로일수나 근로시간수가 산출되면, 근로자의 임금산정을 간단하고 쉽게 할 수 있는 이점이 있다. 그러나 작업수행의 양과 질에 관계없이 근무시간만 채우면 일정액의 임금이 보장되므로 작업능률의 향상 및 추가적인 동기부여 요인이 미약한 단점이 있다.

③ 유형

㉠ 시급

시급제는 1시간을 단위로 하여 임금률을 정하고 실제 근로시간을 곱하여 임금을 산정하여 지급하는 임금형태이다. 시간급제는 시간당 임금기준이 명확하고 임금계산이 간단하여 생산직 근로자나 파트타임 근로자들에게 많이 적용되고 있다.

㉡ 일급

일급제는 1일을 단위로 임금률을 책정하고 실제 근로일수를 곱하여 임금을 계산하여 지급하는 임금형태이다. 일급제는 작업내용이 단순 반복적이고 작업의 성과가 1일 단위로 쉽게 파악할 수 있는 단순 생산직이나 판매직에 적합한 임금형태이다.

㉢ 주급

주급제는 1주일을 단위로 임금률을 정하고 실제 근로한 주간 수를 곱하여 임금을 지불하는 임금형태이다. 유럽 및 미국 등에서는 사무직 근로자에게 1주일마다 임금을 지급하는 경우가 많이 있다.

㉣ 월급

월급제는 임금을 월 단위로 정하고 고정적으로 임금을 지급하는 임금형태이다. 월급제는 시급이나 일급에 비해 작업내용이 복잡하거나 작업성과가 장기간이 지나야 파악이 가능한 경우 등에 적합하며, 임금 지급액이 고정적이어서 근로자에게 안정감을 준다. 우리나라에서는 월급제가 가장 일반화된 임금형태이다.

(2) 성과급

① 의의

성과급은 개별 근로자나 집단이 수행한 업무성과나 업적을 기준으로 임금을 산정하여 지급하는 임금형태이다. 즉 개인이나 집단의 활동을 평가하여 조직에 대한 공헌도와 업적에 따라 보상을 지급하는 방식이다. 성과급은 근로자가 성취한 과업의 양과 질의 결과에 따라 지급하는 변동적인 임금으로 능률급 또는 업적급으로 불린다.

이와 같은 성과급은 근로자들의 생산성을 증대할 목적으로 대두되었다. 일반적으로 사용되는 성과측정지표는 생산량, 생산액, 이윤, 원가절감 비용, 근로시간, 품질(서비스의 질), 의사의 진료실적 및 진료수입 등이 있다.

② 장점 및 단점

성과급제는 근로자들에게 임금에 대한 합리성과 공평성을 제공하고, 그들의 작업능률을 자극하여 생산성을 높일 수 있다. 나아가 성과급은 조직구성원을 관리 · 감독할 필요성이 줄어든다. 그러나 성과급은 근로자에게 자신의 임금을 고정급이 아닌 유동 임금으로 인식시키는 심리적인 불안정을 초래하여 생활의 안정을 위협받을 수 있다는 심리적 압박감을 준다(표 7-10 참조).

표 7-10 시간급과 성과급의 장점 및 단점 비교

구분	특징	장점	단점
시간급	• 근로자의 업무성과와 관계없이 정액으로 지급하는 고정 임금형태	• 임금 산정이 편리 • 일정한 소득보장 (안정성) • 노사협력 유지에 도움	• 성과-보상의 연결 약함 • 근무능률의 저하 초래
성과급	• 근로자의 업무성과에 따라 차등 지급하는 변동 임금형태	• 생산 효율의 증가 • 소득의 증대 • 근무태도의 개선	• 업무표준 설정의 어려움 • 능률에 치우쳐 불량률이 높음(품질 저하) • 노사 간 마찰 • 소득 불안정 야기 • 과로 문제 발생 소지 가능성

③ 효과

성과급은 조직의 성과 향상에 기여한다.

첫째, 성과의 인센티브 효과로써 조직구성원들의 근로의욕을 자극하여 보다 더 열심히 근무하게 함으로써 성과의 향상에 기여한다.

둘째, 조직구성원의 인적 구성을 변화하게 하는 효과가 있다. 성과급 제도는 내재적 동기수준이 높거나 근로의욕이 충만한 구성원들의 인적 구성이 그렇지 아니한 경우에 비해 훨씬 더 많게 해준다.

④ 유형

성과급은 성과측정의 기준에 따라 객관적 업적(직무수행 비용, 이윤, 시간 등)에 근거한 성과급과 주관적 업적(직무수행에 따른 행위, 창의력, 사고력, 판단력 등)에 기초한 성과급으로 구분된다. 그리고 성과의 주체에 따라 개인의 성취 결과를 보상하는 개인단위의 성과급과 집단의 공동 협업에 의한 성취에 대하여 보상하는 집단 단위의 성과급으로 분류할 수 있다.

㉠ 개별성과급제

개별성과급제는 개인별로 성과급을 적용하는 것으로 근로자들 개개인의 임금이 각자의 근로성과나 작업능률에 따라 지급되는 제도이다. 즉 제품 또는 작업 단위당 고정된 임률에 실제 작업성과를 곱하여 임금을 결정하는 방식이다. 개별성과급제는 생산량과 소요시간, 고정 및 변동임금률의 선택에 따라 다양한 형태가 가능하다.

우리나라의 의료기관에서는 의사를 중심으로 개별성과급제가 적용되고 있다. 병원에서는 의사들의 진료수입, 환자수, 진료건수, 재원일수 단축 등을 지표로 사용하여 의사들의 성과를 측정하고 이를 토대로 성과급을 지급하고 있다. 이와 같은 의사들에 대한 성과급제도의 도입은 의사들의 개인 수입을 증가시키는 경제적 유인 요소로 작용한다.

㉡ 집단성과급제

집단성과급제는 개인이 아닌 집단에 대해 성과급을 적용하는 것으로 일정한 조직단위를 기준으로 성과를 측정하고 그에 따라 임금을 지급하는 제도를 말한다. 예를 들어, 병원에서 근무부서나 진료부서별로 병원조직의 목표 달성 실적에 근거하여 성과를 배분하는 방법이다. 대표적인 예로는 집단 인센티브제도가 있으며, 스캔론 플랜이나 럭커 플랜 등이 이에 해당한다(그림 7-5참조).

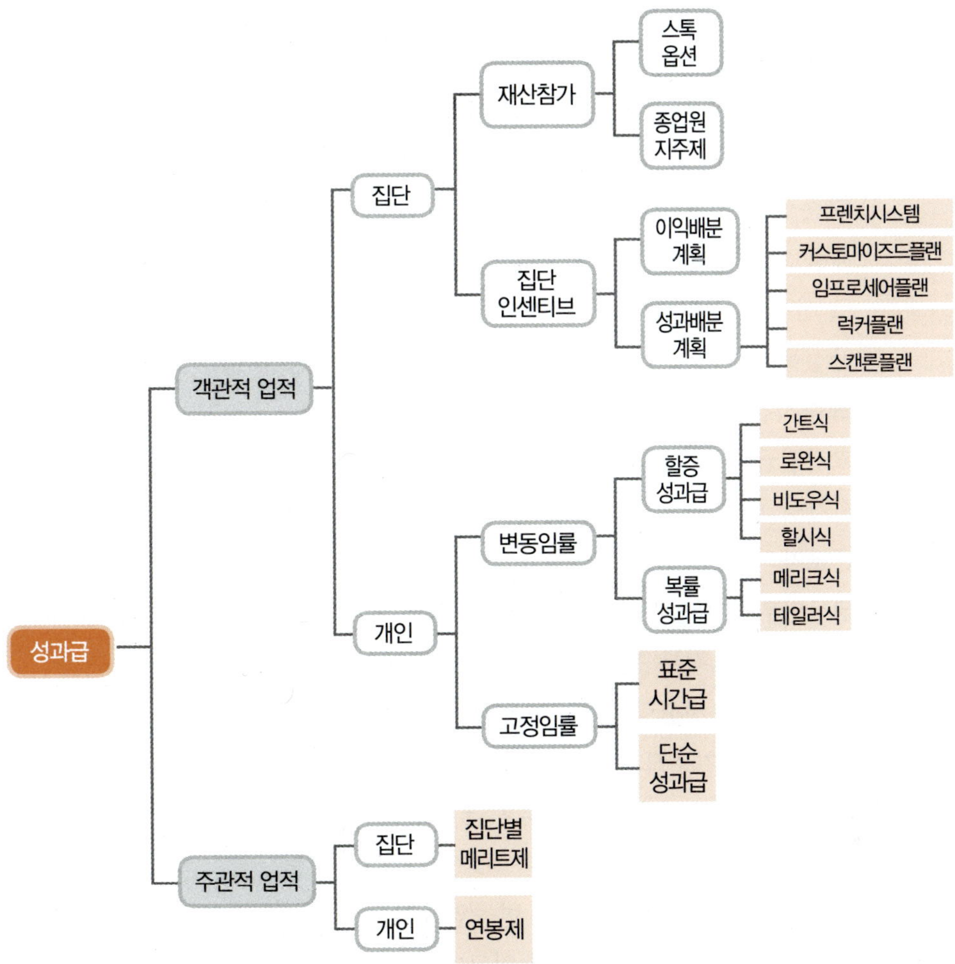

그림 7-5 성과급의 체계와 구성

자료 : 최중락, 인사관리와 고용관계, 상경사, 2020. p.395의 내용을 일부 재구성하여 인용

㉢ 인센티브제도

인센티브제도는 미리 정해진 절차에 의해 조직구성원 개인 또는 집단의 임금이 생산량이나 업무성과와 직접적인 연계를 갖도록 설계된 임금형태이다. 이 제도는 상대적으로 객관적인 성과지표인 작업시간 및 생산량에 따라 인센티브를 제공하는 성과급이다. 이에는 성과의 주체에 따라 개인 인센티브와 집단 인센티브로 구분한다.

ⓐ 개인 인센티브제도

개인단위로 제공되는 인센티브는 임금지급기준의 결정방식에 따라 시간 단위당 생산량에 따른 인센티브와 제품 단위당 소요시간에 의한 인센티브로 나눈다. 이는 임금지급기준의 변동성 여부에 따라 고정임금지급 기준 적용 인센티브와 변동임금지급 기준 적용 인센티브로 구분할 수 있다.

i) **단순성과급**(생산량 기준, 고정임금지급 기준)

제품 단위당 임금지급 기준에 실제 작업량을 곱하여 임금을 산정하는 방식으로 산정이 편리하며 능률 증진에 도움이 된다. 그러나 미숙련공은 수입의 불안정을 가져오며 근로자의 피로를 촉진하는 단점이 있다.

ii) **표준시간급(소요시간 기준, 고정임금지급 기준)**

고정임금지급 기준에 기초하여 소요시간을 기준으로 하는 성과급으로 단위시간당 임금지급 기준에 표준작업시간을 곱하여 임금을 산출하는 방식이다. 근로자의 실제 작업시간에 관계없이 표준작업시간에 의해 임금이 정해지므로 생산단위당 작업시간이 비교적 긴 직무 또는 반복적이지 않고 높은 수준의 기술을 요하는 직무 등에 적합하다.

iii) **복률성과급**(생산량 기준, 변동임금지급 기준)

생산단위를 기준으로 복수의 임금지급 기준을 적용하는 성과급으로 표준작업량을 상회하는 경우는 고임금지급 기준을, 반대의 경우에는 저임금지급 기준을 적용한다.

iv) **할증성과급**(소요시간 기준, 변동임금지급 기준)

소요시간을 기준으로 복수의 임금지급 기준을 사용하는 성과급으로 표준작업시간 보다 절약된 시간에 해당하는 시간당 임금지급 기준을 조직과 구성원이 나누어 가진다.

개인 인센티브제도는 생산성의 향상 및 직무의욕 고취를 통한 인건비 감소, 무임승차 문제해결로 인한 감독비용의 감소 등의 장점이 있다. 그러나 품질 저하 문제가 생산성 향상에 가려질 가능성이 있으며, 표준과업량의 변경과 관련된 신기술의 도입에 조직구성원들이 저항할 가능성이 있다. 또한 과도한 경쟁으로 인하여 특출한 성과를 보이는 구성원이 조직 내에서 소외되는 경우도 발생한다.

ⓑ 집단 인센티브제도

i) **개념 및 고려사항**

- 집단 인센티브제도는 경영성과를 구성원의 집단적 노력의 산물로 간주함에 따라 집단성과급제 또는 성과참가제로 불리기도 한다.
- 집단 인센티브제도의 일반적인 성과측정 기준은 실적(생산성), 수익(수익성 : 매출액, 부가가치 등), 이익(순이익, 배분가능이익 등)이 주로 사용된다. 이 중에서 경영성과 판단기준을 실적 및 수익을 기준으로 하는 것이 성과배분계획, 이익을 중심으로 평가하는 것이 이익배분계획이다.

ii) **성과배분계획**

성과배분제도는 조직구성원 전체가 달성한 수익과 실적을 중심으로 성과를 분배하는 성과평가제도로써 대표적인 예는 스캔론 플랜과 럭커 플랜이 있다.

- 스캔론 플랜(Scanlon Plan)

스캔론에 의해 고안되었으며, 노사협력에 의한 생산성 향상에 따른 대가를 매출액을 기준으로 지불하는 성과배분제도이다. 이 제도는 구성원의 공헌과 상여금의 연결고리가 강하며 매달 상여금의 지급이 가능하다. 그리고 구성원의 동기부여 효과가 크다는 장점이 있다. 그러나 경영 향상의 목적이 비용절감이 아니라 품질 향상에 있다면 스캔론 플랜의 실시에 신중해야 한다. 스캔론 플랜에서는 구성원에게 지불하는 상여금의 크기는 노무비의 절약에 의해서 좌우되기 때문에 시간당 생산량의 증가를 통해서 비용을 절감하는 경우 상여금의 지급이 이루어진다.

- 럭커 플랜(Rocker Plan)

미국 경제학자 럭커가 고안한 방식으로 매출액에서 제조원가 등의 각종 비용을 뺀 생산가치의 증대를 목표로 한 노사협력체계를 강화하기 위하여 개발되었다. 럭커 플랜은 조직이 달성한 부가가치를 중심으로 임금배분액을 계산하므로 시장 상황을 반영한 합리적인 제도라 할 수 있다. 또한 부가가치 증가가 구성원에게 유리하게 적용되기 때문에 스캔론 플랜의 문제점인 품질 향상 이슈가 해소된다.

- 임프로세어 플랜(Improshare Plan)

단위당 소요되는 표준노동시간과 실제 노동시간을 비교하여 절약된 노동시간에 해당되는 만큼의 시간당 임금지급기준을 노사가 각각 1대1로 배분하는 성과배분계획 모형이다.

• 프렌치 시스템

근로자들의 노력을 자극하기 위하여 노무비를 포함한 모든 제반 비용을 줄이는 것을 목표로 하는 성과배분계획이다. 이 제도는 성과배분계획을 지향하는 여러 제도 중에서 업적을 평가기준으로 가장 많이 사용한다.

iii) 이익배분계획

• 1991년 영국에서 처음 실시된 제도로, 사전에 설정된 수준을 초과하는 이익이 발생하였을 때 이를 구성원에게 배분하는 성과평가제의 하나이다.
• 이익배분계획은 구성원의 조직몰입도와 조직성과에 긍정적인 영향을 준다. 또한 조직은 구성원의 경제적 안정을 실현할 수 있으며 구성원들이 더 많은 노력과 아이디어를 제안할 수 있도록 촉진한다. 하지만 이익분배제도는 구성원의 공헌 시기와 보상 시기의 차이로 인해 현실적 동기부여가 적은 측면이 있다. 조직의 이익은 구성원의 노력뿐만 아니라 시장 상황, 경쟁사의 전략, 경기 부침 등과 같은 여러 가지 다른 요소에 의하여 결정이 되기 때문에 이익공유제는 참가자들의 동기를 유발하는 수단으로 한계가 있다. 그리고 이익배분의 과정에서 무임승차가 발생할 수 있다.
• 집단 인센티브제도는 시장 상황에 따른 이익분배의 탄력적인 적용과 집단 동질성의 증가로 인해 시장에서 상대적으로 경쟁우위를 확보할 수 있다. 그러나 무임승차가 발생하여 개인단위의 보상보다 생산성이 떨어질 수 있으며, 내부적으로 열심히 일하는 직원의 불만이 뒤따를 수 있다. 나아가 가장 큰 문제는 복잡성(complexity), 통제(control), 소통(community)의 3C로 표현되는 측면이다. 집단 인센티브의 계산방식이 복잡하고, 구성원 개인이 통제할 수 없는 요인에 의해 보상이 결정되며, 계산방식조차 구성원들에게 전달이 제대로 이루어지지 않는다는 단점이 있다.

(3) 재산참가제도

재산참가제도는 조직의 재산(자본금) 소유에 구성원이 참여하는 것을 말한다. 재산참가의 대표적 유형은 종업원지주제와 스톡옵션제가 있다. 종업원지주제는 조직의 일반구성원을 대상으로 하는 인센티브의 한 종류이며, 스톡옵션제는 임원이나 경영진을 대상으로 하는 인센티브제도이다.

① 종업원지주제

종업원지주제는 기업이 특별한 조건으로 구성원에게 주식의 일부를 분배하여 주는 인센티브제도이다. 이는 구성원의 조직몰입도와 자부심을 높여주는 효과적인 방법이며, 주식가치 상승분에 대하여 각종 세제상의 혜택이 주어진다. 조직구성원은 조직에 고용된 피고용자임과 동시에 조직의 주주이므로 주주총회에 참석하여 경영의사결정에 직·간접적인 영향을 미칠 수 있다.

② 스톡옵션제(stock option)

스톡옵션제는 기업이 주로 경영진이나 임원에게 일정 수량의 자사 주식을 일정한 수량까지 매수할 수 있는 권리를 주는 인센티브제도이다. 그러므로 장래의 일정 시점에서 주가가 약정된 가격(행사가격)을 상회할 경우 옵션을 행사하여 회사로부터 주식을 매입하고 이를 시장에 매각함으로써 이익을 남길 수 있다. 이처럼 옵션을 선택할 수 있는 권리가 부여됨으로써 임직원은 주가가 상승하는 경우 주가 상승에 따른 추가 보상을 받게 되는 이익을 누리게 된다. 반대로 주가가 하락하는 경우는 옵션행사를 포기하여 주가 하락으로 인한 손해를 피할 수 있다.

(4) 연봉제

① 의미

연봉제는 개별 구성원의 전년도의 실적, 능력, 공헌도를 평가하고 이를 기준으로 매년 계약에 의해 연간 임금수준을 차별화하는 임금결정방식이다. 이는 구성원의 동기부여와 조직의 경영 효과성을 높이는 것을 목적으로 하는 성과급의 한 유형이다. 연봉제는 월급제처럼 임금이 매월 일정하게 당연히 주어지는 고정지급액이 아니고, 구성원의 개인의 노력 또는 성과에 따라서 연봉액이 변화하는 보상제이다. 임금총액의 결정은 연간 단위로 하지만 실제 지급은 1/12로 나누어 월 단위로 지급하는 것이 일반적이다.

② 특성

성과급으로서의 연봉제의 주요한 특성은 다음과 같다.

㉠ 능력과 업적에 근거한 임금제도로서 변동급의 속성을 가진다.

㉡ 연봉액은 단체협상이 아니라 구성원과 조직과의 개별 협약에 의해 이루어진다.

㉢ 복잡한 임금항목(각종 수당 및 상여금 등)을 연봉이라는 항목으로 통합하는 과정에서 임금체계 및 임금관리를 단순화시킨다.

③ 유형

㉠ 연봉의 구성 방식에 따른 분류

ⓐ 총액연봉제

총액연봉제는 임금항목인 기본급, 제수당, 상여금 등을 하나로 통합하여 임금구성이 연봉 하나로만 구성되는 형태이다. 단일연봉제라고도 하며 프로야구 선수 등과 같이 운동선수에게 많이 적용되며 임금의 결정방식이 단순 명확하여 이해하기 쉬운 장점이 있다.

ⓑ 부분연봉제

부분연봉제는 임금구성이 기본연봉과 업적연봉으로 분리 구성된 형태이다. 이는 기존의 임금제와 총액연봉제의 중간 형태로 우리나라의 기업들이 시행하는 대부분의 연봉제는 부분연봉제라고 할 수 있다. 즉 월급제를 연봉제로 변경하면서 기존의 월정급여 부분을 고정성 기본연봉으로 하고 상여금과 수당을 변동성 부분연봉으로 지급하는 방식을 취함으로써 실무적으로 큰 무리 없이 연봉제를 도입할 수 있다.

㉡ 연봉의 인상방식에 따른 분류

일반적으로 기본연봉에 대해서는 누적 연봉제 방식을, 업적연봉에 대해서는 비누적 연봉제 방식을 적용하는 경우가 보편적이다.

ⓐ 누적연봉제

전년도 임금수준은 최소한 보장하면서 한 번 인상된 임금액은 다음 임금인상에서 기본임금이 되어 매년 계속 누적되는 제도이다. 이 방식은 다음 해에 한 번 정해진 연봉은 변함없이 지속적으로 상승하게 되므로 구성원에 대한 동기부여 효과는 크지만 조직 측에서는 임금관리의 유연성이 낮은 단점이 있다.

ⓑ 비 누적연봉제

누적연봉제와 달리 전년도에 인상된 임금액이 누적되지 않고 제로베이스에서 매년 당해 연도 실적에 따라 연봉 인상이 결정되는 방식이다. 즉 실적이 낮은 사람의 임금을 줄이고, 실적이 좋은 사람의 임금을 높이는 방식으로, 특정인의 연봉은 전년도 수준보다 올라갈 수도 있고 떨어질 수도 있다. 개인에 대한 동기부여 효과는 중간 정도이지만, 임금관리의 유연성을 높일 수 있다.

④ 장점 및 단점

연봉제는 임금관리의 공정성 및 합리성을 높임으로써 우수한 인력의 확보를 용이하게 한다. 이에 따라 조직의 경쟁력을 높일 수 있는 장점이 있으며, 복잡한 임금체계와 지급구조를 단순화하는 데 도움을 준다. 그러나 구성원 간에 불필요한 경쟁심을 조장할 수 있으며, 평가에서의 객관성과 공정성의 문제, 예스맨의 등장으로 인한 의사소통의 왜곡, 근시안적 시각의 확산 등의 문제점이 나타날 수 있다.

㉠ 연봉제의 장점

ⓐ 우수 인재의 확보

연봉제를 통해 능력 있는 관리자, 전문직 종사자, 특수 기능 보유자 등의 우수 인력의 확보가 가능하다. 개인의 능력과 성과에 따라 연봉 수준을 결정할 수 있기 때문에 조직의 필요 인력을 유인하기가 유리하다.

ⓑ 임금결정의 공정성 향상

연봉제는 구성원의 능력과 성과 및 업적에 대한 평가를 임금산정의 판단 근거로 간주하기 때문에 연령, 근속연수 등 속인적 요소에 의해 임금이 결정되는 기존의 연공서열식 임금체계에 비해 임금결정의 공정성이 훨씬 높다.

ⓒ 임금의 동기부여 기능 강화

연봉제는 능력과 성과가 임금과 직결되므로 자신이 노력한 만큼 보상이 따른다는 기대감을 제공하여 구성원을 동기부여하고 근무 의욕을 향상시킨다. 연봉제는 자신의 능력과 업적이 바로 임금으로 연결되므로 구성원은 자신의 능력을 최대한 발휘하고자 노력하기 때문에 업무 목표의 달성 가능성이 높아진다.

ⓓ 인건비의 증감 조정

연봉제는 구성원의 성과나 업적에 따라 연봉의 증감 조정이 이루어지기 때문에 임금의 변동성이 생기며, 조직은 인건비의 조정을 통해 인건비 관리의 효율성을 높일 수 있다. 즉 연봉제의 도입으로 고정화된 인건비를 변동비화함으로써 고비용 저효율 구조로 조직을 개선할 수 있다.

ⓛ 연봉제의 단점

ⓐ 단기 업적주의 확산

연봉제를 운영할 때 1년 단위의 업적과 성과평가를 중시하는 경우, 관리자나 구성원들은 단기적인 성과 달성에 몰입하게 되어 조직의 장기적인 경영목표를 달성하는 데 큰 관심을 두지 않을 우려가 있다.

ⓑ 개인주의 심화 및 조직력 약화

연봉제는 개인별 업적 및 성과 중심의 임금결정 형태이므로 집단 내 구성원 간 경쟁을 심화시키고 구성원의 화합과 협력을 저해함으로써 구성원의 조직력과 팀워크를 약화시키는 부작용을 초래할 수 있다.

ⓒ 조직에 대한 신뢰 저하

연봉제는 개인의 능력과 성과에 대한 평가를 기초로 임금을 산정하므로 적용 대상자의 능력과 업적에 대한 객관적이고 공정한 평가가 연봉제의 성공적인 운영의 관건이 된다. 만일 평가가 공정성과 신뢰성을 확보하지 못하게 되면 구성원의 조직에 대한 신뢰성 저하로 구성원의 열정과 동기부여가 떨어질 수 있다.

ⓓ 노동조합의 교섭력 약화

연봉제는 개별 근로자의 능력과 성과에 따라 임금을 책정하는 방식이므로 노사 간에 임금교섭의 여지가 적어질 수 있다. 즉, 노사 간의 임금교섭은 노사 간에 집단적이고 대등한 교섭관계를 갖는 것을 의미하는데, 연봉제가 실시되면 임금교섭이 수직적이고 개별적인 방식으로 변화되어 노동조합을 통한 집단적 교섭의 여지가 줄게 될 가능성이 높으며 이에 따라 근로자의 지위가 약화될 수 있다.

연봉제의 장점 및 단점을 요약하면 [표 7-11]과 같다.

표 7-11 연봉제의 장점 및 단점

장점	단점
• 우수한 인적자원의 확보 및 유지 • 구성원에 대한 동기부여 및 능력개발 촉진 • 성과주의의 강화	• 단기 업적주의 팽배 우려 • 사내 경쟁 심화와 연대감 결여 • 타당성 있는 목표설정의 어려움
• 구성원의 경영자 의식 배양 • 조직 활성화와 생산성 향상 • 임금체계의 간소화 • 인건비의 효율적 관리	• 공정하고 객관적인 평가의 어려움 • 합리적이고 납득이 가능한 연봉결정의 어려움 • 선임자 우대원칙과의 갈등으로 인한 조직 안정성 저하

5. 우리나라 의료기관의 임금관리 실태

1) 의료기관 임금관리의 특성

의료기관은 자본집약적 산업이자 동시에 노동집약적 산업으로 다양한 직종의 사람들이 근무하는 기관이다. 따라서 타 산업에 비해 인적자원관리의 내용이나 방법이 더 복잡하고 다양하게 요구되는 조직이다. 의료기관의 유형이나 기능별로 임금관리의 내용이나 방법에 많은 차이가 존재하므로 일반화하기에는 한계가 있다. 따라서 일반적인 의료기관의 인력관리의 특성을 살펴보고자 한다.

(1) 인력관리 측면의 특성

① 조직구성원의 다양성

의료기관에는 다양한 인력들이 근무하고 있으며, 이들의 교육수준과 동기부여는 직종마다 매우 다양하고 타 산업에 비해 여성인력의 비중이 높은 편이다.

② 직무의 특수성

의료기관은 24시간 365일 연중 쉬지 않고 과업을 수행하며, 그 업무에 있어 연속성과 긴급성이 필요하다. 이와 동시에 의료서비스의 제공자는 일정한 자격(면허, 자격요건

등)을 갖추어야 서비스 제공이 가능하므로 인력의 이동관리에 제한성이 있다. 또한 의료 인력의 업적평가는 직무의 특성상 기준 설정이 매우 어려운 현실이다.

③ 의료 관련 법령(보건의료기본법, 의료법, 의료기사 등에 관한 법률 등)의 규제

의료인력은 의료법 등 관련 법령에 따라 정원산정 및 인력 채용 등에서 법적 요건을 충족하여야 한다.

④ 연공서열형 인사관리체계 유지

보건의료인력 특히 의사 중심의 의료인력은 과거부터 연공서열주의 인사관리체계가 지배해 왔다.

2) 의료기관 임금관리의 문제점

(1) 임금결정에 부가가치의 반영 미흡

오늘날 조직의 중요한 경영가치는 이윤의 극대화 보다는 부가가치 생산성의 향상에 더 많은 관심을 기울이고 있다. 이에 따라 인건비를 포함한 부가가치는 분배의 원천으로서 임금의 결정에서 중요시되는 요소이다. 그러나 대다수 의료기관의 임금관리는 근로자의 부가가치 생산성을 고려한 임금결정이 이루어지지 않고 있는 것이 현실이다.

(2) 임금체계의 경직성

의료기관의 임금구성 체계는 경직성으로 인해 외부 환경이나 여건의 변화에 신축성 있게 신속하게 대응하지 못함으로써 경영관리 전반에 부정적인 영향을 미칠 수 있다.

(3) 임금관리체계의 복잡성 및 임금제도 개편의 어려움

많은 의료기관에서 기본급에 제수당과 상여금의 추가 지급을 통해 근로자의 실질적인 임금을 결정함으로써 제수당과 상여금의 비중이 높은 복잡한 임금관리체계가 되었다.

(4) 복잡한 임금호봉표의 운영

의료기관은 보수기본표, 간호직 보수기본급표, 임금총액 지급률, 상여금 및 정근수당 지급기준, 수당 등 지급기준표, 공무직 및 기간제근로자 보수기본급표 등 임금과 관련된 보수

표 및 지급기준이 매우 다양하고 복잡하다.

3) 의료기관 임금관리의 개선 방안

(1) 연공서열주의에서 성과배분제를 가미한 임금관리체계로 전환

우리나라 의료기관의 임금관리체계는 과거에는 연공급을 근간으로 하는 임금체계를 보편적으로 실시하였으나, 최근에는 연공급과 연봉제를 혼합하는 병원, 전직원 연봉제를 도입하는 병원, 기본연봉과 성과연봉을 혼합하여 임금지급을 하는 병원 등의 다양한 임금지급 구조를 보이고 있다.

그러나 아직도 상당수 의료기관의 임금관리는 연공급 체계의 유지, 각종 수당의 과다, 상여금의 고정급화로 인해 임금지급체계가 복잡할 뿐만 아니라 개인의 능력, 공헌도, 경영실적 등을 임금관리에 반영하는 것이 미흡하여 근로자의 동기부여와 의료기관의 경쟁력 강화 차원에서 큰 장애요인이 되고 있다. 그러므로 근로자의 요구에 부응하고 병원의 성장을 위해서는 보다 합리적인 임금관리체계를 구축할 필요가 있다.

합리적인 임금관리체계의 구축은 개별 의료기관의 특성과 실정을 고려하되 학력, 연령, 근속연수 등의 속인적 요소 보다는 직무 및 업무성과가 중시되는 임금관리체계로 나아가야 한다. 그리고 임금구성항목에서는 '기본급+제수당+상여금' 구조를 '기본연봉(생활급+능력급)+성과급'으로 단순화하여 개편하는 것을 고려할 필요가 있다.

(2) 의료기관의 특성에 부합하는 상황별 임금관리와 임금형태 반영

의료기관의 임금체계를 설계할 때 의료기관의 특성에 적합한 시스템을 선정해야 한다.

표 7-12 의료기관의 특성별 임금관리와 임금형태

의료기관의 특성	임금체계와 형태
• 다양한 직종의 전문인력으로 구성 • 단순 노무인력을 동시 고용 • 공인된 면허 및 자격 보유자가 많음 • 전문가단체가 통제하는 노동시장 • 안정적 업무체계의 중요성	• 직종별 다양한 임금관리와 임금형태(다원체계) • 직무급

• 직종 간 가치평가 곤란 • 병원직원의 승진기회 부족 • 교육훈련과 경험이 중요	• 연공급
• 업무의 위험, 교대 근무	• 기준외 급여
• 업무성과의 계량적 측정 곤란	• 시간급(고정급)

(3) 평가보상시스템의 구축

업적평가 및 역량평가 등을 체계적으로 실시하고 직종별 및 직급별 차별화된 평가체계를 운영하며, 평가결과를 승진과 인센티브 그리고 교육훈련 등의 보상에 연계하는 것을 원칙으로 하여야 한다. 무엇보다도 중요한 것은 평가의 객관성과 공정성이 담보되어 피평가자 스스로 평가결과를 신뢰할 수 있는 문화가 형성되어야 한다.

(4) 임금관리담당 직원의 교육 · 훈련

임금은 기본적으로 관련 법률에 근거하여 집행되어야 하므로 관련 법률이나 지식을 겸비한 유능한 직원이 그 업무를 담당하는 것이 매우 중요하다. 또한 임금은 의료기관 구성원 개개인의 동기를 유발하는 데 필수적인 요소로 작용한다. 동시에 나날이 경쟁이 격화되는 의료환경 속에서 유능한 인력의 확보와 유지를 위해서는 내부적으로는 임금의 효율적 관리가 필요하고 외부적으로는 정부의 보건의료인력정책 및 타 의료기관의 임금관리 방침을 주의 깊게 살펴보아야 한다.

따라서 의료기관에서는 인사관리담당자를 대상으로 임금수준, 임금체계, 임금형태를 합리적이고 공정하게 운영하는데 필요한 교육 · 훈련의 기회를 제공하여 임금관리의 전문적 역량을 갖출 수 있도록 해야 한다.

학습정리

1. 임금의 개념과 임금관리의 중요성을 설명하시오.
2. 임금관리의 범위를 설명하시오.
3. 임금수준의 결정요인을 설명하시오.
4. 임금체계의 구성 요인을 설명하시오.
5. 연공급, 직무급, 직능급 등의 개념 및 각각의 장 · 단점을 설명하시오.
6. 임금형태 중 시간급제를 설명하시오.
7. 성과급제의 유형과 그 장 · 단점을 설명하시오.
8. 스캔론 플랜과 럭커 플랜을 설명하시오.
9. 연봉제의 유형과 중요 내용을 설명하시오.
10. 의료기관의 임금관리의 특성과 임금관리의 개선 방안을 설명하시오.

제3절 복리후생관리

1. 복리후생의 개념

1) 복리후생의 의미와 중요성

(1) 복리후생의 개념

복리후생은 조직구성원과 그 가족의 생활수준 향상을 위하여 시행하는 임금 이외의 간접적인 경제적 및 비경제적인 제반 급여로서 각종 복지시설이나 제도를 포함하는 물질적, 정신적인 서비스를 총칭하여 말한다. 의료기관에서는 복리후생을 통해 조직구성원의 장기근속을 유도하고, 핵심 인재의 이탈을 방지하며, 노동시장에서 우수한 신규인력을 유인할 수 있다. 또한 구성원의 조직에 대한 충성심을 고양하고 조직에 대한 신뢰감과 애착심을 증대시켜서 궁극적으로 구성원의 조직몰입을 유도할 수 있다.

(2) 복리후생의 특징

복리후생은 간접적인 보상이라는 측면에서 임금과는 다른 특징을 가지고 있다.

첫째, 임금은 금전적인 보상으로 대체로 현금으로 지급되지만, 복리후생은 현금뿐만 아니라 현물이나 시설물 이용, 서비스 제공 등과 같이 다양한 형태로 제공된다.

둘째, 임금은 근로자에게 지급되는 직접적인 보상이지만, 복리후생은 근로자와 그 가족들에게도 제공되는 간접적인 보상 방법이다.

셋째, 임금은 근로에 대한 대가로 매월 정기적으로 지급되지만, 복리후생은 모든 근로자에게 정기적으로 제공되거나 일정 기간 내에 반드시 제공되어야 하는 것은 아니며, 혜택을 받을 수 있는 조건이 되거나 본인의 필요에 따라 제공받는 것이 일반적이다.

넷째, 임금은 근로자 개인의 연공, 능력, 성과 등을 평가하여 산정한 금액을 지급하는 개별적인 보상이지만, 복리후생은 조직 내 모든 근로자에게 제공되는 집단적인 보상의 성격을 갖는다.

다섯째, 임금은 기본적으로 근로자가 제공한 근로에 대한 반대급부이므로 당연히 요구할 권리가 있지만, 복리후생은 모든 근로자를 대상으로 하더라도 근로자 개인 입장에서는 구체적인 상황이나 조건이 발생해야 혜택을 받게 된다.

여섯째, 임금은 현금으로 지급받고 나면 근로자가 자유롭게 자기의 욕구에 따라 사용할 수 있지만, 복리후생은 구체적인 용도가 제한되어 있기 때문에 특정한 필요에 맞게 활용해야 한다.

(3) 복리후생의 기능

① 근로생활 안정 및 근로의욕 증대

복리후생은 근로자와 그 가족들에게 임금 외에 추가적으로 제공되는 간접적인 보상으로 근로자의 생활안정과 노동력의 재생산에 영향을 미치며 근로자들의 동기부여를 통한 근로의욕을 고취할 수 있다.

② 우수 노동력의 확보 및 유지

다양한 복리후생 프로그램은 근로자의 생활안정과 노동력의 재생산에 영향을 미치게 되며, 우수한 인재를 유인할 수 있는 중요한 동인이다. 의료기관에서는 이를 통해 직원들의 애사심을 고취하고 업무에 몰입할 수 있는 환경을 제공한다.

③ 조직 내 인간관계 개선

능력주의 임금제도 하에서는 근로자의 개인별 능력이나 성과에 따라 임금액이 차별적으로 지급된다. 그러나 복리후생은 모든 근로자에게 공평하게 제공되는 간접적 보상이므로 구성원 간의 일체감 증대 및 인간관계 개선에 이바지할 수 있다.

④ 노사관계 안정

다양한 복리후생 프로그램의 운영은 근로자들이 조직을 신뢰하게 하고 나아가 노사관계의 안정화에 공헌할 수 있게 한다. 특히 복리후생 프로그램을 노사가 공동으로 관리하는 경우 협력적이고 안정적인 노사관계를 촉진할 수 있다.

⑤ 의료기관의 이미지 제고

근로자를 위해 다양한 복리후생제도를 운영하는 병원을 우리는 '일하기 좋은 병원' 또는 '일하고 싶은 병원'으로 지칭하는 경우가 많은데, 복리후생 시설을 지역사회에 개방하거나 지역사회와 공동으로 운영하는 경우 의료기관의 이미지 제고에 긍정적인 영향을 미친다.

2. 복리후생의 유형

복리후생은 크게 법정 복리후생과 비법정(법정외) 복리후생으로 구분할 수 있다.

1) 법정 복리후생

법정 복리후생은 국가의 사회보장정책과 관련이 깊은 복리후생으로 사회보험(산업재해보상보험, 국민건강보험, 국민연금, 고용보험)에 대한 지원과 유급휴일(휴가)제도 및 법정 퇴직금이 이에 해당된다.

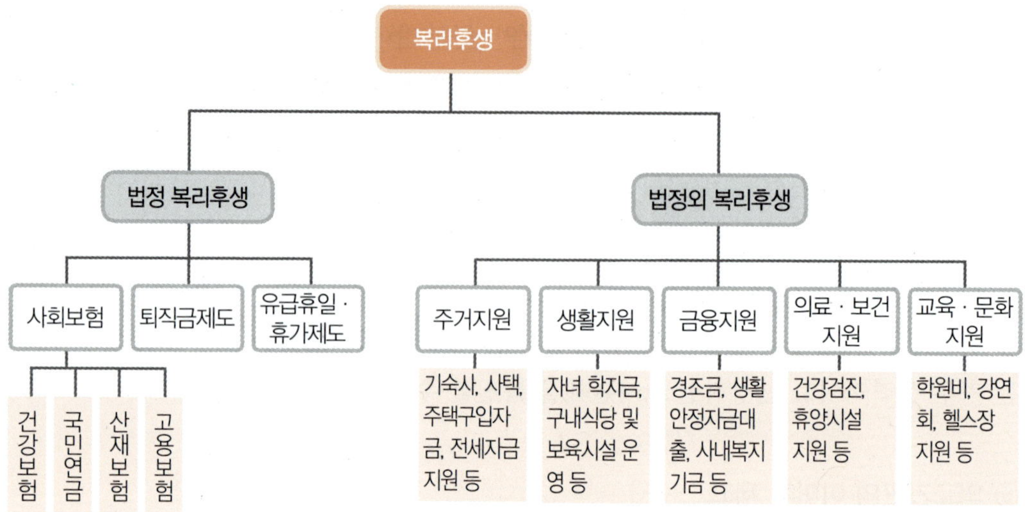

그림 7-6 복리후생의 유형

(1) 사회보험

우리나라의 사회보장제도의 사회보험에는 산업재해보상보험, 국민건강보험, 국민연금 그리고 고용보험이 있다. 이 중에서 국민건강보험(직장가입자)과 국민연금은 그 비용을 병원의 사용자와 근로자 본인이 각각 반씩 부담하며, 산업재해보상보험은 사용자가 전액 부담한다.

(2) 유급휴가

근로기준법상 연차 유급휴가일수는 1년간 8할 이상 출근한 근로자는 15일이며, 3년 이상 계속 근로한 자는 계속근로일수 매 2년에 대하여 1일을 가산한 유급휴가를, 기본휴가의 요건을 갖추지 못한 자에게는 1개월 개근에 대하여 1일의 유급휴가를 제공하도록 규정하고 있다. 그리고 휴가의 총일수는 25일이 한도이므로 이를 넘을 수는 없다.

(3) 퇴직금제도

① 퇴직금의 의의

퇴직금은 일정 기간 의료기관에 근속한 퇴직자에게 주어지는 금전적 급여를 의미하며,

우리나라에서는 '근로자퇴직급여보장법'에 의하여 퇴직금을 법정 제도화하여 법정퇴직금으로 운영하고 있다. 우리나라는 퇴직 후 근로자의 노후생활을 보장하기 위한 방안으로 퇴직금 지급을 법률로 보호하고 있다. 퇴직금제도는 임금의 지급을 보완하고, 근로자의 장기근속을 유도하는 효과를 거둘 수 있다.

현재 우리나라 퇴직금제도는 근로자가 퇴직 시 일정액을 일시에 지급받는 퇴직일시금과 퇴직 이후 일정 기간 동안 정기적으로 지급받는 퇴직연금이 있으며 보통 퇴직금이라고 하면 퇴직일시금을 말한다. 퇴직금 수준은 계속근로기간 1년마다 30일분 이상의 평균임금을 지급하도록 하고 있으며, 사용자는 근로자가 퇴직한 날로부터 14일 이내에 퇴직금을 지급해야 한다.

② 퇴직연금제도

퇴직연금제도는 퇴직일시금을 연금으로 전환하여 근로자의 안정적인 노후생활을 강화하고 기업의 퇴직금 부담을 합리적으로 관리할 수 있도록 개선하기 위하여 시행하는 것이다. 퇴직연금제도는 사용자가 근로자에게 지급할 퇴직금을 정기적으로 금융회사에 적립하고, 이 재원을 근로자의 퇴직 시에 연금으로 지급하는 제도이다. 우리나라의 퇴직연금제도는 '근로자퇴직급여보장법'에 따라 2005년 12월부터 근로자 5인 이상 사업장을 대상으로 시행되었으며, 현재는 근로자를 사용하는 모든 사업(사업장)을 대상으로 적용한다.

(4) 유급휴일휴가제도

유급휴일휴가는 근로자가 실제로 근로를 제공하지 않는 날에 대해서도 급여를 받는 제도이다. 근로기준법에서 정한 법정 유급휴일휴가는 일주일에 평균 1회 이상의 유급휴일과 근로자의 날인 5월 1일이 있다. 이외에 연차휴가, 생리휴가, 산전 · 산후휴가 등을 법정 휴가로 규정한다. 한편 국경일, 명절, 어린이날 등 관공서 공휴일과 대체공휴일도 유급휴일에 포함된다.

2) 법정 외 복리후생

법정 외 복리후생은 국가적 차원이 아니라 조직이 자발적으로 실시하는 임의적인 복지제도이다. 법정 외 복리후생에는 주거, 식사, 문화, 경조 관련 비용의 지원과 학비보조, 근로자 휴양비용 등이 포함된다.

(1) 주거지원

주거지원은 조직이 구성원에게 주거를 지원함으로써 구성원의 생활안정, 실질소득의 상승, 고용 정착화 등을 기대하는 복리후생제도이다.

(2) 생활지원

생활지원은 근로자의 근로생활 안정을 위한 광범위한 생활관계 지원 시설 및 제도를 말한다. 여기에는 다음과 같은 내용들이 포함된다.

① **급식지원** : 회사 내의 무료 또는 할인 식당 운영, 회사 외부 식당과의 할인 계약, 식비보조, 도시락 제공 등

② **일용품 제공 및 구매지원** : 근무복의 유상 또는 무상 지원, 자사제품 및 서비스의 할인 판매, 구매 지원 등

③ **위생시설 지원** : 근로자의 청결 유지 및 작업능률 향상을 위한 이 · 미용실, 목욕실 또는 샤워장 지원 등

④ **육아 및 장학 지원** : 조직 내 보육시설 및 육아실 설치 운영, 근로자 자녀에 대한 장학금 지원 등

⑤ **경조사 지원** : 조직구성원의 경조금 지원 등

(3) 금융지원

금융지원은 근로자의 경제적 안정을 위한 복리후생제도이다. 금융지원은 크게 근로자와 그 가족들이 경조사나 갑작스런 재해를 입었을 때 경제적으로 지원하는 공제제도와 종업원의 주택 마련, 재해극복 등을 위해 사내 적립이나 융자제도를 통해 지원하는 금융제도이다.

(4) 의료보건지원

의료보건지원은 근로자와 그 가족의 질병 예방 및 치료와 관련된 보건위생시설을 확보하고 지원하는 것을 말한다.

① **시설 지원** : 의무실, 진료실, 보건상담실, 심리상담실 등을 통한 진료서비스 지원

② 건강검진 : 근로자와 그 가족의 질병, 감염병예방과 조기치료를 위해 정기적인 건강 진단 및 상담을 지원
③ 휴양시설 : 휴양소 설치 운영 및 외부 휴양기관과의 계약을 통한 휴양시설 이용 지원

(5) 교육문화지원

교육문화지원은 근로자의 건강한 심신 유지 및 여가 활용, 교양 활동 촉진 등을 지원하는 복리후생제도이다.

(6) 사내 근로복지기금

사내 근로복지기금은 조직이 수익을 많이 내었을 때 그 이익의 일부를 출연해 직원 복리후생의 안정적인 재원으로 활용하는 일종의 성과배분제도를 말한다.

(7) 근로자 지원프로그램

근로자 지원프로그램은 직원이 업무수행 및 개인 생활에서 발생하는 직무 스트레스, 조직 내 관계, 건강, 부부 및 자녀문제, 재무관리 등의 해결 및 일과 삶의 균형 욕구의 해결을 지원하는 프로그램을 말한다.

3. 복리후생제도의 설계

1) 복리후생제도의 설계 원칙

의료기관의 복리후생 설계의 관점에서는 근로자가 근무하고 있는 의료기관의 자발적 복리후생의 구성과 내용을 중요하게 인식하고 있어야 한다. 법정 외 복리후생의 내용을 설계하는 데에는 일반적으로 다음과 같은 원칙이 고려되어야 한다.

(1) 근로자의 욕구 충족

복리후생제도에 대한 근로자들의 참여와 그 효과를 높이기 위해서는 복리후생 프로그램이 근로자의 욕구를 충족시킬 수 있도록 설계되어야 한다.

(2) 근로자의 참여

복리후생 프로그램은 근로자의 욕구를 충족시키기 위한 것이므로 복리후생 프로그램의 설계단계부터 근로자의 참여가 필요하다. 또한 모든 근로자가 복리후생 프로그램을 적절히 활용할 수 있도록 공지하고 권장하여 프로그램 재설계 시 경험과 만족도를 피드백할 필요가 있다.

(3) 다수 혜택

복리후생 프로그램은 가능한 많은 근로자들이 이용할 수 있도록 수혜의 범위가 넓어야 한다. 특정 근로자들을 위한 프로그램은 위화감을 일으키고 불공정 의식을 초래할 수 있으므로 오히려 역효과가 날 수 있다.

(4) 의료기관의 지불능력

근로자에게 필요하고 많은 혜택이 가는 프로그램이라도 의료기관의 재정상 지불하기 부담스럽다면 채택하지 않아야 한다.

2) 선택적 복리후생제도

(1) 선택적 복리후생제도의 개념

1970년대 처음으로 미국에서 소개된 선택적 복리후생제도는 카페테리아 복리후생제도라고도 한다. 이는 조직구성원 개개인이 본인이 처한 상황이나 선호도에 비추어 본인의 의지에 따라 복리후생 혜택의 유형이나 수준을 선택할 수 있는 제도를 말한다.

선택적 복리후생제도가 일반 복리후생제도와 다른 가장 큰 특징은 직원에게 선택권을 부여한 점이다. 기존의 복리후생제도가 평균적인 직원을 가정하고 그러한 직원이 필요할 것이라고 판단되는 제도를 설계하여 각 개인이 복리후생제도가 규정하고 있는 상황이 발생하면 혜택을 제공하는 방식이었다면, 선택적 복리후생제도는 개개인의 선택에 기초하여 복리후생제도의 내용이나 수혜 수준이 달라진다는 점에서 차이가 있다.

의료기관이 선택적 복리후생제도를 도입하는 이유는 크게 두 가지로 요약할 수 있다.
첫째, 의료기관에서 제공하는 복리후생의 비용을 통제할 수 있다.

둘째, 복리후생의 선택권을 부여하여 구성원들의 다양한 욕구를 충족시킴으로써 보다 효과적으로 동기부여를 할 수 있다.

(2) 선택적 복리후생제도의 특징

선택적 복리후생제도가 일반 복리후생제도와 대비되는 특징은 다음과 같다.

① 개별적이다.

일반 복리후생제도가 구성원에 대한 개인적인 구별 없이 집단적으로 구성원 전체를 기준으로 산출하여 집행하는 방식이라면, 선택적 복리후생은 구성원 개개인의 욕구와 이해관계를 중시하는 개별적 제도이다.

② 유연하다.

선택적 복리후생은 구성원에게 다양한 상품과 서비스 가운데 선택권을 부여하는 유연한 제도이다.

③ 참여적이다.

일반 복리후생제도는 대부분 구성원의 의견을 청취하거나 제도의 설계과정에 구성원이 참여하는 경우가 거의 없고, 인사부서에서 조직의 필요에 따라 설계하는 비참여적인 방식을 취한다면, 선택적 복리후생제도는 구성원들의 의사를 매우 중요시 하여 근로자들의 복리후생에 대한 욕구를 조사하고, 제도의 설계와 집행단계에서도 전체 구성원이나 근로자의 대표가 참여하는 것이 일반적이다.

④ 효과적이다.

일반 복리후생제도는 복리후생의 비용이나 관리의 효율성만을 강조한다면, 선택적 복리후생제도는 전체 인적자원관리시스템과 총체적 보상시스템의 일환으로서 조직의 목표를 달성하는지 여부에 관심을 가지며, 비용 대비 효과를 중시한다.

(3) 선택적 복리후생제도의 장점 및 단점

선택적 복리후생제도의 장점 및 단점은 다음과 같다(표 7-13).

표 7-13 선택적 복리후생제도의 장점 및 단점

장점	단점
1. 조직구성원들이 자신의 필요와 욕구에 가장 적합한 복리후생제도를 선택할 수 있어 복리후생에 대한 직원들의 만족도를 높일 수 있다. 2. 복리후생에 대한 구성원들의 욕구를 시기적절하게 반영할 수 있다. 3. 조직구성원들이 복리후생제도를 직접 설계하고, 설계과정에서 가족들의 의견도 반영할 수 있어 복리후생에 대한 이해 증진과 함께 구성원들의 자율과 책임 의식을 강화할 수 있다. 4. 새로운 복리후생제도의 도입을 통해 구성원의 복리후생에 대한 선택의 폭을 넓혀줄 수 있다. 5. 복리후생비용의 사전 예측을 통해 노동비용의 안정적인 통제가 가능하다. 6. 노동조합 혹은 근로자 대표를 선택적 복리후생제도의 계획, 실행, 사후평가 과정에 참여하게 함으로써 노사 간의 협력을 증진할 수 있다.	1. 전문가가 아닌 구성원에게 복리후생제도에 대한 설계와 판단을 맡김으로써 구성원의 선택이 잘못되었을 경우 조직의 복리후생 효과가 감소할 수도 있다. 2. 선택적 복리후생제도의 효율적인 운영을 위해서는 인적자원정보시스템의 도입이 전제되어 지원되어야 한다. 3. 설계단계부터 예상보다 많은 비용이 증가할 수 있다.

학습정리

1. 복리후생의 개념과 특징을 설명하시오.
2. 복리후생의 기능을 설명하시오.
3. 복리후생의 유형을 제시하고, 법정 복리후생과 법정 외 복리후생을 비교하여 설명하시오.
4. 복리후생프로그램 중 선택적 복리후생제도의 내용과 장 · 단점을 설명하시오.

[참고문헌]

권순창 외(2013), 병원인사관리, 장솔출판사, p.178-237

김면식(2020), 인적자원관리, 학현사, p.269-327

김영훈(2013), 병원인적자원관리, 수문사, p.189-236

김익화(2010), 고용관리, 대한병원행정관리자협회 병원인사관리 연수교재, p.137-161, p.198-218

문상식, 최만규, 정상진(2019), NEW 병원인적자원관리, 보문각, p.319-385

안상윤(2020), 보문각, NEW 병원조직인사관리, p.494-555

정기선, 김영배(2010), 신 병원인사관리론, 현문사, p.271-358

정동양(2000), 병원조직인사론, 현문사, p.340-382

정두채(1996), 병원관리(강의자료), p.137-161, p.198-210

최중락(2020), 인사관리와 고용관계, 상경사, p.358-448

John Storey(1995), Human resource management, Routledge

Noe, Hollenbeck, Gerhart, Wright(2020), Fundamentals of Human Resource Management, McGraw-Hill eBook

- 건강보험제도

https://terms.naver.com/entry.nhn?docId=299283&cid=43665&categoryId=43665

- 산업재해 보상보험

https://terms.naver.com/entry.nhn?docId=3536552&cid=58550&categoryId=58551

- 고용보험

https://terms.naver.com/entry.nhn?docId=572421&cid=46625&categoryId=46625

- 국민연금

https://terms.naver.com/entry.nhn?docId=75863&cid=42155&category

Id=42155

https://terms.naver.com/entry.nhn?docId=931606&cid=43667&categoryId=43667

- 복리후생

https://terms.naver.com/entry.nhn?docId=2178266&cid=51072&categoryId=51072

https://terms.naver.com/entry.nhn?docId=470474&cid=42120&categoryId=42120

- 선택적 복리후생제도

https://terms.naver.com/entry.nhn?docId=69260&cid=43667&categoryId=43667

- 육아보조금

https://ko.dict.naver.com/#/entry/koko/6f24a1a9ce6449beb13c1241472360f6

- 복리후생시설

https://terms.naver.com/entry.nhn?docId=1102991&cid=40942&categoryId=31638

- 허즈버그 동기위생이론

http://blog.daum.net/_blog/BlogTypeView.do?blogid=0at6I&articleno=199

제8장

인적자원 유지관리

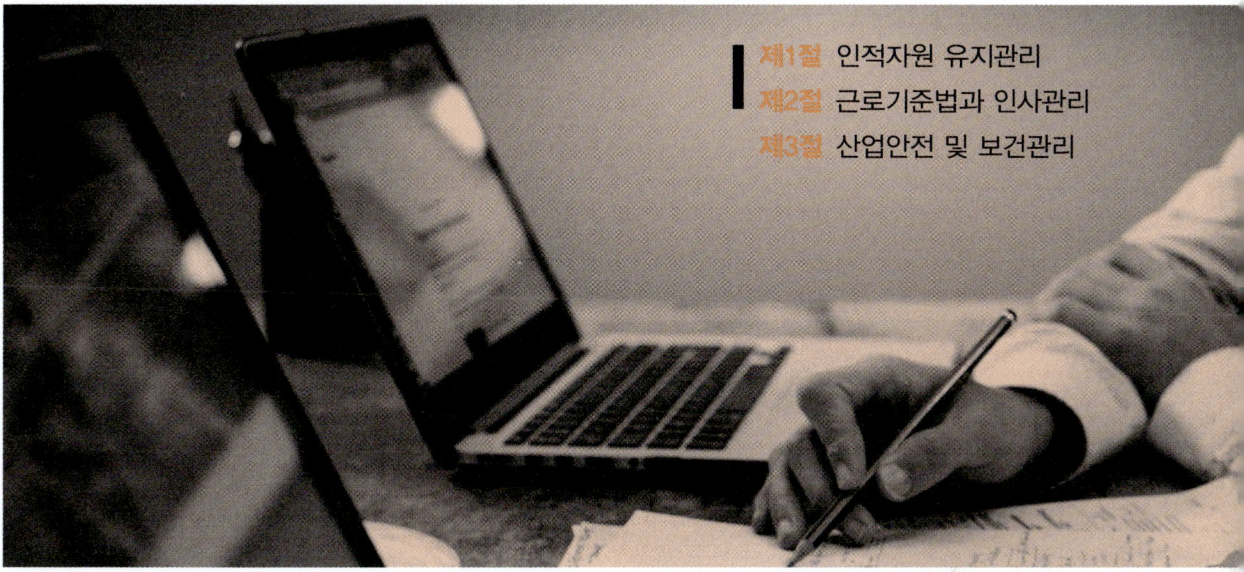

학습목표

1. 인적자원 유지관리의 개념과 중요성을 설명할 수 있다.
2. 근로기준법의 목적과 근로시간의 관리 개념을 설명할 수 있다.
3. 산업안전 및 보건관리의 개념과 중요성을 설명할 수 있다.

08 인적자원 유지관리

제1절 인적자원 유지관리

1. 인적자원 유지관리의 의의

1) 인적자원 유지관리의 개념

인적자원의 유지관리란 조직 내의 인적자원인 근로자가 자신의 능력을 충분히 발휘하면서 지속적으로 근무할 수 있도록 다양한 지원과 체계적 관리를 해나가는 것이다. 특히 직무수행 과정에서 나타나는 조직 내 다양한 문제해결과 지원을 통하여 조직구성원들이 능력을 최대한 발휘하면서 계속 근무를 이어갈 수 있도록 유지하는 활동을 말한다.

2) 의료기관의 인적자원 유지관리의 중요성

변화하는 의료환경에서 의료기관에서 인적자원의 유지는 매우 중요한 일이다. 의료기관의 확보된 인력들이 오랫동안 조직에 몰입과 헌신을 통해 공헌하는 데 있어서 인력의 유지관리는 중요한 부분을 차지한다. 이는 의료기관의 우수한 근로자의 유지와 성과 창출은 서로 밀접한 관련이 있기 때문이다. 또한 숙련된 전문성과 환자를 잘 아는 근로자가 의료기관과 함께 협력해 나갈 때 환자 만족도 상승과 성과 창출이 가능하기 때문이다.

근로자의 이직이나 퇴사는 새로운 인적자원의 모집 및 선발과 신규 근로자 대상의 교육훈련 과정 등이 이루어져야 한다. 결과적으로 인적자원의 유출에 따른 채용을 위한 비용발생과 신규 근로자의 업무 적응 및 숙련 기간 등이 추가로 발생하게 된다. 이러한 이유로 의료기관에서는 우수한 역량을 갖춘 근로자의 유지는 매우 중요하다.

3) 의료기관 인적자원 유지관리의 과제

의료기관 근로자의 직무 및 직장 만족도는 고객인 환자의 만족도 향상에 큰 영향을 미친다. 따라서 의료기관 근로자들이 조직에 만족하고 오랜 기간 일할 수 있는 환경이 조성되어야 한다.

의료기관의 인적자원 유지관리의 주요 과제는 의료기관 근로자들의 이직률을 낮추고, 직무만족 및 조직 내 만족스러운 인간관계 개선을 위한 방안이 마련되어야 한다.

이러한 인적자원의 유지관리를 위한 방안은 다음과 같이 세 가지를 제시할 수 있다.

첫째, 조직의 경쟁력 강화와 근로자의 삶의 질 향상을 균형 있게 실현하기 위해선 구성원의 근무 의욕을 높이는 적절한 동기부여를 해야 한다.

둘째, 조직 내 원만한 의사소통 관리가 되어야 한다.

셋째, 조직 내 인적자원의 유지관리를 위한 제도의 구축과 협력적인 노사관계관리 등이 이루어져야 한다.

(1) 동기부여

의료기관 근로자들의 이직률은 다른 직종에 비하여 높은 편이다. 그 이유는 첫째, 의료기관 특성상 아프거나 몸이 불편한 환자들의 응대와 늘어나는 요구사항으로 인한 스트레스가 높은 편이다. 둘째, 교대 및 휴일 근무 등으로 인한 업무 과중이 발생한다. 셋째, 이원화된 조직구조의 특수성 등으로 인한 직장 내 갈등 상황의 발생은 의료기관 종사자들의 이직률과 직결된다. 따라서 의료기관의 관리자들은 우수한 인적자원을 계속 유지할 수 있도록 동기부여 방안의 마련과 이의 실행이 필요하다.

(2) 의사소통 관리

의료기관의 환자 진료 및 치료라는 목표가 제대로 달성될 수 있도록 구성원들 간의 원만한 의사소통이 필요하다. 조직 내 의사를 비롯한 직원들과의 원활한 의사소통을 통해 조직의 목표 달성과 성장 및 발전을 이룩할 수 있게 해야 한다. 또한 조직 내 원만한 의사소통은 조직의 경쟁력 강화와 근로자의 만족도 제고 및 환자와의 긍정적 관계에도 영향을 미친다.

(3) 인적자원 유지관리 제도의 구축과 노사관계관리

의료기관 근로자의 유지를 위한 제도로 법정 복리후생과 법정 외 복리후생을 효과적으로 설계하여 운영할 필요가 있다. 또한 조직구성원이 상호 이해와 신뢰를 바탕으로 열정을 가지고 의료기관의 유지 및 발전에 기여하도록 사기조사제도, 제안제도, 고충처리제도 등과 같은 인간관계관리제도를 활성화하고 또한 협력적인 노사관계관리를 강화하여야 한다.

2. 동기부여관리의 의의

1) 동기부여의 개념

동기부여란 개인의 생리적 또는 심리적 불충분이나 필요에 의한 행동요인인 동인(motive)을 촉진하여 목적으로 향하게 하는 과정이다. 즉, 한 개인이 구체적이고 목표지향적인 자발적 행동을 추구하도록 하고 그것을 지속적으로 유지하도록 하는 과정을 말한다.

경영자 측에서의 동기부여는 조직구성원이 자신의 욕구 충족과 조직의 목표를 효율적으로 달성할 수 있도록 자발적 행동의 유발과 이를 지속할 수 있도록 촉진하는 일련의 활동 과정을 말한다. 전통적인 조직에서의 동기부여는 일을 안 하려고 하는 사람을 어떻게 하면 열심히 일하도록 하고, 일을 잘하고 있는 사람이 일을 더 잘할 수 있도록 할 것인가에 대한 것이 동기부여와 관련된 문제였다. 하지만 오늘날 조직에서는 과거와는 다른 관점으로 심리적인 동인에 관심을 갖게 되었다. 즉, 변화 수용의 동기, 동기 기준의 전이, 규정 준수의 동기, 조직시민행동의 동기, 경쟁몰입의 동기 등의 다양한 동기들에 관심을 가지게 되었다.

이처럼 동기부여란 조직의 목표를 달성하기 위하여 경영자가 조직구성원인 근로자들을 지휘, 감독하고 도전의식을 불어넣는 것을 말한다. 또한 목표 달성을 위한 인간의 행동을 활성화하고, 행동 방향의 설정과 목표를 지향하도록 하며, 그러한 행동을 지속적으로 유지시키는 역할을 하도록 하는 것이다.

2) 동기부여의 중요성

동기부여는 조직구성원들의 심리적 근거를 이해하고 지원하는 역할을 하기 때문에 중요하다. 또한 경영자 측에서는 근로자의 행동을 그가 원하는 방향으로 변화하도록 하는 수단이 될 수 있으며, 구성원들이 조직이 원하는 역량을 개발하도록 하여 이를 효과적으로 인력개발관리에도 활용할 수 있다. 이러한 동기부여는 인간의 행동 유발과 인간의 행동 방향의 설정 그리고 인간의 행동을 유지하고 지속시키는 특징을 가지고 있다.

3) 동기부여 이론

동기부여 이론은 내용이론(motivation content theory)과 과정이론(motivation process theory)으로 나눌 수 있다(표 8-1). 내용이론은 어떤 요인들이 인간의 행동을 유발하는지에 관한 연구이다. 즉, 인간의 행동을 동기화시키는 원동력이 무엇인지, 무엇이 행동을 일으키는가에 관한 연구로서 인간의 욕구는 무엇이며, 우선순위는 무엇인지와 관련된 것이다. 과정이론은 어떻게 하면 인간의 행동을 유발할 수 있는지, 동기유발을 위한 인지적 전제는 무엇이며, 어떻게 상호 연관되어 있는지를 살펴보는 것이다. 즉, 과정이론은 인간의 행동이 어떻게 유발되고 어떤 단계를 통해 유발되는지에 초점을 두고 있다.

표 8-1 동기부여 이론

내용이론(motivation content theory)	과정이론(motivation process theory)
• 매슬로우(Maslow)의 욕구단계이론 • 알더퍼(Aldefer)의 ERG이론 • 허즈버그(Herzberg)의 2요인이론 • 맥그리거(McGregor)의 XY이론	• 브룸(Vroom)의 기대이론 • 아담스(Adams)의 공정성이론 • 로크(Lock)의 목표설정이론

(1) 내용이론

① 매슬로우의 욕구단계이론

미국의 심리학자 매슬로우(A.H. Maslow)는 인간의 행동은 그의 욕구(need)로 인해 동기가 유발된다고 하고, 인간의 동기에 작용하는 현상을 5단계로 구분하여 제시하였다. 이러한 인간의 욕구는 맨 아래 단계부터 ㉠ 생리적 욕구, ㉡ 안전 욕구, ㉢ 사회적 욕구,

㉣ 자기 존중의 욕구, ㉤ 자아실현의 욕구에 이르기까지 모두 다섯 단계로 구성되어 있다고 주장한다. 그리고 그는 조직의 존재 이유는 구성원들의 결핍과 욕구 충족을 통해 자아실현의 기회를 추구할 수 있는 최소한의 여건을 만들어주는 관점에서 출발한다고 하였다. 그는 인간의 욕구는 하위욕구에서 상위욕구로 발전하게 되는데 사람은 하위단계의 욕구가 어느 정도 충족되면 다음 단계의 욕구를 추구하게 되며, 이는 동기요인으로 작용한다고 주장한다. 또한, 이미 충족된 욕구는 인간의 행동을 유발하는 동기부여의 기능을 더 이상 하지 못한다는 것이다.

매슬로우가 주장하는 인간의 5가지 욕구에 대한 설명은 다음과 같다(표 8-2).

㉠ 생리적 욕구(physiological needs)

의 · 식 · 주와 같은 인간의 생명 유지와 직결되는 욕구이다.

㉡ 안전 욕구(safety needs)

육체적 · 경제적으로 안전한 상태를 갖고자 하는 욕구를 말한다.

㉢ 사회적 욕구(social needs)

집단이나 동료로부터 소외되지 않으려고 어떤 집단에 가입하고자 하거나 동료들과 친목(사랑)을 갖고자 하는 욕구이다.

㉣ 자기 존중의 욕구(self-esteem needs)

다른 사람들로부터 좋은 평가와 존경을 받고 싶어 하는 욕구이다.

㉤ 자아실현의 욕구(self-actualizing needs)

자기의 잠재적 역량을 최대한 발휘하여 창조적인 인간이 되고자 하는 최상위의 욕

표 8-2 매슬로우의 욕구단계이론

구분	내용
생리적 욕구	• 인간의 가장 기본적인 욕구 • 배고픔, 목마름, 수면, 성욕 등에 대한 생리적인 욕구
안전의 욕구	• 보호받고 안전하고자 하는 욕구 • 신체적, 정신적, 경제적인 위험으로부터 안전하고자 하는 욕구
사회적 욕구	• 인간의 사회적 존재로서의 욕구 • 교제의 욕구, 애정의 욕구, 소속의 욕구 등
존경의 욕구	• 다른 사람들에게 주목받고, 인정과 존경을 받고자 하는 욕구 • 명예욕, 권력욕 등의 욕구
자아실현의 욕구	• 자아실현을 하고자 하는 최상위 욕구 • 자기 발전을 이루고 자신의 잠재력을 이끌어내어 극대화하는 최고 수준의 욕구

구이다. 특히 자아실현의 욕구로 유발되는 동기는 타율적인 것이 아니라 자율적이기 때문에 매슬로우는 조직 속의 사람들도 조직을 위하여 자율적으로 일할 수 있다고 주장하였다.

② 알더퍼의 ERG이론

알더퍼(Alderfer)는 매슬로우의 욕구단계이론을 수정하여 ERG이론(Existence-Relatedness-Growth Theory)을 제시하였다. 매슬로우의 욕구단계이론은 '만족-진행접근법(satisfaction progression approach)'으로 사람의 욕구는 하위욕구가 만족되었을 때 상위욕구로 진행된다는 이론에 바탕을 두고 있다. 그러나 ERG이론은 만족-진행접근법뿐만 아니라 좌절과 퇴행 요소를 포함하고 있으며, 두 가지 이상의 욕구가 동시에 작용할 수 있다는 가능성을 인정하여 하위욕구와 상위욕구를 3단계로 나누어 존재욕구(Existence Need), 관계욕구(Relatedness Need), 성장욕구(Growth Need)로 제시하였다(표 8-3).

표 8-3 알더퍼의 ERG이론

구분	내용
존재욕구 (Existence Need)	• 생존을 유지하기 위한 욕구 • 매슬로우의 1단계 생리적 욕구(배고픔, 목마름 등)와 2단계 안전의 욕구의 일부를 포함
관계욕구 (Relatedness Need)	• 다른 사람과 인간관계를 맺고자 하는 사회적 존재로서의 욕구 • 매슬로우의 2단계 안전의 욕구 일부와 3단계 소속의 욕구, 4단계 다른 사람으로부터의 존경의 욕구 일부를 포함
성장욕구 (Growth Need)	• 자아를 완성하고자 하는 개인적 성장과 관련된 욕구 • 매슬로우의 4단계 존경의 욕구 일부와 5단계 자아실현의 욕구 단계를 포함

③ 허즈버그(F. Herzberg)의 2요인이론(two factor theory)

매슬로우의 욕구단계이론이 인간의 일반적인 욕구구조에 대한 이론이라면, 허즈버그의 2요인이론은 조직경영 측면에 보다 밀접하게 접근하여 제시된 이론이다. 그는 조직구성원이 직장에서 일하면서 느끼는 심적 상태에 영향을 미치는 요인에는 만족요인과 불만족요인의 두 가지 요인이 있다고 보았다(표 8-4). 조직구성원에 만족요인은 성취감, 인정, 발전 의지, 책임, 직무 내용 등과 같은 직무 자체와 관련된 요인들이다. 이 만족요인들은 조직구성원이 더 높은 성취감을 느끼고 생산성을 달성하는 데 효과적으로 동기유발을 시켜주기 때문에 동기요인이라 할 수 있다. 그리고 그는 사람들의 욕구는 단계적으로 이루어지지 않으며, 조직구성원에게 만족을 주는 요인과 불만족을 주는 요인은 서로 별

개의 차원으로 독립되어 있다고 주장하였다.

반면에 불만족요인은 조직의 정책, 상사, 급여, 작업환경, 동료 등 직무를 둘러싼 직무 환경 요인들이 중심을 이루고, 이러한 요인들은 직무의 불만을 예방할 수 있는 것이라는 측면에서 위생요인(hygiene factor)이라고도 주장한다. 종래에는 어떤 요인들이 문제가 있을 때는 직무의 불만을 야기하고 그것이 개선되면 만족을 준다고 가정하고 있다. 그에 비해 허즈버그는 개인에게 있어서 만족과 불만을 별개의 차원으로 인식하고 있으며, 그것에 작용하는 요인들 간에도 차이가 있다고 주장한다. 예를 들어, 허즈버그는 급여를 불만족요인으로 보고 있는데, 급여가 적으면 불만이 야기되지만 그것이 인상되어도 불만을 줄이는 데 그치는 것이지 그것이 만족으로 유도되어 근로자에게 동기유발을 시키는 것은 아니라는 것이다. 근로자를 만족시키거나 동기유발을 시키기 위해서는 별도의 만족요인이 제공되어야 한다는 것이다.

경영자는 궁극적으로 근로자들을 만족시키고 동기를 유발해야 하는 과제를 가지고 있다. 허즈버그에 의하면 직원에 대한 동기유발은 만족요인을 부여함으로써 가능하다는 것이다. 만족요인은 직무의 내용 요인들이다. 따라서 조직에서 직원들이 직무에 대한 만족을 가지고 높은 성과를 내기 위해서는 근로자들이 수행하고 있는 일을 바꿔주어야 한다는 것이다. 즉, 성취감이나 책임감 등과 같은 만족요인이 제공될 수 있도록 근로자들의 직무를 재설계하는 것이 동기유발의 핵심이라는 것이다.

표 8-4 허즈버그의 2요인이론

구분	내용
위생요인 (불만요인)	• 근무 및 작업환경과 관련이 있는 직무의 외재적 성격을 갖고 있음 • 직무만족이나 생산성에는 직접적 관련이 없음 • 위생요인의 충족은 불만족의 감소만 발생, 만족에는 작용하지 못함 • 회사정책, 행정, 급여, 작업환경, 직장 내 대인관계 등
동기요인 (만족요인)	• 사람들이 만족과 성과를 가져오게 하는 동기부여에 효과적인 요인 • 직무의 내재적 성격, 직무만족이나 생산성에 직접적 관련이 있음 • 개인의 성취감, 외부의 인정, 도전해볼 만한 만족스러운 직무, 승진이나 성장 가능성 등

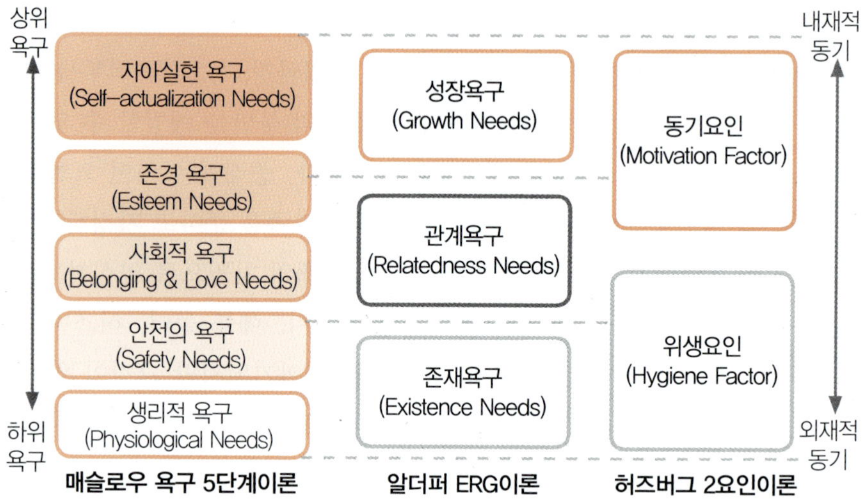

그림 8-1 동기부여 이론의 비교

자료 : 신유근 외 2인, 조직행위론, 매슬로이론, 허츠버그이론, 앨더퍼이론의 관련성(p.107) 수정하여 재구성

④ 맥그리거(McGregor)의 X · Y이론

맥그리거(D. McGregor)가 인간관을 동기부여의 관점에서 분류한 이론이다. 맥그리거는 전통적 인간관을 X이론으로, 새로운 인간관을 Y이론으로 제시하였다. 맥그리거는 근로자들의 사회적 상호작용에 대한 모델로써 X이론과 Y이론이라는 2가지 경영기법의 모델을 제시하였다(표 8–5). 이 X · Y이론은 기본적으로 경영자가 생각하는 인간의 본성에 대한 극단적인 두 개의 관점으로 이루어져 있다. 먼저 X이론은 권위주의적인 경영관리 이념에 근거하고 있으며, 인간을 조직의 요구에 얽매여 있는 수동적인 지위로 이해하고 있다. 이 X이론에 의하면 인간은 본래 일하기를 싫어하고 지시받은 일밖에 실행하지 않는다. 경영자는 금전적 보상을 유인으로 사용하고 엄격한 감독, 상세한 명령으로 통제를 강화해야 한다는 것이다.

Y이론은 인간에게 노동은 놀이와 마찬가지로 자연스러운 것이며, 인간은 노동을 통해 자기의 능력을 발휘하고 자아를 실현하고자 한다는 것이다. 맥그리거는 모든 경영은 Y이론에 입각한 인간관리 차원으로 발전되어야 한다고 강조하고 있다. 따라서 경영자는 조직 구성원에게 자율적이고 창의적으로 일할 수 있는 여건을 제공해야 한다는 것이다.

표 8-5 맥그리거의 X · Y이론

구분	내용
X이론	• 인간은 원래 일하기 싫어하며, 가능하면 일하는 것을 피하려고 함 • 조직의 목표를 달성하기 위해서는 명령과 통제가 필요 • 동기부여는 생리적, 안전적 수준에서 일어남
Y이론	• 다른 사람들에게 인정받거나 스스로 충족감을 느끼는 것을 중요하게 여기며, 조직의 목표를 달성하기 위해서 자기 지향적이며, 자기통제가 가능하다는 이론 • 근로자들은 적절히 동기부여만 된다면 일에 대한 책임 수용과 자율적이며 창조적이고 자기통제가 가능 • 동기부여는 생리적, 안전적 수준뿐만 아니라 존경 및 자아실현의 수준에서도 일어남

(2) 과정이론

① 브룸(Vroom)의 기대이론

브룸(Vroom)은 개인의 동기는 자신의 노력에 의한 성과 달성의 기대와 성과 달성이 자신에게 보상을 제공할 것이라는 기대감에 의해 결정된다는 이론을 제시하였다. 그는 기대이론에서 'M(동기부여)=E(기대감)×I(수단성)×V(유의성)'이라는 방정식이 성립한다고 주장한다. 그는 동기를 유발하는 영향요인이 행위의 결과로 얻게 되는 보상에 부여하는 가치(V: valence)와 행위의 1차적 결과가 2차적 결과로서 얻게 될 보상에 대한 가능성인 수단성(I: instrumentality) 그리고 자신의 행동을 통해 1차적 결과물을 얻을 수 있을 것이라는 자신감인 기대(E: expectancy)가 각 개인의 동기부여에 작용한다고 하였다(표 8-6).

표 8-6 브룸의 기대이론

구분	내용
유의성(V)	• 개인이 노력을 통해 성과를 달성함으로써 주어지는 보상의 각 요소에 대한 욕구 정도
수단성(I)	• 노력해서 성과를 달성했을 때 조직의 보상을 얻을 수 있다는 주관적인 믿음
기대감(E)	• 개인이 노력했을 때 성과를 달성할 수 있다고 생각하는 주관적인 확률

② 아담스(Adams)의 공정성(equity)이론

아담스는 조직 내 구성원들이 서로를 비교하는 것에 주목하여 조직구성원 간 대우의 공정성(형평성)에 대한 인식이 동기부여에 영향을 미친다는 공정성이론을 제시하였다. 그는 조직구성원은 자신이 기울인 노력에 대한 보상이 절대적인 기준뿐만 아니라 다른 사람과 비교한 상대적 기준도 중요하게 인식하며, 이때 자신에 대한 보상이 불공정하다고 인식되면 개인은 불공정성을 감소시켜 공정성을 유지하기 위하여 동기가 유발된다는 이론이다(표 8-7).

조직구성원이 비교 대상으로 삼게 되는 준거기준은 다음의 경우와 같다.

① (자신-내부) : 조직 내 다른 직무수행 시 자신의 경험

② (자신-외부) : 조직 밖에서 겪었던 상황이나 경험

③ (타인-내부) : 조직 내 다른 개인 또는 집단

④ (타인-외부) : 조직 밖에 있는 다른 사람 또는 집단

조직구성원의 근속기간, 상별, 조직 내 위치, 교육수준과 전문성 등이 상황변수로 작용한다. 공정성 회복을 위한 개인의 노력으로는 투입물의 변화, 산출물의 변화, 투입물과 산출물에 대한 인지적 왜곡, 준거인물에 대한 영향력 행사, 준거인물의 변경이나 작업장의 이탈 등으로 나타날 수 있다.

표 8-7 아담스의 공성성이론

분배 공정성	• 결과물에 대한 배분이 공정하다고 느끼고 인식하는 공정성의 지각
절차 공정성	• 절차상의 과정 등에 대한 공정성의 지각
상호작용 공정성	• 조직 내에서 절차나 과정 중에서 서로 존중과 신뢰를 받고 있다는 지각
조직 공정성	• 조직에 대한 전반적 공정성에 대한 인식

③ 로크(Lock)의 목표설정(Goal-setting)이론

목표설정이론이란 조직구성원이 직무수행을 위한 과정에서 목적의 구체성, 도전성 그리고 목표 달성에 대한 피드백 등을 제공하여 목표를 명확히 제시해 줄 경우 동기부여가 되며 성과에 영향을 준다는 이론이다.

목표설정이론은 개인이 목표에 몰입하고 있다는 것을 전제로 하고 있으며, 과업의 특성 및 문화 등의 상황요인이나 개인차에 의해 영향을 받지만, 설정된 목표가 구체적이고, 도전의식을 유발하며, 목표 달성에 대한 피드백이 있는 경우 성과를 유발하기 때문에 경영자는 근로자들이 이러한 목표를 갖도록 해야 한다고 주장한다.

3. 의사소통의 의의

1) 의사소통(communication)의 개념

(1) 의사소통의 정의

의사소통이란 사람들 간의 생각이나 감정을 교환하는 모든 행위를 말한다. 그리고 의사소통은 어떤 사실을 다른 사람에게 알리고 전달하는 것으로 공유의 의미를 담고 있다. 또한 의사소통은 서로 다른 사람들이 공통으로 이해할 수 있는 의미와 이해를 만들기 위해 언어적 및 비언어적인 수단을 통하여 서로 노력하는 과정을 말한다.

(2) 의사소통의 의의

조직은 두 사람 이상이 모여 공동의 목적을 달성하기 위해 계속 상호작용하는 유기체이다. 이러한 조직에서 상호작용을 하는 대표적 수단이 의사소통이다. 의사소통은 사람이 사회적 생활을 영위하는데 필요한 가장 기본적인 수단이자 도구로서 인간관계를 구성하는 근본 요소이다. 사람은 그 사회가 인정하는 상징인 언어적 및 비언어적 수단인 말과 글, 문자 그리고 몸짓 등을 사용하여 다른 사람들과 소통하고 서로 관계를 맺고 결속된다.

의료기관에서 근무하는 사람들의 의사소통은 의료서비스의 품질과 고객만족에 결정적인 영향을 준다. 조직구성원은 효과적인 의사소통을 통해 조직의 목적을 달성할 수 있지만, 그렇지 못할 경우는 원하는 목적을 달성할 수 없게 된다. 이와 같은 이유로 상대방과 어떻게 의사소통을 할 것인가 하는 것이 개인 및 조직의 성공과 직결된다고 할 수 있다.

(3) 의사소통의 기능과 중요성

의사소통은 다음과 같은 기능을 통해 사람과 사람을 연결하고 사람과 조직을 연결하여 조직의 목표 달성을 촉진하고, 그 효과를 높이는 데 중요한 역할을 한다.

첫째, 의사결정에 필요한 정보를 제공한다.

둘째, 동기부여를 강화한다.

셋째, 감정 표현의 정서적 표현과 사회적 욕구를 충족시켜 주는 기능을 한다.

넷째, 조직구성원의 행동을 조정하고 통제한다.

조직의 목표를 성공적으로 달성하기 위해서는 체계적으로 조직된 의사소통이 필요하다.

조직 내의 원활한 의사소통은 조직구성원 간의 신뢰감 형성과 업무의 시너지효과 창출 그리고 조직 내 긍정적 분위기 조성에도 중요한 역할을 한다. 만일 조직 내 잘못 전달된 의사소통으로 인해 예상치 못한 결과가 발생할 경우 재작업에 따른 시간적 및 금전적 손실뿐만 아니라 아니라 고객의 신뢰도 잃을 수 있기 때문이다.

학습정리

1. 인적자원 유지관리의 개념을 설명하시오.
2. 의료기관 인적자원 유지관리의 중요성을 설명하시오.
3. 의료기관에서 동기부여의 중요성을 설명하시오.
4. 의사소통의 개념을 설명하시오.
5. 의료기관에서 의사소통에 대한 중요성을 설명하시오.

제2절 근로기준법과 인사관리

1. 근로기준법

1) 근로기준법의 정의

근로기준법은 근로자들의 지위를 보호하고 개선하기 위하여 근로조건의 최저 기준을 정한 법을 말한다. 헌법은 근로자들이 인간으로서 존엄성을 확보하고 그들의 실질적 지위를 보호하고 개선하기 위하여 근로조건의 최저 기준을 법률로 정하도록 규정하고 있으며, 이를 제정해 놓은 것이 '근로기준법'이다.

2) 근로기준법의 목적

근로기준법은 정신 · 육체 노동을 포함한 근로를 제공하는 근로자와 근로를 제공받는 사용자 모두에게 적용되는 법이다. 이 법은 헌법에 따라 근로조건의 기준을 정함으로써 근로자의 기본적 생활을 보장하고 향상하며 균형 있는 국민경제 발전을 꾀하는 것을 목적으로 하고 있다.

3) 근로기준법의 적용 범위

사업장에서 근로기준법의 적용 범위는 사용근로자수가 5인 이상인 날이 전체 가동일수의 1/2 이상인 경우에는 5인 이상 사업장, 1/2 미만인 경우에는 5인 미만 사업장으로 본다. 다만, 동거의 친족만이 근로하는 가족기업은 산정 대상이 아니며, 파견 및 용역 근로자의 경우는 해당이 없다. 그러나 주당 15시간 미만 단시간 근로자(아르바이트 직원)의 직접 고용을 통한 경우는 근로기준법의 적용을 받는다.

(1) 근로기준법상 용어

표 8-8 근로기준법상 용어 정의

용어	정의
근로자	• 직업의 종류와 관계없이 임금을 목적으로 사업이나 사업장에 근로를 제공하는 사람
사용자	• 사업주 또는 사업 경영 담당자, 그 밖에 근로자에 관한 사항에 대하여 사업주를 위하여 행위하는 자
근로	• 육체노동뿐만 아니라 정신노동을 포함한 것
근로계약	• 근로자가 사용자에게 근로를 제공하고 사용자는 이에 대하여 임금을 지급하는 것을 목적으로 체결된 일체의 모든 계약
임금	• 사용자가 근로의 대가로 근로자에게 임금, 봉급, 그 밖에 어떠한 명칭으로든지 지급하는 모든 금품
평균임금	• 이를 산정하여야 할 사유가 발생한 날 이전 3개월 동안에 그 근로자에게 지급된 임금의 총액을 그 기간의 총일수로 나눈 금액
소정근로시간	• 근로시간의 범위에서 근로자와 사용자 사이에 정한 근로시간
단시간근로자	• 통상 근로자의 1주 동안의 소정근로시간에 비하여 짧은 근로자

자료 : 국가법령정보센터「근로기준법 제2조」

2. 근로시간

1) 근로시간과 휴식

근로시간은 휴게시간을 제외하고 1주당 40시간을 초과할 수 없으며, 휴게시간을 제외하고 1일 8시간을 초과할 수 없다. 근로시간을 산정하는 경우 작업을 위하여 근로자가 사용자의 지휘 · 감독 아래에 있는 대기시간 등은 근로시간으로 보고 있다(근로기준법 제50조).

(1) 탄력적 근로시간제

① 3개월 이내의 탄력적 근로시간제

사용자는 취업규칙(취업규칙에 준하는 것을 포함)에서 정하는 바에 따라 2주 이내의 일정한 단위기간을 평균하여 1주간의 근로시간이 근로기준법 제51조제1항(1주 간의 근로시간은 휴게시간을 제외하고 40시간을 초과할 수 없다)을 초과하지 아니하는 범위에서 특정한 주에 근로기준법 제50조제1항의 근로시간을, 특정한 날에 제50조제2항(1일의 근로시간은 휴게시간을 제외하고 8시간을 초과할 수 없다)의 근로시간을 초과하여 근로하게 할 수 있다. 다만, 특정한 주의 근로시간은 48시간을 초과할 수 없다.

사용자는 근로자대표와의 서면 합의에 따라 대상 근로자의 범위 등을 정하면 3개월 이내의 단위기간을 평균하여 1주간의 근로시간이 근로기준법 제50조제1항의 근로시간을 초과하지 아니하는 범위에서 특정한 주에 제50조제1항의 근로시간을, 특정한 날에 제50조제2항의 근로시간을 초과하여 근로하게 할 수 있다. 다만, 특정한 주의 근로시간은 주 52시간을, 특정한 날의 근로시간은 12시간을 초과할 수 없다.

② 3개월을 초과하는 탄력적 근로시간제

사용자는 근로자대표와의 서면 합의에 따라 대상 근로자의 범위 등을 정하면 3개월을 초과하고 6개월 이내의 단위기간을 평균하여 1주간의 근로시간이 제50조제1항의 근로시간을 초과하지 아니하는 범위에서 특정한 주에 제50조제1항의 근로시간을, 특정한 날에 제50조제2항의 근로시간을 초과하여 근로하게 할 수 있다. 다만, 특정한 주의 근로시간은 52시간을, 특정한 날의 근로시간은 12시간을 초과할 수 없다.

(2) 선택적 근로시간제

사용자는 취업규칙(취업규칙에 준하는 것을 포함)에 따라 업무의 시작 및 종료 시각을 근로자의 결정에 맡기기로 한 근로자에 대하여 근로자대표와의 서면 합의에 따라 대상 근로자의 범위와 1개월 이내의 정산기간을 평균하여 1주간의 근로시간이 근로기준법 제50조제1항의 근로시간을 초과하지 아니하는 범위에서 1주당 40시간의 근로시간과 1일에 8시간의 근로시간을 초과하여 근로하게 할 수 있다(근로기준법 제52조).

(3) 연장 근로

당사자 간에 합의하면 1주간에 12시간을 한도로 근로시간을 연장할 수 있다. 또한 당사간에 합의하면 1주간에 12시간을 한도로 근로기준법 제51조(3개월 이내의 탄력적 근로시간제) 및 제51조의2(3개월을 초과하는 탄력적 근로시간제)의 근로시간을 연장할 수 있다. 근로기준법 제52조제1항제2호의 정산기간을 평균하여 1주간에 12시간을 초과하지 아니하는 범위에서 제52조제1항의 근로시간을 연장할 수 있다(근로기준법 제53조제1항제2항).

그리고 상시 30명 미만의 근로자를 사용하는 사용자는 근로자대표와 서면으로 합의한 경우 연장된 근로시간에 더하여 1주간에 8시간을 초과하지 않는 범위에서 근로시간을 연장할 수 있다. 단, 15세 이상 18세 미만의 근로자에 대하여는 적용하지 않도록 되어 있다(근로기준법 제53조제3항).

(4) 휴게 및 휴일

사용자는 근로시간이 4시간인 경우에는 30분 이상, 8시간인 경우에는 1시간 이상의 휴게시간을 근로시간 도중에 주어야 한다. 그리고 휴게시간은 근로자가 자유롭게 이용할 수 있다(근로기준법 제54조). 또한 사용자는 근로자에게 1주에 평균 1회 이상의 유급휴일을 보장하여야 한다. 다만, 근로자대표와 서면으로 합의한 경우는 특정한 근로일로 대체할 수 있다(근로기준법 제55조).

(5) 연장 · 야간 및 휴일 근로

사용자는 연장근로에 대하여는 통상임금의 100분의 50 이상을 가산하여 근로자에게 지급하여야 한다. 그리고 8시간 이내의 휴일근로는 통상임금의 100분의 50, 8시간을 초과한 휴일근로는 통상임금의 100분의 100의 기준에 따른 금액 이상을 가산하여 근로자에게 지급하여야 한다. 또한 야간근로(오후 10시부터 다음 날 오전 6시 사이의 근로)에 해당하는 경우는 통상임금의 100분의 50 이상을 가산하여 근로자에게 지급하여야 한다(근로기준법 제56조).

학습정리

1. 근로기준법의 정의를 설명하시오.
2. 탄력적 근로시간제와 선택적 근로시간제의 특성을 설명하시오.

제3절 산업안전 및 보건관리

1. 산업안전 및 보건관리

대부분의 의료기관은 보건 및 안전을 동시에 제공한다. 의료기관은 위생과 안전, 보호 등의 문제해결뿐만 아니라 환자를 치료해야 한다. 의료기관 경영자의 중요한 책무는 치료가 필요한 환자들과 모든 근로자를 보호하는 것이다. 이러한 안전 및 보건 관련 문제를 수행하는 것은 의료기관의 효과적인 인적자원관리를 위한 중요한 부분이다.

1) 산업안전보건법의 목적

산업안전보건법의 목적은 산업안전 및 보건에 관한 기준을 확립하고 그 책임의 소재를 명확하게 하여 산업재해를 예방하고 쾌적한 작업환경을 조성함으로써 노무를 제공하는 사람의 안전 및 보건을 유지 · 증진함을 목적으로 하고 있다(산업안전보건법 제1조).

2) 산업안전보건법의 적용 범위

산업안전보건법은 모든 사업에 적용한다. 다만, 유해 · 위험의 정도, 사업의 종류, 사업장의 상시근로자 수 등을 고려하여 대통령령으로 정하는 종류의 사업 또는 사업장에는 이 법의 전부 또는 일부를 적용하지 아니할 수 있다(산업안전보건법 제3조).

2. 안전보건관리

1) 안전보건관리체제

산업재해 예방과 관련한 책임은 사업주가 갖고 있지만, 기업이 자발적인 활동을 하지 않으면 산업재해를 막을 수 없다. 사업장의 안전 · 보건에 관한 정보를 근로자에게 제공하고 적절한 작업환경을 조성함으로써 근로자의 생명 보전과 안전 및 보건을 유지 · 증진하도록 하고, 국가의 산업재해 예방시책에 따라야 한다. 근로자는 산업재해 예방을 위한 기준을 준수하며, 국가와 사업주의 산업재해의 방지에 관한 조치에 따라야 한다. 이와 같은 이유로 사업주는 산업재해의 예방을 위한 기준을 준수하며, 기업의 자발적인 안전보건활동을 제도적으로 담보하기 위해 법적으로 안전보건관리체제에 대해서 규정하고 있다.

안전보건관리체제(산업안전보건법 제15~19조)는 안전보건관리책임자, 관리감독자, 안전관리자, 보건관리자, 안전보건관리담당자 등으로 나누어 산업재해 예방과 관련된 업무를 수행해야 한다(표 8-9).

표 8-9 안전보건관리 체제 및 업무

구분	업무
안전보건관리책임자	• 산업안전보건에 관한 업무를 총괄 · 관리하는 사람으로 안전관리자와 보건관리자를 지휘 · 감독
관리감독자	• 사업장의 생산과 관련되는 업무와 그 소속 직원을 직접 지휘 · 감독하는 직위에 있는 사람에게 산업 안전 및 보건에 관한 업무를 수행하는 자
안전관리자	• 조직 내 안전에 관한 기술적인 사항에 관하여 사업주 또는 안전보건관리책임자를 보좌하고 관리감독자에게 지도 · 조언하는 업무를 수행하는 사람
보건관리자	• 보건에 관한 기술적인 사항에 관하여 사업주 또는 안전보건관리책임자를 보좌하고 관리감독자에게 지도 · 조언하는 업무를 수행하는 사람
안전보건관리담당자	• 사업장에 안전 및 보건에 관하여 사업주를 보좌하고 관리감독자에게 지도 · 조언하는 업무를 수행하는 사람

자료 : 국가법령정보센터 「산업안전보건법 제15~19조」

2) 안전보건관리규정

(1) 안전보건관리규정 및 준수

사업주는 사업장의 안전 및 보건을 유지하기 위하여

① 안전 및 보건에 관한 관리조직과 그 직무에 관한 사항과 안전보건교육에 관한 사항

② 작업장의 안전 및 보건관리에 관한 사항

③ 사고 조사 및 대책 수립에 관한 사항

④ 그 밖에 단체협약 또는 취업규칙으로 정한 기준에 따른 안전 및 보건에 관한 사항이 포함된 안전보건관리규정을 작성하여야 한다. 그 밖에 필요한 사항은 고용노동부령에 따른다. 또한 사업주와 근로자는 「산업안전보건법 제27조」에 따른 안전보건관리규정을 준수해야 한다.

(2) 안전보건관리규정의 작성 · 변경 절차

사업주는 안전보건관리규정을 작성하거나 변경할 때는 산업안전보건위원회의 심의 · 의결을 거쳐야 한다. 다만, 산업안전보건위원회가 설치되어 있지 아니한 사업장의 경우에는 근로자대표의 동의를 받아야 한다(산업안전보건법 제26조).

3) 안전보건교육

(1) 근로자에 대한 안전보건교육

① 사업주는 소속 근로자에게 정기적으로 안전보건교육을 실시하여야 한다.

② 사업주는 근로자를 채용할 때와 작업내용을 변경할 때에는 해당 근로자에게 고용노동부령으로 정하는 바에 따라 해당 작업에 필요한 안전보건교육을 실시하여야 한다.

③ 사업주는 근로자를 유해하거나 위험한 작업에 채용하거나 그 작업으로 작업내용을 변경할 때에는 고용노동부령으로 정하는 바에 따라 유해하거나 위험한 작업에 필요한 안전보건교육을 추가로 실시해야 한다(산업안전보건법 제29조).

(2) 안전보건관리책임자 등에 대한 직무교육

사업주는 안전보건관리책임자, 안전관리자, 보건관리자, 안전보건관리담당자와 안전관리전문기관, 보건관리전문기관, 지정받은 건설재해예방전문지도기관, 안전검사기관, 자율

안전검사기관, 석면조사기관 등에서 안전과 보건에 관련된 업무에 종사하는 사람은 안전보건교육기관에서 직무와 관련한 안전보건교육을 이수하도록 하여야 한다(산업안전보건법 제32조).

4) 유해·위험 방지 조치

(1) 산업재해 관련 법령 및 규정의 게시

사업주는 산업안전보건법과 이 법에 따른 명령의 요지 및 안전보건관리규정을 각 사업장의 근로자가 쉽게 볼 수 있는 장소에 게시하거나 갖추어 두어 근로자에게 널리 알려야 한다(산업안전보건법 제34조).

(2) 근로자대표의 통지 요청

근로자대표는 사업주에게

① 산업안전보건위원회 또는 노사협의체가 의결한 사항과 안전보건진단 결과 및 안전보건개선계획의 수립 · 시행에 관한 사항

② 도급인의 이행 사항

③ 물질안전보건자료에 관한 사항

④ 작업환경측정에 관한 사항

⑤ 그 밖에 고용노동부령으로 정하는 안전 및 보건에 관한 사항 등을 통지하여 줄 것을 요청할 수 있고, 사업주는 이에 성실히 따라야 한다(산업안전보건법 제35조).

(3) 위험성 평가의 실시

사업주는

① 건설물, 기계 · 기구 · 설비, 원재료, 가스, 증기, 분진, 근로자의 작업행동 또는 그 밖의 업무로 인한 유해 · 위험 요인을 찾아내어 부상 및 질병으로 이어질 수 있는 위험성의 크기가 허용 가능한 범위인지를 평가하여야 하고

② 그 결과에 따라 이 법과 이 법에 따른 명령에 따른 조치를 하여야 하며

③ 근로자에 대한 위험 또는 건강장해를 방지하기 위하여 필요한 경우에는 추가적인 조치를 하여야 한다.

④ 또한 평가 시 해당 작업장의 근로자를 참여시켜야 하며, 평가의 결과와 조치사항을 고

용노동부령으로 정하는 바에 따라 기록하여 보존하여야 한다(산업안전보건법 제36조).

(4) 안전보건표지의 설치 · 부착

사업주는

① 유해하거나 위험한 장소 · 시설 · 물질에 대한 경고

② 비상시에 대처하기 위한 지시 · 안내

③ 또는 그 밖에 근로자의 안전 및 보건 의식을 고취하기 위한 사항 등을 그림, 기호 및 글자 등으로 나타낸 표지를 근로자가 쉽게 알아볼 수 있도록 설치하거나 붙여야 한다. 이 경우 「외국인근로자의 고용 등에 관한 법률」에 따른 외국인근로자를 사용하는 사업주는 안전보건표지를 해당 외국인근로자의 모국어로 작성하여야 한다(산업안전보건법 제37조).

(5) 안전 및 보건 조치

사업주는

① 기계 · 기구, 그 밖의 설비에 의한 위험

② 폭발성, 발화성 및 인화성 물질 등에 의한 위험

③ 전기, 열, 그 밖의 에너지에 의한 위험 등으로 인한 산업재해를 예방하기 위하여 필요한 조치를 하여야 한다(산업안전보건법 제38조).

사업주는

① 원재료 · 가스 · 증기 · 분진 · 흄(fume, 열이나 화학반응에 의하여 형성된 고체증기가 응축되어 생긴 미세입자) · 미스트(mist, 공기 중에 떠다니는 작은 액체방울) · 산소결핍 · 병원체 등에 의한 건강장해

② 방사선 · 유해광선 · 고열 · 한랭 · 초음파 · 소음 · 진동 · 이상기압 등에 의한 건강장해

③ 사업장에서 배출되는 기체 · 액체 또는 찌꺼기 등에 의한 건강장해

④ 계측감시, 컴퓨터 단말기 조작, 정밀공작 등의 작업에 의한 건강장해

⑤ 단순반복작업 또는 인체에 과도한 부담을 주는 작업에 의한 건강장해

⑥ 환기 · 채광 · 조명 · 보온 · 방습 · 청결 등의 적정기준을 유지하지 아니하여 발생하는 건강장해

⑦ 폭염 · 한파에 장시간 작업함에 따라 발생하는 건강장해 등을 예방하기 위한 필요 조

치를 하여야 한다(산업안전보건법 제39조).

의료기관에서는 직원안전을 위하여 직원의 건강유지 및 안전관리 활동으로 건강검진, 예방접종, 잠복결핵 검진, 유해물질 및 유해환경 관리, 건강증진 프로그램(금연, 절주, 운동 등)과 주사침 찔림 예방 안전수칙 준수의 표시 설치와 혈행성 감염환자 채혈 시 안전기구 이용(안전바늘, Q-syte, 안전바늘 ABGA kit 등)과 직무 중 감염 노출 시 보고체계를 갖추어야 한다.

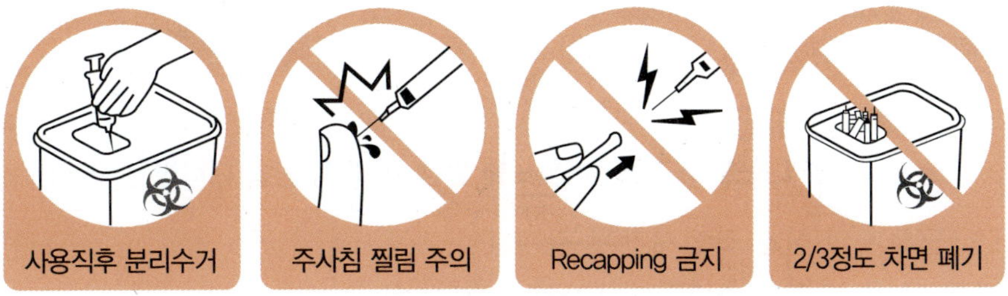

그림 8-2 주사침 찔림 예방 안전수칙(사례)

(6) 근로자의 안전조치 및 보건조치 준수

근로자는 고용노동부령으로 정하는 사업주의 안전조치 및 보건조치 사항을 지켜야 한다(산업안전보건법 제40조).

의료기관에서의 직무 중 감염노출 시 보고체계는 다음과 같다.

① 주사침 찔림 등의 혈액노출 시 안전보건관리실에 보고하고

② 주사침 찔림 외의 결핵, 인플루엔자 등의 감염노출 시 감염관리팀에 보고하고 역학조사를 시행하고 노출자의 범위를 설정하며 필요시 예방조치를 시행하는 체계를 갖추어야 한다.

③ 유해위험물질 노출 시에는 안전보건관리실에 보고하고, 근무시간 내 발생의 경우 직원건강관리실을 방문하게 되어 있다. 정규근무시간 외에는 응급실 진료 후 안전보건관리실로 연락을 취한다.

④ 재해자의 경우 유해 · 위험물질 노출보고서를 작성 및 제출하게 되어 있다.

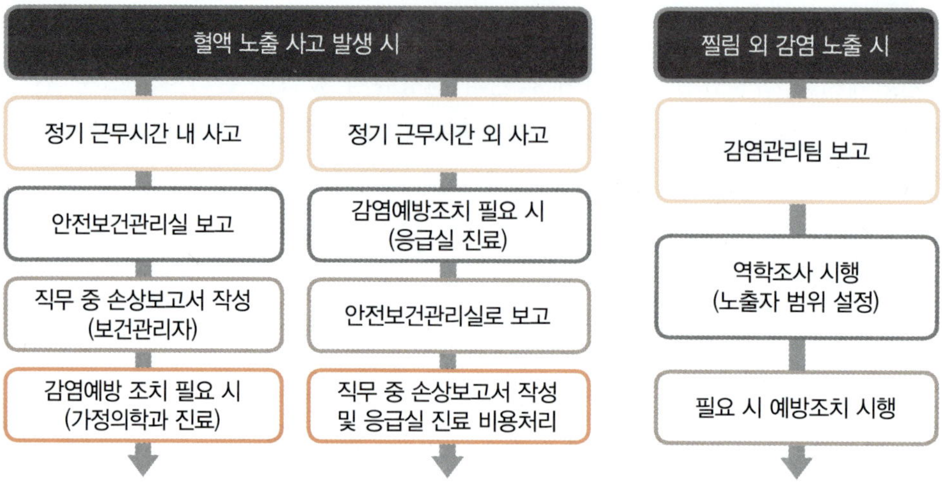

그림 8-3 혈액 노출 사고 및 감염 노출 발생 시 조치 방법(대학병원 사례)

(7) 고객의 폭언 등으로 인한 건강장해 예방조치

사업주는 주로 고객을 직접 대면하거나 정보통신망을 통하여 상품을 판매하거나 서비스를 제공하는 업무에 종사하는 고객응대근로자에 대하여

① 고객의 폭언, 폭행, 그 밖에 적정 범위를 벗어난 신체적 · 정신적 고통을 유발하는 폭언 등의 행위로 인한 건강장해를 예방하기 위한 필요 조치를 해야 한다.

② 업무와 관련하여 고객 등 제3자의 폭언 등으로 근로자에게 건강장해가 발생하거나 발생할 현저한 우려가 있는 경우에는 업무의 일시적 중단 또는 전환 등의 대통령령으로 정하는 필요한 조치를 하여야 한다.

③ 근로자는 사업주에게 업무의 일시적 중단 또는 전환에 따른 조치를 요구할 수 있으며, 사업주는 근로자의 요구를 이유로 해고 또는 그 밖의 불리한 처우를 해서는 아니 된다(산업안전보건법 제41조).

의료기관에서는 폭언이나 폭력, 협박, 성희롱 및 성폭력 등 발생 시 보고체계에 대한 프로세스와 상담 및 신고 절차 등을 갖추고 있어야 한다. 의료기관 내 신고 및 심리상담은 인권센터, 법률자문 및 법적 조치는 법무팀에서 담당한다.

의료기관에서 발생하는 환자나 보호자로부터의 폭언이나 폭행에 대한 대응 프로세스는

① 부서장, 동료직원에게 도움을 요청하고

② 비상벨 사용과 필요시 경찰 112로 신고한다.

③ 보안요원이나 경찰이 출동하면 근로자와 해당 환자나 보호자를 분리하고 근로자 보호 조치를 취하여야 한다.

④ 이때 증거확보를 위한 CCTV, 녹취, 증인 확보 등이 필요하다.

⑤ 또한 피해를 입은 근로자의 상황에 따라 응급실이나 해당 진료과에서 진료받거나 휴식, 업무교체 등의 조치를 한다.

⑥ 상황 발생에 대한 후속조치로 전담부서에서는 경유에 대한 보고서 작성과 법적 조치와 심리상담 등의 후속 조치가 이루어져야 한다.

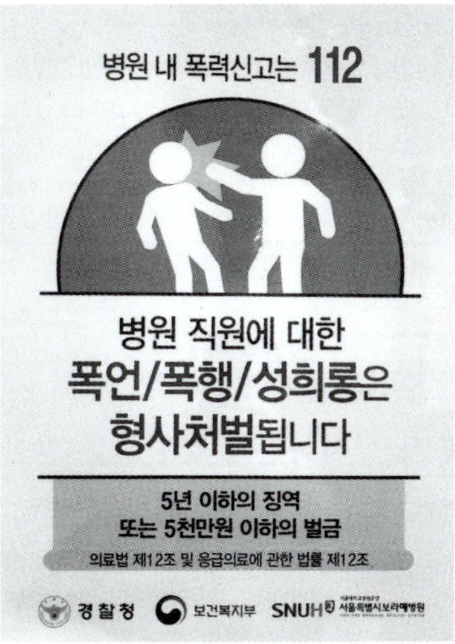
병원 내 폭력신고는 112
병원 직원에 대한
폭언/폭행/성희롱은
형사처벌됩니다
5년 이하의 징역
또는 5천만원 이하의 벌금
의료법 제12조 및 응급의료에 관한 법률 제12조
경찰청
보건복지부
SNUH

그림 8-4 병원 내 폭력 근절을 위한 안내포스터(보라매병원 사례)

3. 건강진단 및 건강관리

1) 건강진단 및 건강관리

(1) 건강진단

① 사업주는 상시 근로자의 건강관리를 위하여 건강진단을 실시하여야 한다.

② 규정에 의한 건강진단을 실시하는 경우 근로자대표가 요구하면 근로자대표를 참석시켜야 한다.

③ 산업안전보건위원회 또는 근로자대표가 요구할 때는 직접 또는 건강진단을 한 건강진단기관에 건강진단 결과에 대하여 설명하도록 하여야 한다. 단, 개별 근로자의 건강진단 결과는 본인의 동의 없이 공개해서는 안 되며, 사업주는 건강진단의 결과를 근로자의 건강 보호 및 유지 외의 목적으로 사용해서는 안 된다(산업안전보건법 제129~131조).

표 8-10 건강진단의 종류

일반건강진단	• 상시 근로자의 건강관리를 위하여 건강진단(고용노동부령으로 정하는 건강진단을 실시한 경우는 일반건강진단을 실시한 것으로 봄)
특수건강진단	• 유해인자에 노출되는 업무에 종사하는 근로자 • 유해인자에 대한 건강진단이 필요하다는 「의료법」에 따른 의사의 소견이 있는 근로자 • 특수건강진단 대상 업무에 종사할 근로자의 배치 예정 업무에 대한 적합성 평가를 위한 건강진단
임시건강진단	• 동일한 유해인자에 노출되는 근로자들에게 유사한 질병의 증상이 발생한 경우

자료 : 국가법령정보센터 「산업안전보건법 제129~131조」

(2) 건강진단에 관한 근로자의 의무

근로자는 규정에 따라 사업주가 실시하는 건강진단을 받아야 한다. 다만, 사업주가 지정한 건강진단기관이 아닌 건강진단기관으로부터 이에 상응하는 건강진단을 받아 그 결과에 관한 증명 서류를 사업주에게 제출하는 경우는 사업주가 실시하는 건강진단을 받은 것으로 본다(산업안전보건법 제133조).

학습정리

1. 산업안전보건법의 목적을 설명하시오.
2. 유해 · 위험의 방지 조치의 중요성을 설명하시오,
3. 근로자의 안전 및 보건조치의 필요성과 중요성을 설명하시오.

[참고문헌]

국가법령정보센터 https://www.law.go.kr

문상식, 최만규, 정상진(2019), 병원인적자원관리, 보문각, p.387-395, p.420-421

신유근, 한인수, 백삼균(2005), 조직행위론, 한국방송통신대학교출판부, p.102-124

안상윤, 문상식, 오상환(2017), 보건의사소통, 보문각, p.55-72

임창의, 홍용기(2013), 비즈니스 커뮤니케이션, p.9-15

한국비서협회 부설 서비스교육원(2018), SMAT Module A 비즈니스 커뮤니케이션, p.139-145

Walter J. Flynn/ Robert L. Mathis/ John H. Jackson 저, 최만규 외 역(2008), 병원인사관리, 메디시언, p.400-431

제9장

인간관계관리

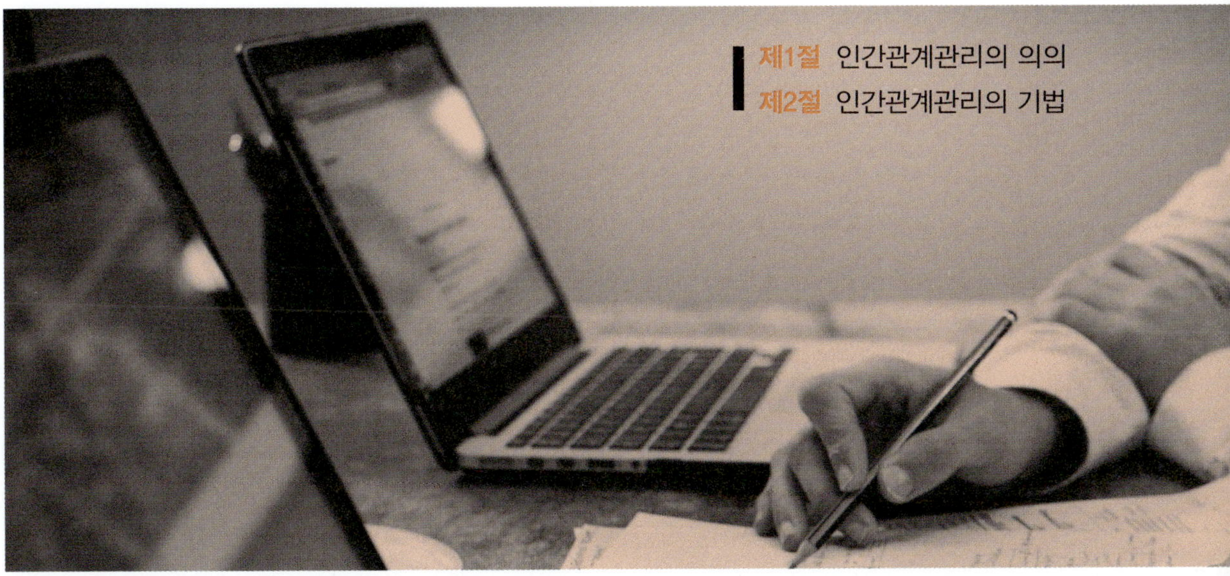

학습목표

1. 인간관계를 이해하고 인간관계관리의 의미와 필요성을 설명할 수 있다.
2. 인간관계관리를 위한 다양한 기법을 설명할 수 있다.

09 인간관계관리

제1절 인간관계관리의 의의

인간관계란 사람과 사람과의 인격적인 관계를 말하며, 특히 조직 내부에서의 비공식적인 인간관계의 총칭이기도 하다. 인간관계관리란 단순히 상호관계의 측면에서가 아니라 조직의 효율성을 향상할 수 있는 측면에서 인간관계를 관리하는 것을 의미한다. 인간관계가 나타내는 의미와 중요성은 다음과 같다.

① 인간관계는 생산적이고 실행이 가능한 집단노력의 발전 및 이행을 나타낸다.

② 인간관계는 구성원의 개성이나 사회관계가 기업의 생산과정의 단순 업무성과에도 큰 영향을 미친다.

③ 조직의 생산량 증대는 기술보다 오히려 인간관계에 더 큰 영향을 받는다.

이처럼 인간관계는 조직에 있어서 구성원뿐만 아니라 생산과 업무성과에 큰 영향을 미치기 때문에 중요성을 지니고 있다. 또한 사람들이 일생의 대부분을 조직 속에서 보내게 됨에 따라 많은 조직구성원 상호 간의 협력관계를 이룩하는 것이 중요한 과제로 대두되고 있으며, 또한 유능한 인력을 조직에 머무르게 하여 조직에 공헌하게 하는 활동으로서 인간관계관리가 중시되고 있다.

제2절 인간관계관리의 기법

1. 사기조사(morale survey : 근로의욕·태도조사)

사기는 공통의 목적을 가진 개인 또는 단체의 심정이나 태도의 상태를 말한다. 이 때문에 사기는 성과에 영향을 미치는 중요한 요소이다. 사기조사는 조직구성원의 사기 또는 근로의욕을 저해하는 요인과 불평불만의 원인 등을 통계적 방법이나 태도조사를 통해서 알아내려는 방법이다. 사기조사의 방법에는 노동이동률에 의한 측정, 1인당 생산성에 의한 측정, 결근율과 지각률에 의한 측정, 사고율에 의한 측정, 고충과 불평의 빈도 조사 등이 있다.

2. 인사상담제도

상담은 직원이 안고 있는 문제를 스스로 해결하는 데 도움을 줄 목적으로 직원과 함께 문제를 해결하기 위해 대화나 토론하는 과정이다. 많은 조직이 직장 내에 전문적인 상담원을 두어 조직구성원들의 불평불만이나 희망 사항, 개인적 및 가정적 고민을 자유로이 상담할 수 있게 하여 구성원의 사기를 앙양시키거나 유지하도록 노력하고 있다.

조직에서 흔히 활용하는 상담 유형은 다음과 같은 것들이 있다.

(1) 지시적 상담(directive counseling)

주로 충고의 기능을 수행한다. 이것은 직원의 문제에 귀를 기울여 듣고, 직원과 함께 문제해결을 위하여 무엇을 할 것인가를 결정하며, 결정된 것을 실행하도록 동기유발을 시키는 것이다.

(2) 비지시적 상담(nondirective counseling)

의뢰인 중심의 상담이라고도 하는데 직원의 말을 경청하고 나서 직원에게 곤란한 문제를 스스로 설명하고 이해하면서 적절한 해결책을 마련하도록 격려하는 상담이다.

(3) 참여적 상담(participative counseling)

지시적 상담과 비지시적 상담의 중간 형태이다. 어떤 문제를 해결하기 위하여 함께 토론하고 힘을 모으는 것으로서 협조적 상담으로 불린다.

3. 제안제도

제안제도는 근로자들의 창의력을 발전시키고 근로의욕을 고양하기 위한 목적으로 조직운영이나 기타 경제적, 기술적 사항에 관한 개선안을 일반 직원들에게 제안하도록 하여 그것을 심사하고 우수한 제안에 대해서는 적절한 보상을 하는 제도이다. 제안제도는 다음과 같은 절차를 통하여 실시된다.

① 제안제도는 직원의 아이디어로부터 시작된다.
② 아이디어를 완전한 제안으로 완성한다.
③ 제안을 제안제도의 담당자나 제안함에 제출된다.
④ 제안 담당자는 제안을 접수한다. 이때 제안자에게는 감사의 답신을 보내도록 한다,
⑤ 접수된 제안을 제안심사위원회를 구성하여 신속하고 공정한 심사를 시행하고 그 결과를 통보한다.
⑥ 훌륭한 제안은 공개하고 실행에 옮긴다.
⑦ 제안자들에게는 여러 가지 형태의 포상을 제공한다.

4. 소시오메트리

정신과 의사 모레노(Jacob Moreno)에 의해 고안된 기법으로 인간관계의 그래프나 조직망을 추적하는 이론이다. 이 기법은 응답자들에게 좋아하는 사람과 좋아하지 않는 사람을 지명하게 하여 사람들을 서열화한다. 이 선택들은 소시오그램으로 표시된다. 소시오그램은 상

호 선택하는 사람들의 관계를 도표화한 것이다. 소시오그램을 통해 집단 속에서의 인간관계를 확인하고 집단 연대성이나 결속력을 계산할 수가 있다. 특히 이 기법은 공식집단 내에 있는 비공식집단을 구체적으로 확인하는 방법으로 유용하다.

이 기법을 통하여 어떤 직원을 마음이 맞지 않는 주변 사람들로부터 분리해 준다든지 또는 작업집단을 재구성할 때 마음이 맞는 사람들과 함께 일하도록 배려함으로써 직원 개인의 사기와 만족도를 높이기도 한다.

5. 브레인스토밍

브레인스토밍은 집단에서 다른 사람들과 함께 일할 때 나타나는 부정적인 효과를 최소화하면서 새로운 아이디어를 만들어내는 인간관계 활성화 기법이다. 일정한 테마에 대하여 회의 형식을 채택하고, 구성원의 자유발언을 통한 아이디어의 제시를 요구하여 발상을 찾아내려는 방법이다. 브레인스토밍의 원리는 다음과 같다.

① 한 사람보다 다수인이 제기하는 아이디어가 많다.
② 아이디어 수가 많을수록 질적으로 우수한 아이디어가 나올 가능성이 크다.
③ 일반적으로 아이디어는 비판이 가해지지 않으면 많아진다.

브레인스토밍에서는 어떠한 내용의 발언이라도 그에 대해 비판해서는 안 되며, 오히려 자유분방하고 엉뚱하기까지 한 의견을 출발점으로 해서 아이디어를 전개해 나가도록 하고 있다. 이를테면, 일종의 자유연상법이라고도 할 수 있다. 회의에는 리더를 두고, 구성원 수는 10명 내외가 적합하다.

브레인스토밍은 1941년에 미국의 광고회사 부사장 알렉스 F. 오즈번이 제창하여 그의 저서 《독창력을 신장하라》(1953)로 널리 소개되었다. 브레인스토밍은 자유분방, 타인 아이디어에 대한 비판금지, 양(量) 우선, 결합 및 개선이라는 4가지 원칙이 준수된다. 이 기법의 성과 여부는 이 4가지의 원칙을 얼마나 잘 지키느냐에 달려 있다.

6. 임파워먼트(empowerment)

임파워먼트는 조직구성원에게 업무 재량을 위임하고 자주적이고 주체적인 체제 속에서 조직 또는 사람의 의욕과 성과를 끌어내기 위한 '권한 부여' 또는 '권한위임'을 의미한다. 최근 고객 니즈에 대한 신속한 대응과 함께 구성원이 직접 의사결정에 참여하여 현장에서 개선과 변혁이 신속하고 정확하게 이루어질 수 있게 하기 위하여 활용도가 높아지고 있다.

'권한 부여' 또는 '권한위임'이란 조직구성원들에게 권한과 책임을 부여하는 것을 말한다. 전통적으로 조직의 상층부에 권한이 집중되어 있고 하위 직급으로 갈수록 권한이 약화되는 것이 일반적이다. 그 결과 조직구성원이 무력감을 느끼게 되면, 그는 자신을 노예적 상태로 인식함으로써 적극적으로 조직에 대한 애착과 공헌 의욕을 갖지 못한다. 따라서 임파워먼트는 조직의 하위 구성원들에게 권한과 책임을 부여함으로써 주인의식을 갖게 하고 이를 기초로 조직에 대한 애정과 공헌 의욕을 고취하려는 것이다.

조직 내에서 직원들을 임파워먼트할 수 있는 구체적인 수단으로는 성과에 대한 정보의 제공, 조직 목표에 이바지할 수 있는 기술과 지식의 확보, 실질적 의사결정의 파워(power) 보유, 성과에 기초한 보상 등이 있다.

이러한 임파워먼트는 하급자들에게 힘을 실어주는 긍정적인 조치이지만 상대적으로 권한을 잃는 관리자들의 저항에 부딪힐 수 있다. 이제는 조직에서 임파워먼트를 통하여 파워를 공유하는 것에 대하여 관리계층에 있는 사람들이 자신의 파워를 상실한다는 의식을 떨쳐버릴 때이다.

학습정리

1. 인간관계관리란 단순히 조직구성원들 간의 상호관계의 측면에서만이 아니라 조직의 효율성을 증대시킬 수 있는 측면에서의 인간관계관리를 의미한다. 사람들이 일생의 대부분을 조직 속에서 보내게 됨에 따라 조직은 조직구성원들이 상호 협력관계를 이룩하는 것이 중요한 과제로 대두되고 있다. 이러한 상황에서 인간관계관리는 유능한 인력을 조직에 머무르게 하여 조직에 공헌하게 하는 활동으로서 그 역할이 중시되고 있다.

[참고문헌]

김민주(2011), 사장의 흐름이 보이는 경제법칙 101, 위즈덤하우스

김춘경 외(2016), 상담학 사전, 학지사

안상윤(2014), NEW병원조직인사관리. 보문각

이종수(2009), 행정학 사전, 대영문화사

(사)한국기업교육학회(2010), HRD용어사전

http://www.doopedia.co.kr(2020), (브레인스토밍, brainstorming), 두산백과

제10장

리더십과 갈등관리

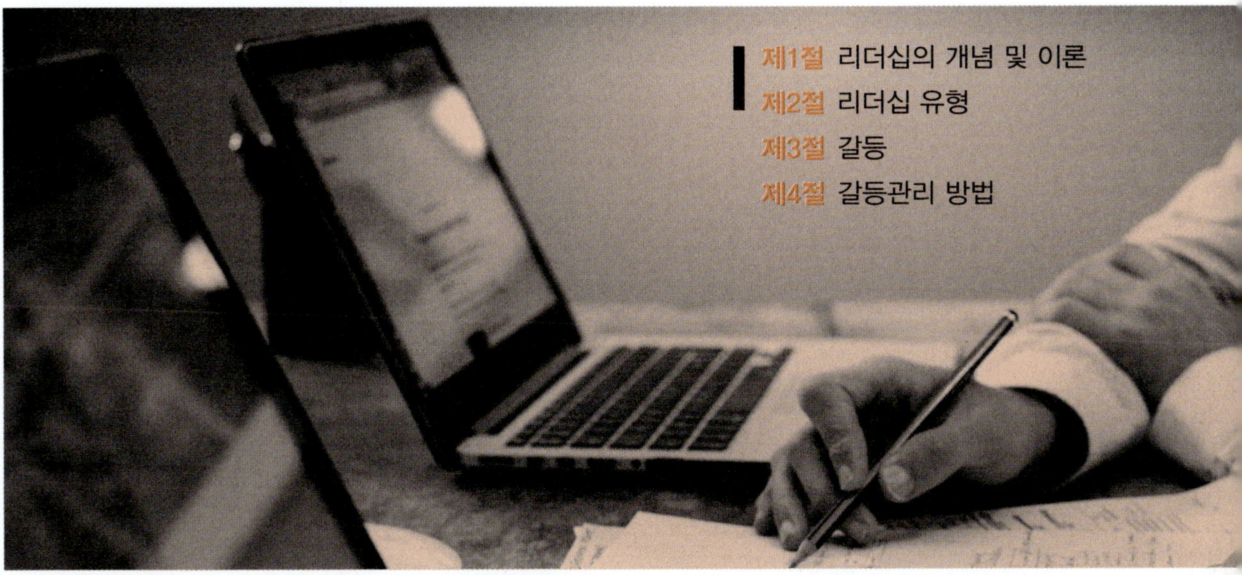

학습목표

1. 리더의 정의를 설명할 수 있다.
2. 리더십의 개념을 설명할 수 있다.
3. 리더십의 대표적인 학자들의 이론을 설명할 수 있다.
4. 전통적 리더십과 현대적 리더십을 구분하여 설명할 수 있다.
5. 리더십 유형을 구분하여 설명할 수 있다.
6. 개인 간의 갈등 유형을 설명할 수 있다.
7. 갈등 발생 시 갈등의 해결할 방안을 설명할 수 있다.
8. 갈등 유형별 자가 진단 후 문제해결 방안을 설명할 수 있다.

10 리더십과 갈등관리

제1절 리더십의 개념 및 이론

1. 리더십의 개요

1) 리더의 정의

(1) 리더의 정의

일반적으로 리더란 따르는 사람들이 부르는 존재나 존중받는 사람을 리더라 칭할 수 있다. 누구도 따르는 사람이 없다면 리더의 의미가 없기 때문이다.

Forsyth(2001)는 '리더는 권력이 있다는 뜻을 가진다'라고 하였다. 여기서 권력은 여섯 가지로 정의할 수 있으며, 리더는 이 여섯 가지 권력 중에서 몇 가지 이상의 권력을 함께 가지고 있을 가능성이 있다.

① 보상적 권력(reward power) : 보상
② 강압적 권력(coercive power) : 벌
③ 합법적 권력(legitimate power) : 권한
④ 준거적 권력(referent power) : 특별한 자질
⑤ 전문적 권력(expert power) : 전문적 지식
⑥ 정보적 권력(information power) : 정보성

(2) 리더의 변화

전통적으로 '외향성, 조화성, 성실성, 안정성, 지능'을 갖춘 사람이 리더가 된다고 생각해 왔다(Forsyth, 2001). 과거에는 이처럼 리더의 성향이 따로 존재한다고 생각하여 선천적

인 요소를 강조하였다면, 최근에는 주변 상황이나 급변하는 시대의 특성에 따라 선호하는 리더가 변화하고 있다.

과거에 리더에게 중요하게 생각되었던 힘과 하드웨어에 의존하던 세상에서 점차 감성과 소프트웨어가 중시되는 상황으로 변해 가고 있다. 근래에는 부드러운 리더십, 힐링 리더십, 수평적 리더십, 따뜻한 리더십 등이 집중을 받으며 '바람직한 리더'의 이미지가 호감을 주는 형으로 근접해 가고 있다. 물론 이러한 현상도 일시적일 수는 있지만, 오늘날 최첨단 IT 기술의 발달로 글로벌 사고와 마인드, SNS 등을 통한 다양한 소통 채널이 중시되는 사회로 변화해 가면서 상대방의 마음을 읽고 공감에 집중하는 소통방식인 '관계 리더십'이 리더에게 매우 필요하고 중요한 요소로 등장하고 있다.

이와 같이 리더십의 개념은 바라보는 관점에 따라 정의가 달라진다. 따라서 각 상황과 시대의 요구를 반영하여 적절한 리더십을 발휘하는 것이 리더에게 중요한 것으로 여겨진다.

2) 리더십의 정의

(1) 리더십의 개념

일반적으로 리더십은 주어진 어떤 상황 속에서 목표 달성을 위해 어떤 개인이 다른 개인이나 집단의 행위에 영향력을 행사하는 과정이라고 말할 수 있다. Ralph Stogdill(1948)은 리더십이란 집단 구성원들이 특정 목표를 지향하도록 하고, 그 목표 달성을 위해 구성원들이 실제 행동하도록 긍정적인 영향력을 행사하는 것이라고 정의하였다.

① 사회 · 정치적 개념의 리더십

이 개념은 사회나 조직의 고위 직책의 지도자가 수행하는 역할 중심에서 바라보는 것으로서 조직 운영에 있어서 가장 근간이 되는 핵심 역할을 강조하는 것이다. 이때 리더의 핵심 역할에는 조직의 외부환경에 대한 적응과 내부 조직의 통합과 안정 그리고 조직의 기본성격 형성 등을 중요한 기능으로 강조하고 있다(Selznick, 1957). 즉, 리더십은 조직의 내부환경과 외부환경을 중요 변수로 보고 외부 사회집단과 내부 조직구성원으로부터의 협조 그리고 이에 적합한 조직구조와 행동의 상호작용을 강조한다(Barnard, 1938).

② 경영관리적 개념의 리더십

이는 조직의 경영관리 계층에서 수행하는 보편적 기능으로 인식하는 개념으로서 일반적으로 기획, 지휘, 통제, 조직의 기능을 강조하고 있다. 이 개념에서는 리더십의 지휘의 기능을 가장 중요한 부분으로 인식하고 조직구성원들이 주어진 목표를 달성하도록 독려하며 이끄는 것이 리더십의 중요 부분이라고 생각한다(Sanlon & Keys, 1979). 즉, 이때의 리더십은 하위계층을 관리하는 관리자에게 필요한 주요 기능으로서 조직의 목표 달성, 동기부여, 능력개발, 구성원들 간의 커뮤니케이션 관리 기능을 강조하고 있다.

③ 행동과학적 개념의 리더십

행동과학적으로 접근한 리더십 개념은 집단 구성원들 간의 상호작용 관점에서 바라보는 것이다. 이 개념에는 기본적인 몇 가지 요소가 포함되어 있다.

첫째, 리더의 역할이다.

이는 다른 구성원에게 긍정적인 영향을 주거나 영향을 주려고 노력하는 역할을 의미한다.

둘째, 추종자 또는 부하의 역할이다.

이는 영향을 받는 또는 영향의 대상이 되는 구성원의 역할을 의미한다.

셋째, 상황적 환경 요소로 집단의 목표, 과업, 기타 공식적 · 구조적 및 비공식적 조직 요소들을 의미한다.

위에서 설명한 사회 · 정치적, 경영관리적, 행동과학적 측면의 리더십 개념의 차이를 정리하면 다음과 같다(표 10-1).

표 10-1 리더십 개념의 차이

구분	주요 기능	중요 초점	주요 관점
사회 · 정치적 리더십 개념	외부환경과 내부환경의 변수	고위 계층 지도자의 중요 기능에 초점	공식적 직위 관점
경영관리적 개념	기획, 조직, 통제, 지휘	상위계층 지도자의 중요 기능에 초점	공식적 직위 관점
행동과학적 개념	상호작용	집단 구성원들의 상호작용	자생적인 관점

자료 : 이학종, 김영조(2014), 조직행동의 이해와 관리, 오래출판사

(2) 리더십에 대한 권력 영향력

리더십에 영향을 미치는 권력에는 다섯 가지의 요소들이 있다.

① **전문적 권력** : 전문적 지식과 정보를 어느 정도 갖추었는지가 여기에 속한다.

② **준거적 권력** : 부하들이 리더와 동일시하고 존경하며 모방하기를 원하는 특별한 자질을 어느 정도 갖추었는지가 여기에 속한다.

③ **보상적 권력** : 구성원을 칭찬, 인정, 관심, 급료, 승진 등에 관여하는 권력이다.

④ **합법적 권력** : 규범, 절차, 정책 등 직위에 따라 달라지는 권력이다.

⑤ **강압적 권력** : 구성원의 강등, 감봉, 해고 등 처벌에 영향을 미치는 권력이다.

(3) 리더십을 해치는 요인

일반적으로 리더십을 해치는 요인으로는 리더의 권력욕, 자기 합리화, 강박관념, 열등감, 정서적 불안정 등을 들 수 있다. 리더는 항상 이와 같은 사항들을 유의하여 리더십을 해치는 문제에 봉착되지 않도록 스스로 관리해야 한다.

2. 리더십 이론

1) 리더십 이론

리더십 이론은 일반적으로 다섯 가지의 유형으로 분류할 수 있다.

(1) 전통적 리더십 이론

① 제1유형 : 특성이론(1930~1950)

㉠ 특성이론의 내용

특성이론은 자질론(trait theory)이라고도 불리며, 기본적으로 리더가 지닌 자질을 중심으로 설명한 것이다.

유능한 리더와 그렇지 않은 리더 간에는 신체적인 특성(연령, 체중, 외모, 신장), 성격적 특성(자신감, 정서적 안정성, 지배성향, 공격성), 인간관계 능력(협조성, 청렴성, 사교성), 사회적 배경(교육수준, 거주지, 출신지), 업무능력(성취욕구, 솔선수범, 책임감, 목표 지향성), 지능(판단력, 결단성, 표현력) 등에 있어 차이가 있다고 주장하는 이론이다.

㉡ 특성이론 학자들이 주장하는 리더의 특성

특성이론의 대표적인 학자들이 주장하는 리더의 특성은 [표 10-2]와 같이 정리할 수 있다.

표 10-2 특성이론 학자들의 리더 특성

학자	리더의 특성
Stogdill(1948)	지능, 지배력, 자신감, 추진력, 업무 관련 지식, 직관
Tead(1935)	육체적, 정신적 에너지, 목표 의식과 지식 능력, 친근감, 탁월한 품성, 기술적 우월성, 과단성, 높은 지능, 신념 등
Barnard	건강(박력), 지구력(인내력), 결단력, 설득력, 책임감 및 지적 능력
Davis	이성, 내적 동기부여, 인간관계적 태도, 사회적 완숙성

㉢ 특성이론의 한계점

- 리더와 리더가 아닌 사람 간의 타고난 자질의 차이만을 강조하고 있다.
- 후천적으로 리더를 육성할 수가 없어 필요한 리더를 확보하는 데 문제가 있다.
- 리더의 자질이 있다고 하더라도 모든 상황에서 리더십을 발휘할 것이라고 보편적으로 주장하기는 어렵다.
- 성공한 리더들의 공통된 특징을 파악하는 데 어려움이 있어, 현재의 리더 혹은 미래의 리더에게 조언이나 훈련의 길잡이가 되지 못한다.

② 제2유형 : 행동이론(1950~1960)

㉠ 행동이론의 내용

리더는 타고나는 것이 아니라 교육을 통해 양성이 가능하다는 이론이다. 이 이론에 따르면, 인간은 자극에 따라 반응하며 바람직한 행동의 변화를 일으킬 수 있으므로 교육을 통해서 적절한 자극과 그 반응을 강화하는 학습을 중요한 요소로 보는 이론이다.

리더십 행동이론에서 주장하는 것은 다음과 같다.

첫째, 개인적 행동을 설명하는 자극–반응이라는 형식의 모델이다.

둘째, 타인 간의 상호작용 과정에서 본인의 욕구와 그 욕구를 충족하는 수단을 조절하는 행동모델이다.

ⓒ 행동이론 학자들의 리더십 정의

ⓐ 미시간대학(Michigan)의 리더십 행동이론(Likert)

- 이 이론은 종업원 지향적 리더와 생산 지향적 리더로 나뉜다.
- 리더의 생산 지향적 측면과 종업원 지향적 측면을 동일한 위상에서 연구하였다.
- 리더의 역할은 연결핀 역할을 한다.
- 이 두 유형 모두 생산성 향상과 관련성이 있어, 적절하게 혼합한 균형적인 영향력을 발휘하는 리더가 중시되고 있지만, 리더는 이 두 가지 차원의 행동을 모두 명확하게 드러낼 수는 없다.

표 10-3 미시간대학의 리더십 행동이론의 비교

구분	생산 지행적 리더	종업원 지향적 리더
내용	• 리더가 구성원에게 관심을 두고 동료 및 직원의 생산과 직무의 기술적 측면을 중시하는 리더 유형	• 리더가 구성원에게 관심을 두고 동료 및 직원 사이의 관계와 개인적 욕구의 실현에 더 많은 관심을 두는 리더 유형
권한	• 리더의 공식 권한 활용	• 구성원에게 권한을 위임하고, 지원적 업무 환경 조성

ⓑ 블레이크와 모우튼의 리더십 격자 이론

- 블레이크와 모우튼(R. Blake & J. Mouton, 1964)이 정립한 이론이다.
- 관리자가 목적을 달성하는 데 필요한 요인을 제시하면서 생산과 인간에 대한 관리자의 관심이 중요하다는 것을 강조하고 있다.
- 이 '관리격자'는 '인간에 관한 관심'과 '생산에 관한 관심'이라는 2차원적인 요소가 경영자에 의해 배려되는 정도를 네모 격자 상에 경영형태로 나타낸 표이다.
- 관리과정이란 인간 문제와 생산성 문제, 이 두 요소를 통합시켜 나가는 과정이라 볼 수 있다. 따라서 인간과 생산에 관한 관심이라는 두 가지 요소의 배합 정도에 따라 리더의 여러 형태의 경영 스타일이 나타난다.

- 생산에 관한 관심이란 직무 중심적 행동, 구조 중심적 행동과 비슷한 것으로 과업 중심적인 감독자의 태도를 말한다.
- 인간에 관한 관심은 목표 달성을 위한 개인 몰입의 정도를 말하며, 복종보다는 신뢰에 기초하는 책임감과 대인관계에 대한 만족도를 나타낸다.
- 인간에 관한 관심과 생산에 관한 관심이라는 두 개의 축에 리더의 성향을 나타내고, 리더가 갖는 관심의 정도에 따라 각각의 차원을 열 단계로 나누었다. 관심의 정도가 '매우 높음'을 9에서부터 '매우 낮음'을 1로 정의하고 두 변수를 조합하여 리더의 행동유형을 총 5가지로 나누고 각각의 행동유형이 생산성에 미치는 영향을 분석한 이론이다.
- 이 중 대표적인 지도자 유형은 무기력형(impoverished style), 과업형(task style), 컨트리 클럽형(country club style), 중도형(middle of the road style), 팀형(team style)의 총 5가지이다. 리더의 5가지 행동유형에 대한 구체적인 내용은 다음과 같다(그림 10-1, 표 10-4).

i) **무기력형(1.1형)**

생산에 관한 관심과 인간에 관한 관심이 모두 낮은 유형으로서, 생산의 목표 달성과 근로자의 사기 앙양에 최소한의 노력만 기울이는 지도자이다.

ii) **과업형(9.1형)**

생산에 관한 관심은 높으나 인간에 관한 관심은 낮은 유형으로서, 작업의 목적과 임무 달성에만 초점을 두어 작업의 효율성과 생산성만 강조하고 근로자의 사기는 무시하면서 철저하게 지시와 통제만으로 관리하려는 지도자이다.

iii) **컨트리클럽형(1.9형)**

생산에 관한 관심은 낮지만, 인간에 관한 관심은 높은 유형으로서, 근로자의 사기 앙양을 강조하여 조직의 분위기를 편안하게 이끌어 나가지만 작업수행과 임무는 소홀히 하는 경향이 있다.

iv) **중도형(5.5형)**

생산에 관한 관심과 인간에 관한 관심 모두 보통인 유형으로서, 작업수행과 근로자의 사기 앙양을 적절하게 맞추면서 관리해 나가는 지도자이다.

v) **팀형(9.9형)**

생산에 관한 관심과 인간에 관한 관심이 모두 높은 유형으로서, 조직의 목표와 인간에 대한 신뢰를 모두 갖춘 사람에 의해 조직의 목표가 달성되며 근로자의 참여를 강조하는 팀 중심적인 지도자다. 이러한 팀형이 이 이론에서 가장 이상적인 지도자형이라 할 수 있다.

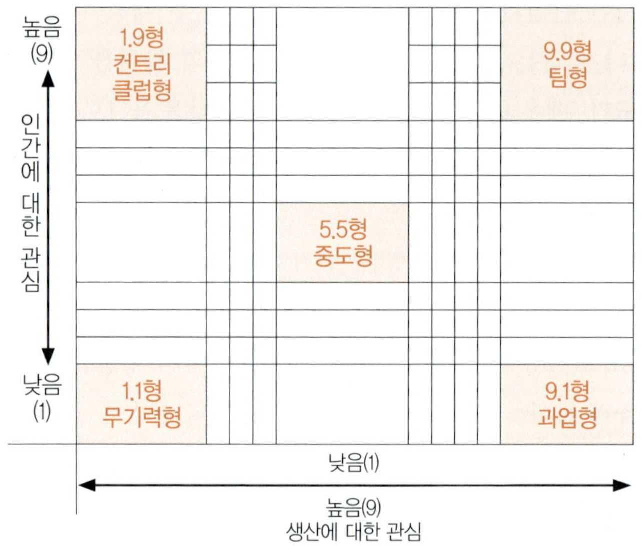

그림 10-1 관리격자이론에 따른 지도자 유형

표 10-4 블레이크와 모우튼의 리더십 격자 이론 정리

분류	관심도	내용
(1.1) 무관심형	생산 관심 낮음 사람 관심 낮음	• 업무에 대한 지시만 함 • 어려운 문제가 발생하면 피해버리는 리더십 유형
(1.9) 컨트리클럽형	생산에 관심 낮음 사람에 관심 높음	• 구성원들의 욕구나 동기를 충족시키면 직원이 수행할 것이라는 전제에서 행해지는 리더십 유형
(9.1) 권위-순응형	생산에 관심 높고 사람에 관심 낮음	• 리더 혼자서 의사결정 • 과업목표 달성이나 생산성 제고에 초점 • 구성원을 하나의 수단으로 취급하는 리더십 유형
(5.5) 중간형	생산에 중간정도 관심 사람에 중간정도 관심	• 구성원들의 요구에 의해 합리적으로 목표를 설정 • 원만한 방법으로 업무를 수행하도록 유도하는 리더십 유형
(9.9) 팀형	생산에 매우높은 관심 사람에 매우높은 관심	• 조직의 공동 목표와 상호관계를 강조 • 구성원들과 상호 신뢰 및 존중에 바탕을 둠 • 구성원들의 몰입을 통해 과업목표를 달성하는 리더십 유형

블레이크와 모우튼의 리더십 격자 이론에서는 팀 스타일 리더를 이상적인 리더로 규정하고 빈약 스타일형, 과업 스타일형, 친목 스타일형 또는 중도 스타일형에 해당되는 리더를 훈련을 통하여 단합형적 팀 스타일 리더로 양성하는 것이 중요하다.

ⓒ 오하이오 주립대 행동이론 연구

- 구성원들로부터 수집한 리더의 행동에 관한 설문지(LBDQ)를 통해 '배려'와 '구조주의'의 두 가지 독립적인 차원의 행동을 추출하였다(그림 10-2).
- 배려에서의 리더는 상호 신뢰, 구성원의 아이디어에 대한 존중, 구성원들의 느낌에 대한 배려와 같은 특성을 갖는 관계를 구성원들과 형성하는 정도를 반영한다.
- 구조주의에서의 리더란 목표 달성을 위해 자신의 역할과 구성원들의 역할을 정의하고 구조화하려는 정도를 의미한다.
- 오하이오 대학 모형에서 이상적인 리더십은 구조주도가 높고, 구성원 배려가 높은 리더십이다.

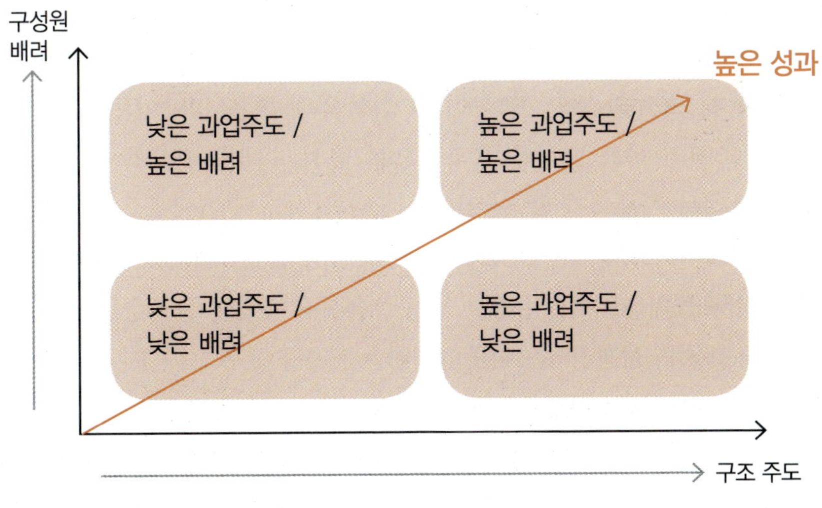

그림 10-2 오하이오 주립대 행동이론

ⓒ 행동이론의 한계점

행동이론 학자들이 공통적으로 성공한 리더의 행동 관찰을 통해 이론을 정의했지만 리더십이 발휘되는 다양한 상황을 무시하였기 때문에 리더십에 대한 다른 결론이 도출되었다.

③ 제3유형: 상황이론(1960~1980)

㉠ 상황이론의 내용

위에서 기술한 특성이론과 행동이론들이 리더십의 정의를 충분하게 정의하지 못하였으므로 학자들은 지속적인 연구결과를 통해 효과적인 리더십은 단 하나의 이론적 모형이 있는 것이 아니라 조직과 구성원이 처한 상황에 따라 응용이 가능한 리더십이 요구된다는 사실을 밝혀냈다. 이러한 사실에 초점을 맞추어 연구된 이론이 1960년대에 등장한 상황이론(situational theory)이다.

- 상황이론은 1950년대 말 로쉬(W. Lorsch)와 로렌스(P. R. Lawrence)에 의해 처음으로 제시되었고, 번스(T. Burns)와 스탈커(G.M. Stalker), 애스턴 그룹, 피들러(Fiedler) 등에 의하여 체계화되었다.
- 상황이론에서는 리더십은 외부환경(정치 · 경제 · 사회 등)과 상호작용하는 관계에 있다는데 초점을 두고, 조직이 환경에 의해 좋은 영향이든 나쁜 영향을 받게 되면 그 조직의 목표 달성을 효과적으로 높일 수 있는가 라는 문제 제기에 대한 답을 찾으려는 이론이라 할 수 있다.

㉡ 상황이론 학자들의 리더십 정의

ⓐ 피들러(Fiedler)의 상황리더십 이론

- 피들러는 리더십 스타일을 '과업지향형'과 '관계지향형'으로 분류하였다.
- 이를 구분하는 척도는 18개 항목으로 구성된 '최소 선호 동료(Least-Preferred Coworker, LPC) 척도'이다.
- 여기에서 리더의 구분을 보면, 해당 집단에서 일탈하는 구성원까지도 만족시키려고 애쓰면 '관계지향 리더'로 분류되고, 그런 구성원의 의견을 배제하고 과제를 수행하는 데 몰두하면 '과제지향 리더'로 분류된다.

- 피들러는 상황이 리더에게 호의적이나 비호의적이면 '과업중심 리더'가, 상황이 리더에게 어중간하면 '관계지향적 리더'가 효과적이라고 주장한다.

ⓑ 하우스(House)의 경로-목표이론

- 하우스는 구조주도-배려주도 리더십과 동기부여 기대이론을 결합한 경로-목표 이론을 제시하였다.
- 경로-목표이론에서 리더의 역할은 조직구성원이 목표를 달성하도록 방향성을 코칭하고 도와주는 것이라고 하였다.
- 따라서 리더는 구성원들이 원하는 보상을 제시하고 목표를 달성하는 방법과 과정(경로)을 명확히 안내하는 것이다.
- 이 이론의 핵심은 리더가 부하의 특성과 환경을 파악하고 어떻게 구성원에게 동기를 부여하고 성과를 도출하는가에 있다.
- 이 이론의 의의는 상황요소들을 포함하였다는 점에 있다.
- 경로-목표이론에서는 리더십을 '지시적 리더십', '성취 지향적 리더십', '참여적 리더십', '후원적 리더십'으로 분류하였다.
- 상황변수는 두 가지로 구분된다.
  첫째는, 부하의 특성으로 직무능력, 통제위치, 욕구상태 등을 말한다.
  둘째는, 과업환경요인으로 과업특성, 권한체계, 작업집단이 이에 속한다.
- 하우스는 경로-목표이론에서 리더란 부하의 특성과 과업환경요인을 고려하여 적절한 리더십 행동유형을 선택함으로써 부하의 성취동기를 자극해야 한다고 주장했다(그림 10-3).

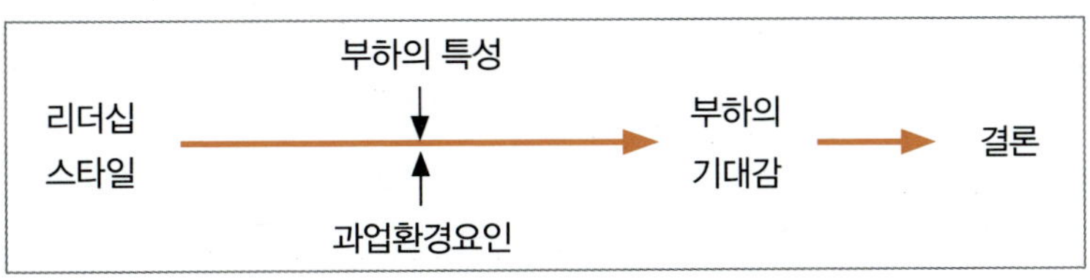

그림 10-3 하우스 경로-목표이론

㉢ 상황이론의 한계점

상황이론의 한계점은 다양한 조직의 상황은 목표와 규모, 조직기술과 환경, 시장, 구성원들의 능력과 태도 및 가치관 등 내적변수와 환경변수들이 모두 다르기 때문에 합리적이고 효율적 관리방식은 한 가지로 통일될 수 없다는 점이다.

(2) 현대적 리더십 이론 : 제4~5유형

전통적 리더십을 교류적 리더십 또는 거래적 리더십이라고 한다면, 현대적 리더십은 전변적 리더십 또는 변혁적 리더십이라고 한다.

① 카리스마 리더십(1980~1990)

20세기 초 Max Weber(1968)가 카리스마의 개념을 연구한 이래, 정치학, 심리학, 사회학 등에서 카리스마에 관해 다양한 연구가 진행되었다. 현대 조직경영에서의 카리스마의 효용과 역할의 연구는 1980년대 말과 1990년대에 이르러 많은 곳에서 응용되기 시작하였다.

㉠ 카리스마 리더십 학자들의 리더십 정의

ⓐ 막스 베버(Max Weber, 1968)의 이론

- 리더의 힘이 다른 사람에게 정당하다고 인식하면, 그 힘은 권위가 되어 구성원에게 지배력으로 작용한다는 이론이다.
- 그는 카리스마적 지배를 가부장적인 전통적 지배, 산업사회 조직관리를 위한 규정을 말하는 합법적 지배, 리더의 카리스마적 지배의 세 가지로 유형화하였다.

ⓑ 로버트 하우스(Robert House, 1977)의 카리스마 이론

- 그는 카리스마 리더십은 급박하고 어려운 사회적 환경에 적합하다고 했다.
- 리더의 특징은 자신감이 높고, 부하에 대한 신뢰와 높은 기대가 있으며, 탁월한 언변이나 설득 능력이 있는지에 대한 것을 중요한 요소로 보았다. 더불어 리더는 전문성과 목표에 대한 비전을 제시하고 솔선수범을 보이는 등의 특징을 가지며, 이를 통해 구성원들이 호의적인 이미지를 갖고 리더를 믿음으로 따르게 한다는 것이다.

여기에 리더 측과 부하 측의 요소를 각각 설명하면 다음과 같다.

첫째, 리더는 미래에 대한 명확한 비전을 제시할 수 있는 언어적 능력, 자신들의 비전과 목표 달성에 대한 흔들리지 않은 신념, 매우 숙련된 이미지 형성 능력, 개인적 매력이 이에 속한다.

둘째, 부하측 요인으로 리더에 대한 강한 애정, 갈등 수준의 고조, 리더에 대한 순종 의지, 리더가 지닌 신념의 정당성에 대한 신뢰가 중요한 요소라고 하였다.

셋째, 상황적 요인으로는 위기의 상황이 존재하며, 과업의 상호의존도가 높을수록 불만이 있을 수 있다.

ⓛ 카리스마 리더십의 한계점

- 리더가 주변에 긍정적인 사람을 모으려는 경향이 있다.
- 리더가 자기도취나 현실감각이 결여될 수가 있다.
- 타인에 대한 기대 우려가 있다.
- 주관적인 개인의 판단으로 결정이 되기 때문에 예측이 어려운 부분이 있다.

② 변혁적 리더십

㉠ 변혁적 리더십 내용

- 변혁적 리더십을 주장하는 학자들은 이전의 리더십 이론들이 지나치게 리더와 추종자 간의 거래관계에만 초점을 두었다고 비판하는 데서 출발한다.
- 이 이론은 리더와 추종자 간의 거래적 리더십을 통해서는 현대의 기업들이 필요로 하는 탁월한 성과를 거두기가 어렵다는 것이다.
- 변혁적 리더십 이론에서 리더는 부하들의 가치관과 신념 그리고 욕구를 변화시키는 능력에 더 많은 관심을 두고 이에 초점이 맞추어져 있다.
- 특히 변혁적 리더십에서 리더의 기준은 구성원 개개인들을 하나로 통합시키는 것을 목표로, 그들의 개인 목표와 신념 나아가서는 조직 전반의 방향성을 변화시키는 능력을 보유하는 것이 필요하다고 강조하고 있다.

ⓛ 변혁적 리더십 학자들의 리더십 정의

ⓐ 배스(Bass, 1985)의 변혁적 리더십 이론

- Bass(1985)는 변혁적 리더십을 기업 현장이나 행정조직에 적합하게 적용할 수 있게 재정립한 모델을 제시하였다.
- Bass는 카리스마적 리더는 신념과 확신뿐만 아니라 본인이 가진 초자연적 속성에 의해 영향을 미치는 것으로 파악했다. 즉, 부하들은 리더에 대한 신뢰와 존경을 넘어 리더를 영웅이나 영적 존재로 숭배한다고 보았다.
- Bass(1985)는 이러한 관점에서 '변혁적 리더십 행위' 3가지와 '거래적 리더십 행위' 2가지, 그리고 어디에도 속하지 않는 '방임형 행위' 등을 제시하였다(표 10-5).

표 10-5 Bass(1985)의 변혁적/거래적 리더십의 요인들

리더십 유형	요인		의미
변혁적 리더십	1. 카리스마	영감적 동기부여	긍정과 열정의 비전제시와 높은 기대를 전파
		이상적 역할모델	집단 이익 강조, 엄격한 윤리 규범, 모범적 행동
	2. 지적 자극		현상에 대해서 새로운 관점을 갖도록 자극
	3. 개별적 배려		구성원 욕구파악, 역량개발, 임파워먼트
거래적 리더십	1. 조건적 보상		임무의 만족스런 수행에 보상 제공
	2. 예외 관리	능동적 예외 관리	과업명시, 수시 개입, 과정관찰
		수동적 예외 관리	과업명시, 문제발생 시 개입

자료 : 백기복(2016), 리더십 리뷰, 창민사, 재정리

㉢ 변혁적 리더십의 한계점

- 환경변화에 따라 모든 산업에 적용하기 어렵다.
- 직급에 따라 요구되는 리더십이 달라서 활용이 어렵다(상위직급은 변혁적 리더십이 요구되며, 하위직급은 거래적 리더십이 효용이 더 높다).
- 리더십의 분류 범위가 매우 좁다.

③ 팀 리더십

㉠ 팀 리더십의 내용

- 최근 기업들은 새로운 패러다임 속에서 다양한 사회적 이슈가 제기되면서 기존 지식과 경험이 많다고 하더라도 리더들은 정상적인 업무 과정에서 한 번도 만난 적이 없는 파트너들과 함께 일을 해야 하는 상황에 직면해 있다. 이러한 환경적

변화는 기존 학계의 이론에서 설명할 수 없는 리더십이 요구되면서 새롭게 주목받고 있다.

- 팀 리더십은 기능적 리더십으로, 리더의 기본적인 기능은 감시(monitor)의 역할과 행동을 취하는 것(action)이다. 이 이론에서 언급하는 리더는 공식적인 리더를 강조하고 있다.

ⓛ **팀 리더십의 구성요소**

ⓐ 셀프 리더십

- 팀 리더십의 주요 기능과 역할은 셀프 리더십이며, 구성원들에게 효과적으로 분산되는 것을 강조한다.
- 분산된 리더십을 행사하기 위해서는 구성원 스스로가 기본적인 역량과 지식을 갖추어야 한다. 그리고 그 발휘되는 역량과 지식이 각자 달라서 서로 보완적이어야 한다.

ⓑ 의사소통

- 팀 리더십은 팀 자체가 리더가 되는 집단적 현상을 의미한다.
- 핵심적 특징은 팀원들의 자발적인 리더십 발휘와 리더와 팀원 간, 팀원과 팀원 간 자유로운 의사소통과 지식의 교류이다.
- 팀 리더십은 주로 수평적인 조직 관계(여러 팀 내의 공동프로젝트, 융합과제 등)에서 다양한 구성원들이 모이기 때문에 공식 리더가 최종 목표에 대한 명확한 비전을 제시하고 이끌어 가는 것도 쉽지 않다.
- 그래서 공식 리더는 구성원 모두가 이해할 수 있고, 단순하면서도 구체적인 목표와 열정을 불러일으킬 수 있도록 의사소통을 통해 공통의 목표설정을 이루어 내는 역할이 리더의 중요한 과제라고 할 수 있다.

ⓒ 팔로워십

- 공유된 리더십이다.
- 구성원 내부에서 필요로 하는 영향력이 리더 혼자의 일방적인 것이 아니라 리더를 포함한 구성원 모두가 상호 영향력을 행사하고 그것을 받아들이는 것이 중요하다.

ⓓ 임파워먼트(empowerment)

- 임파워먼트란 조직의 리더가 업무에 필요한 책임과 권한, 자원에 대한 통제력 등을 구성원들에게 배분 혹은 공유하는 과정을 말한다.
- 즉, 구성원들의 장단점과 역량, 특성 등을 잘 구별하여 각자 맞는 역할을 적절한 시기에 적절한 양으로 배분해 주는 것이다.
- 구성원들이 리더십을 행사하기 위한 기본 역량이 갖추어져 있다 하더라도 공식 리더가 충분한 수준의 '임파워먼트'를 실행하지 않는다면 진정한 팀 리더십은 어렵다고 할 수 있다.

ⓔ 팀워크

- 팀 리더십은 팀워크의 네트워크에 기반한다.
- 리더십 역량과 지식을 보유한 구성원들이 공식적인 업무 관계에서 정보와 전문지식을 효과적으로 서로 교환할 수 있는지가 중요한데, 그러기 위해서는 비공식적인 네트워크를 통해서도 그 관계가 긍정적으로 상호 연결되는 것이 필요하다(Carter & Dechurch, 2012).
- 팀 리더십이 성공적으로 이루어지기 위해서는 공식적 리더의 역할이 매우 중요하다.

ⓒ 팀 리더십의 한계점

- 다소 생소하며 복잡한 모델로 이를 뒷받침하는 연구결과가 많지 않다.
- 복잡한 상황이 발생했을 때 적당한 해결에 대한 방침을 얻지 못한다.

④ 그 외 현대적 리더십 이론

㉠ **슈퍼 리더십** : 주위 사람들이 자신들의 능력을 이끌어내도록 돕는 리더십

㉡ **셀프 리더십** : 스스로 자신을 동기부여하여 자신의 과업을 성실히 수행하는 것

㉢ **팔로워 리더십** : 비판적 · 의존적, 수동적 · 적극적 – 소외형, 수동형, 모범형, 순응형으로 구분됨

㉣ **이슈 리더십** : 이슈–문제나 기회의 이슈에 창안, 이슈 실행

㉤ **배려 리더십** : 정의와 배려의 균형적 시각, 실천 전념, 포용, 확언의 실천

ⓑ 블루오션 리더십 : 제거, 축소, 증가, 창조

ⓢ 컬러 리더십 : 7가지 색깔의 리더십 유형–키워드, 성공패턴, 실천 과제, 목표, 사례

표 10-6 리더십이론의 정리표

구분 / 내용	전통적 이론			현대적 이론
	특성이론	행위이론	상황이론	
	1940~1950	1950~1960	1960~1980	1985~2020
주요 변수	리더의 천부적 · 선천적 자질	'리더–구성원 관계'	'리더–구성원관계' + 상황	리더의 자질 + 상황
리더십의 특징	교류적 리더십 (거래적 리더십)	교류적 리더십 (거래적 리더십)	교류적 리더십 (거래적 리더십)	전변적 리더십 (변혁적 리더십)
효과적인 리더십	유일 최선의 리더십 발휘	모든 상황에서 유일 최선의 리더십 발휘	최선의 리더십과 상황에 적합한 리더십 발휘	카리스마적 리더십
연구논리	• 리더에게는 선천적 자질이 있다는 가정 하에 리더와 그렇지 않은 자를 구분하는 자질 탐색이 중요	• 리더 행동유형의 구분 • 어떤 상황에서나 적용되는 효과적인 리더행동유형 탐색	• 리더 행동유형의 구분 • 특정 상황에 있어서 가장 효과적인 리더와 구성원의 특성, 과업의 성격, 집단 구조 등이 중요	• 다양한 이론들의 통합적 접근으로 리더의 카리스마의 특징 탐색 • 리더는 새로운 비전의 제시가 필요
이론의 주요 연구자	• Stogdill • Tead • Barnard • Davis	• Michigan 주립대 연구 • Black & Mouton • 오하이오 주립대 연구	• Fiedler • House • 브룸과 이튼	• Max Weber • Robert House • conger & kanung

자료 : 정기산(2002), 중간관리자의 리더십 유형별 행동특성과 신뢰와의 관계, 재정리

학습정리

1. 리더와 리더십에 대해 설명하시오.
2. 전통적 리더십에 대해 설명하시오.
3. 현대적 리더십에 대해 설명하시오.
4. 최근 이슈되는 리더십 이론에 대해 설명하시오.

제2절 리더십 유형

1. 레빈(Lewin, Kurt)의 리더십 유형

1) 권위형 리더십

리더십 유형	모든 정책과 목표가 리더에 의해 결정되는 유형
의사 결정권	리더가 결정
권력과 책임	일이 잘못되면 희생양을 만듦
리더와 구성원의 관계	위협과 강제력 행사
업무의 성과	높음(위기 시)

2) 민주형 리더십

리더십 유형	리더와 부하의 참여에 의해 결정
의사 결정권	집단 토의 및 집단 결정에 따름
권력과 책임	잘된 일에 대해서는 칭찬으로 격려
리더와 구성원의 관계	긍정적이면서 지원적
업무의 성과	높음

3) 방임형 리더십

리더십 유형	리더의 참여는 최소한으로 국한됨
의사 결정권	집단 혹은 개인의 결정
권력과 책임	구성원에게 책임
리더와 구성원의 관계	리더는 어떠한 지시도 하지 않으며, 관련된 일에 대해 격려도 없음
업무의 성과	낮음

2. 화이트(White)와 리피트(Lippitt)의 리더십 유형

1) 전제형 리더십

리더십 유형	리더가 혼자서 조직 내의 모든 의사결정을 하는 유형
의사 결정권	리더가 결정
권력과 책임	권력과 책임이 리더에게 있음
리더와 구성원의 관계	수동적인 관계
업무의 성과	위기 상황에서 업무 성과가 높음

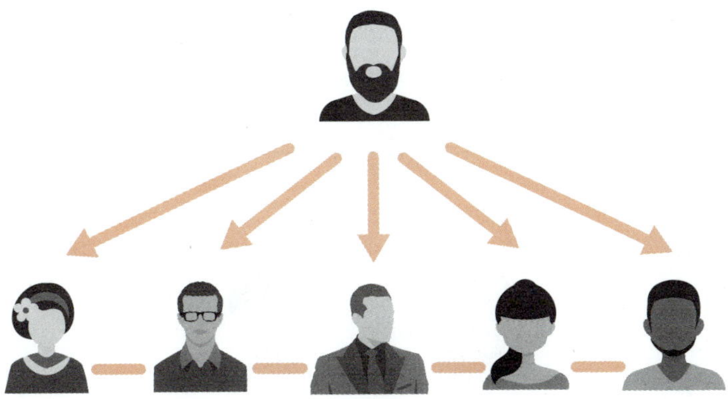

그림 10-4 전제형 리더십

2) 민주형 리더십

리더십 유형	의사결정과 목표 설정을 위하여 리더와 조직구성원들이 함께 상의하는 유형
의사 결정권	리더의 주도로 집단 토론으로 결정
권력과 책임	권력과 책임은 직원들과 함께 공유됨
리더와 구성원의 관계	호의적인 관계
업무의 성과	일반 상황에서 업무 성과가 높음

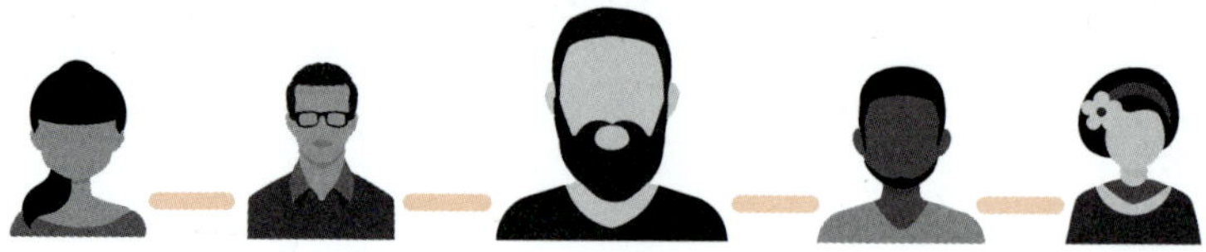

그림 10-5 민주형 리더십

3) 자유 방임형 리더십

리더십 유형	의사결정에 리더는 참여하지 않는 유형
의사 결정권	구성원 개개인이 결정하며, 리더는 결정에 미참여함
권력과 책임	권력과 책임은 구성원에게 있음
리더와 구성원의 관계	리더는 구성원에게 무관심함
업무의 성과	업무의 성과는 좋지 않음

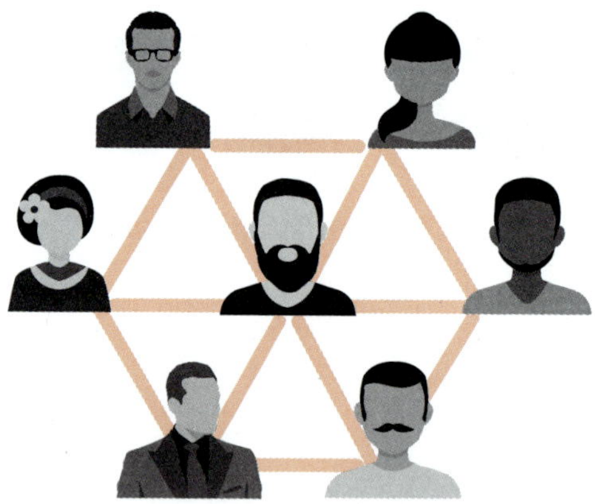

그림 10-6 자유 방임형 리더십

3. 블레이크(Blake)와 모우튼(Mouton)의 리더십 유형

리더의 유형을 파악하기 위해 만들어진 리더십 그리드(Leadership Grid) 모형이다.

이 리더십 그리드에서는 과업에 대한 관심과 사람에 대한 관심을 결합시켜 리더십 유형을 분류하고 있다.

1) 친목형(forcing)

리더십 유형	과업에 집중하기 보다는 자기 자신에게는 많은 관심을 갖고 타인에게는 양보가 적은 스타일
리더와 구성원의 관계	상대방에 대한 관심을 줄이고 자기 자신에게 집중하는 스타일
운영관리의 능률성	만족스러운 관계를 위해 사람들의 욕구 만족에 대한 사려 깊은 배려로 편안하고 친절한 조직 분위기로 형성해야 함

2) 단합형(collaborating)

리더십 유형	과업 완성은 헌신적인 사람들이 만들어내는 것이다. 조직 목표의 달성에서 오는 공동이익을 통한 상호의존성은 존경과 신뢰의 관계로 이어진다.
리더와 구성원의 관계	본인과 상대방에 대해 높은 관심을 보임
운영관리의 능률성	인간적 요소도 중요하며, 과업에 충실한 사람들을 이끌어가며 목표에 도달하도록 노력한다.

3) 과업형(accommodating)

리더십 유형	자신의 이익은 희생하면서 상대방의 이익을 만족시키려는 대인적 갈등관리 스타일
리더와 구성원의 관계	자기 자신에 대해서는 낮은 관심을, 상대방에 대해서는 높은 관심을 나타냄
운영관리의 능률성	인간적 요소의 개입이 최소화되도록 작업 여건들을 조정하는 데서 나온다.

4) 방관형(avoiding)

리더십 유형	자신의 이익이나 상대방의 이익 모두에 무관심한 대인적 갈등관리 스타일
리더와 구성원의 관계	본인과 상대방에 대한 낮은 관심을 의미
운영관리의 능률성	이들은 퇴출되지 않고 조직에 남아 있을 정도만큼만 과업수행 노력을 기울인다.

5) 절충형(compromising)

리더십 유형	자신과 상대방 이익 중 어느 한쪽으로 치우치지 않으며, 중간 정도를 만족시키려는 대인적 갈등관리 스타일
리더와 구성원의 관계	본인과 상대방에 대한 중간적인 관심 의미
운영관리의 능률성	적절한 조직업적은 과업 수행의 필요성과 만족할 만한 수준의 종업원 사기를 균형화하는 데서 온다. 어느 조직에서나 다른 형태를 띠고 있기 때문에, 상황에 따라 최고의 러더십 유형이 완벽하게 적용되기는 어렵다. 다만, 필요에 따라 적절한 활용이 중요하다고 할 수 있다.

4. 허쉬(Hersey)와 블랜차드(Blanchard)의 리더십 유형

허쉬와 블랜차드(Hersey & Blanchard)는 상황적 리더십을 제시하였는데. 이는 리더 유형과 리더십 효과성 간에 상황변수가 작용하는 이론이다. 다양한 상황변수는 행동이론 관점에서 부하의 성숙도로 설정하여 리더십을 네 개로 유형화하였다. 즉, 부하의 성숙도에 맞추어 더욱 적합한 리더십 유형을 연계하는 것이 필요하다고 보았다. 여기에는 과업 및 관계 행동에 따른 리더의 네 가지 유형과 부하의 네 가지 유형으로 구분되어 진다.

1) 참여형(Supporting) (S3)

리더십 유형	낮은 지시적 행동 / 높은 지원적 행동
의사 결정권	부하에게 위임
권력과 책임	문제해결의 책임은 리더가 짐
리더와 구성원의 관계	목표 달성을 위한 지원적 행동을 통해 구성원들의 자발적인 노력 촉진함
업무의 성과	낮은 과업 행동
효과적인 부하의 유형	능력은 높으나 자발적 의지가 약한 부하

2) 코치형(Coaching) (S2)

리더십 유형	높은 지시적 행동 / 높은 지원적 행동
의사 결정권	리더가 목표 달성과 정서적 지원에 노력함
권력과 책임	팀 정신을 촉구함
리더와 구성원의 관계	구성원들의 참여를 촉진하고 아이디어를 장려함
업무의 성과	높은 과업 행동
효과적인 부하의 유형	능력은 낮으나 자발적인 의지는 강한 부하

3) 위임형(Delegating) (S4)

리더십 유형	낮은 지시적 행동 / 낮은 지원적 행동
의사 결정권	과업 담당자에게 위임
권력과 책임	리더가 계획과 통제 및 감독, 지원적 행동도 하지 않음
리더와 구성원의 관계	구성원에게 모든 책임을 맡김
업무의 성과	낮은 과업 행동
효과적인 부하의 유형	능력과 의지가 모두 높은 유형의 부하

4) 지시형(Directing) (S1)

리더십 유형	높은 지시적 행동 / 낮은 지원적 행동
의사 결정권	리더가 목표 달성과 생산성에 맞추어져 있음
권력과 책임	리더가 책임을 짐
리더와 구성원의 관계	리더가 직접 구성원들의 활동을 감독하고 통제함
업무의 성과	높은 과업 행동
효과적인 부하의 유형	능력과 의지가 모두 낮은 유형의 부하

학습정리

1. 레빈의 리더십 유형을 설명하시오.
2. 화이트와 리피트의 리더십 유형을 설명하시오.
3. 블레이크와 모우튼의 리더십 유형을 설명하시오.
4. 허쉬와 블랜차드의 리더십 유형을 설명하시오.

제3절 갈등

1. 갈등의 개념

1) 갈등의 정의

조직구성원은 개인의 욕구나 목표에 접근하려는 경향과 동시에 회피하려는 경향이 존재하며, 이러한 접근 경향과 회피 경향의 충돌로 인해 갈등이 발생한다(Lewin, 1935). 이러한 갈등의 발생은 첫째, 개인이나 집단의 내부 또는 외부에서 두 가지 이상의 목표, 동기, 정서가 서로 충돌하는 현상으로 발생할 수 있다. 둘째, 집단 간에서도 갈등이 발생할 수 있으며, 특정 집단에 대한 차별적 인식과 집단 간의 이해 부족으로 이러한 갈등은 심화한다.

집단 간 갈등을 해결하려면 상대에 대해 존중이 필요하며, 상대의 입장을 이해하려는 태도가 중요하다. 따라서 갈등을 이해하기 위해서는 개인 내부에서 일어나는 갈등과 집단 간의 갈등을 구분하여 갈등의 원인을 파악하고 해결하는 것이 중요하다.

2) 갈등의 원인

갈등은 어느 조직이든 존재하며, 갈등은 그 자체로 나쁜 것만은 아니다. 다만 중요한 것은 이를 인식하고 갈등을 건설적으로 해결하면서 긍정적 변화의 기회로 활용해야 한다. 조직 내 갈등을 해소하는 방안을 마련하고 토의를 통해 이를 해결한다면 구성원들이 즐겁고 만족스러운 조직 생활을 잘 해나가고 나아가 조직 전체의 성과 향상을 도모할 수 있다.

갈등의 유형은 관계적 갈등과 업무적 갈등으로 구분할 수 있다.

첫째, 관계적 갈등은 상호의존성의 차이, 성향의 차이, 태도의 차이, 가치의 차이 등에서 오는 심리적 불편함으로 인한 갈등을 말한다.

둘째, 업무적 갈등은 업무처리 방식의 차이, 의사결정 방향의 차이, 업무의 우선순위 차이, 이와 더불어 각 차이에서 오는 업무 비효율화와 심리적 불편함이 이에 속한다.

3) 갈등의 기능

토즈볼트(Tjosvold, 1991)에 의하면, 갈등은 부정적인 기능만 있는 것은 아니다. 갈등은 조직 내에서 업무수행을 촉진하거나 민주적인 의사결정이 이루어지도록 하고, 조직 목표 달성을 이루도록 하는 순기능적 역할도 한다. 그러나 갈등이 순기능을 발휘하려면 효과적인 갈등관리가 반드시 전제되어야 한다. 이러한 노력이 없다면 갈등은 역기능적 요소로 작용할 것이다. 이런 의미에서 갈등이 초래하는 결과에서 긍정적인 효과를 높이려는 목적으로 갈등관리가 매우 중요하다.

(1) 갈등의 기능에 대한 관점

① 전통적 관점

갈등을 역기능적 측면에서 보는 관점으로, 갈등은 일종의 악이기 때문에 직무의 명확한 규정 등을 통해 반드시 제거해야 한다고 생각한다.

② 행태적 관점

갈등은 조직에서 자연적으로 생겨나는 불가피한 현상이므로 이를 완전하게 제거할 수 없다는 기본적 관점에서 갈등을 자연스럽게 받아들이는 입장을 취한다.

③ 상호작용론적 관점

갈등을 순기능적 측면에서 보는 관점으로, 갈등은 새로운 아이디어를 촉진하며, 다양한 의견을 수용해 우수한 의사결정을 할 수 있도록 도와주어 불만을 해결한다고 생각한다.

(2) 갈등의 역기능

갈등의 역기능이란 갈등이 해결되지 않았을 때 일어나는 부정적인 현상을 의미한다.

① 갈등은 일의 조정을 어렵게 하고 조직의 업무 효율성을 방해한다.
② 갈등이 심화하면 주어진 목표 달성에 대한 관심이 줄어든다.
③ 갈등은 조직구성원 간의 시기와 질투 등 적대감을 유발한다.
④ 갈등으로 인해 인간관계의 심리적 · 신체적 안정이 동요된다.
⑤ 갈등이 지속되면 편 가르기 현상이 나타나 독재적 리더십이 형성되기 쉽다.

(3) 갈등의 순기능

갈등의 순기능이란 갈등이 효과적으로 해결되었을 때 일어나는 현상을 의미한다.

① 갈등의 해결 방안을 모색하는 과정에서 창의적이고 혁신적인 결과가 나올 수 있다.
② 갈등은 조직 내에 문제가 발생했다는 것을 알리는 신호 역할을 함으로써 자원의 재분배와 조직의 근본적인 문제에 변화를 유도하는 초석이 된다.
③ 갈등은 조직을 관리하는 데 필요한 기본 정보를 제공해 줄 수 있다.
④ 건설적인 갈등은 선의의 경쟁을 통해 잠재적 능력이나 재능을 개발시키는 계기가 된다.
⑤ 갈등은 문제에 대한 토론과 다양한 각도의 논의를 가능하게 하기 때문에 조직의 문제해결 능력, 창의력, 융통성, 적응 능력, 커뮤니케이션 능력 등을 향상시킨다.

표 10-7 갈등의 순기능과 역기능의 비교

갈등의 순기능	갈등의 역기능
• 문제의 인식을 구성원 모두 공유한다. • 문제해결 방안을 모색하여 도출한다. • 조직의 혁신적 변화와 분위기를 유도한다.	• 구성원의 심리상태에 부정적 영향을 준다. • 구성원의 행동을 이성적이기 보다는 감정적으로 유도한다.

2. 갈등 종류

대표적인 학자 레빈(Lewin, 1935)은 목표에 대한 접근과 회피 경향으로 인해 발생하는 갈등의 유형에는 여러 가지 유형이 있다고 제시하였다. 갈등의 주체를 기준으로 갈등의 유형은 개인적 갈등, 조직 내 갈등, 조직 간의 갈등으로 구분할 수 있다.

1) 개인적 갈등

개인적 갈등은 개인적 욕구가 스스로 대립하거나 경합하는 경우 또는 어떤 중요한 결정사항에 대해 최종 결정을 어느 방향으로 할지 고민에 빠지는 경우와 같은 심리적 불안 상태를 말한다. 여기에는 접근-접근 갈등 유형과 회피-회피 갈등 유형 그리고 접근-회피 갈등 유형으로 나눌 수 있다(그림 10-7).

(1) 접근-접근 갈등(approach-approach conflict) 유형

이 유형은 매력적이고 긍정적인 두 가지 목표 중 하나의 목표를 선택해야 하는 상황이 개인에게 스트레스와 갈등을 초래하는 상황을 말한다. 예를 들어, 어떤 대학생이 방학 동안 휴가를 알차게 보내기 위한 계획을 수립하던 중, 해외여행을 갈 것인지 아니면 아르바이트 하면서 방학을 보낼 것인지 고민하게 되었다. 이때 해외여행을 가거나 아르바이트를 하는 것은 둘 다 긍정적인 목표와 욕구로 작용한다. 이러한 갈등 상황에서는 어느 한 가지에 대한 매력과 장점을 증가시키는 방법을 찾음으로써 갈등을 해결할 수 있다. 즉, 해외여행을 가면 새로운 문화 체험의 경험을 얻고 아르바이트를 한다면 용돈을 더 벌 수 있는 장점이 있듯이 이중 어느 하나의 결정에 장점을 부각시키는 전략을 통해 갈등을 해결할 수 있다.

(2) 회피–회피 갈등(avoidance–avoidance conflict) 유형

이 유형은 선택의 과정에서 두 개의 선택 모두 불쾌감을 일으키는 상황일 때, 그럼에도 불구하고 꼭 한 가지를 선택해야 하는 상황에서 발생하는 갈등을 의미한다.

(3) 접근–회피 갈등(approach–avoidance conflict) 유형

이 유형은 하나의 목표에 대해 접근 경향과 회피 경향을 동시에 가질 때 발생한다. 무엇인가 결정할 때 긍정적인 측면과 부정적인 측면이 동시에 존재하는데, 사람들은 이와 같은 사건이나 목표에 대해 접근 경향과 회피 경향을 동시에 느끼게 된다. 이처럼 경향들 사이에 충돌이 발생하는 것을 접근–회피 갈등이라고 한다. 이러한 갈등이 둘 이상의 목표나 사건에서도 발생할 수 있는데, 이러한 경우 이중 접근–회피 갈등(double approach–avoidance conflict)이라고 한다.

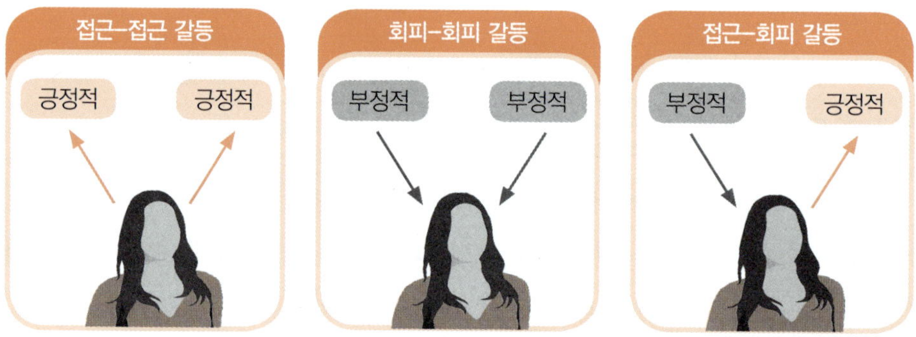

그림 10-7 개인 간의 갈등 세가지 유형

2) 조직 내의 갈등

조직 내의 갈등은 신분과 직위의 차별에 의한 불만이나 학벌과 지연 등을 중심으로 한 비공식집단의 배타적 성향 등에서 생기는 갈등이다. 조직 내의 갈등으로는 상하 직급 간의 갈등, 지역이나 학벌 간의 갈등, 숙련자와 미숙련자와의 갈등 등이 이에 해당한다.

3) 조직 간의 갈등

조직과 조직 간에 생기는 갈등의 예로는 업무부서 간의 갈등, 경영자와 노동조합 간의 임금 인상과 관련된 노사분쟁, 중앙정부와 지방자치단체 간의 업무관할권을 둘러싸고 생기는 갈등 등을 들 수 있다.

표 10-8 집단 간 갈등에 의한 집단 내 변화의 양상

내적 변화	외적 변화
• 집단 내 응집력이 강화된다. • 리더의 강한 리더십이 요구된다. • 구성원의 충성심이 강조된다.	• 집단 간 의사소통이 단절된다. • 상대 집단에 대한 부정적 인식 및 평가가 강화된다.

학습정리

1. 갈등 개념을 설명하시오.
2. 갈등의 순기능과 역기능을 설명하시오.
3. 개인 간의 갈등 유형을 설명하시오.

제4절 갈등관리 방법

1. 갈등관리 유형

조직 내 갈등관리는 결과적으로 개인의 성과와 직결되는 문제이며, 나아가 조직의 목표 달성 여부에 큰 영향을 미친다. 조직 내 갈등관리가 조직 유효성에 유의한 영향을 미친다는 것이 밝혀졌고(De Dreu, Evers, Beersma, Kluwer, & Nauta, 2001), 직장 내에서 발생하는 개인 간의 갈등을 얼마나 효과적으로 관리했느냐에 따라 조직의 성과가 결정된다는 연구도 있다(Tjosvold, 1998).

이처럼 갈등관리의 중요성을 인식하고 시작된 갈등관리 연구는 갈등관리 유형을 중심으로 발전했다. 폴렛(Follett, 1926)이 갈등 관계 유형을 처음 언급한 이후, 1960년대 중반 블레이크와 모우튼(Blake & Mouton, 1964)의 연구에서 촉발한 갈등관리 유형론을 바탕으로 갈등관리 연구는 계속 이어지고 있다.

1) 라힘과 보나마(Rahim & Bonama, 1979)의 연구

갈등관리 유형론의 가치중립성에 대한 문제점의 제기는 개인들의 효과적인 갈등관리 유형이 실제로 존재한다고 인식하는 것에서 출발한다. 라힘과 보나마(Rahim & Bonama, 1979)의 연구에서는 갈등관리를 1차원적 및 2차원적 갈등관리 유형으로 나누어 설명하고 있다.

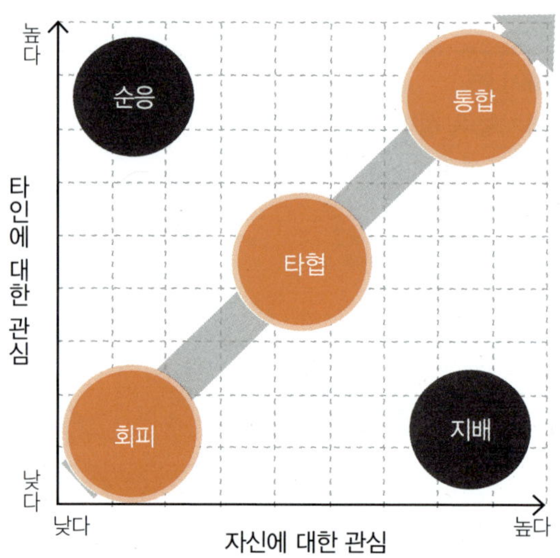

그림 10-8 라힘과 보나마(Rahim & Bonama, 1979)의 갈등 관리 연구

자료 : 한태영(광운대학교 산업심리학과) [출처] 갈등관리 [네이버지식백과]

(1) 1차원적 갈등관리 유형의 5가지

① 타인에 대한 관심이 낮은 집단

② 타인에 대한 관심이 높은 집단

③ 자신에 대한 관심이 높은 집단

④ 자신에 대한 관심이 낮은 집단

⑤ 각 차원에서 중립적인 위치에 있는 집단

(2) 2차원적 갈등관리 유형

타인에 대한 관심 및 자신에 대한 관심이 높은 집단인지 아니면 낮은 집단인지에 따라 XY좌표 위치상의 선호도를 다르게 인식한다고 한다.

① 제1유형(회피)

타인에 대한 관심과 자신에 대한 관심이 모두 낮은 집단은 회피를 가장 비효과적인 갈등관리 유형으로 인식하고 있다.

② 제2유형(타협)

타인에 대한 관심과 자신에 대한 관심의 중간에 위치하는 집단은 타협의 효과성을 보통으로 인식한다.

③ 제3유형(통합)

타인에 대한 관심과 자신에 대한 관심이 모두 높은 집단은 통합을 가장 효과적인 갈등유형으로 인식한다. 블레이크와 모우톤(Blake & Mouton, 1964)은 가장 건전한 방법으로 개방적인 대면(즉, 통합) 유형을 지목하며, 토머스(Thomas, 1976)도 협동(즉, 통합)이 가장 지배적인 갈등관리 유형이라고 한다. 이 학자들이 주장한 갈등의 효과적인 해결방법은 대면(즉, 통합), 강제(즉, 지배), 타협 순서로 나타났다.

④ 제4유형(순응)

타인에 대한 관심은 높으나, 자신에 대한 관심은 매우 낮은 집단의 경우가 이에 속한다.

⑤ 제5유형(지배)

자신에 대한 관심은 매우 높으나, 타인에 대한 관심은 매우 낮은 집단의 경우가 이에 속한다.

2) 블레이크와 모우톤(Blake & Mouton, 1964) 유형론

대부분의 갈등관리 연구에서 채택하고 있는 갈등 유형론은 인간의 다양성을 질서 있게 정리하는 방법으로서 사람들을 개인의 유형이나 범주에 따라 나눌 수 있다고 보는 것이다. 유형론이란 인간형을 몇 가지로 분류하고, 그에 따라 그 특성을 이해하려고 하는 관점으로, 블레이크와 모우톤(Blake & Mouton, 1964)은 가장 건전한 갈등관리 방법으로 대면(통합) 유형을 제시하며, 효과적인 갈등 해결방법은 대면(통합) 유형, 강제(지배) 유형, 타협 유형 순서라고 하였다. 그리고 이중 강제 유형과 회피 유형은 비효과적인 갈등 해결방법이라고 하였다.

2. 갈등관리 해결 방안

1) 토머스-킬만의 갈등 해결 방안

토머스-킬만은 개인의 갈등 상황 속에서 행동을 통해 평가하는 개념적인 방법으로 인간의 행동을 자율성 차원과 관계성 차원에서 유형화한 갈등 해결 모형을 개발하였다. 여기서 중요한 요소로는 개인적인 자율성과 관련된 독단성과 상대방과의 관계와 관련된 협조성을 통해 각 상황별 갈등관리 유형을 나누고 있다. 여기에서 분류한 갈등관리 유형은 총 5가지로 경쟁형(competition), 협력형(collaboration), 타협형(compromise), 회피형(avoidance), 순응형(accommodation)으로 구분된다(그림 10-9).

토머스-킬만은 갈등관리의 최고의 방법은 하나로 정의될 수 없으며, 각 유형은 특정 상황의 요구조건과 각 상황에 처한 사람들의 갈등관리 능력에 따라 다르다고 하였다. 또한, 리더가 어떤 갈등관리 유형을 선택하는가는 개인적인 특성보다는 그가 처한 상황의 본질에 따라 달라지기 때문에 갈등 상황에 대응할 수 있는 타협과 중재기술을 훈련받아야 한다고 하였다. 즉, 리더는 본인의 성향을 강조하기 보다는 갈등 상황에 따라 이에 적합한 행동을 하는 것이 바람직하다는 것이다.

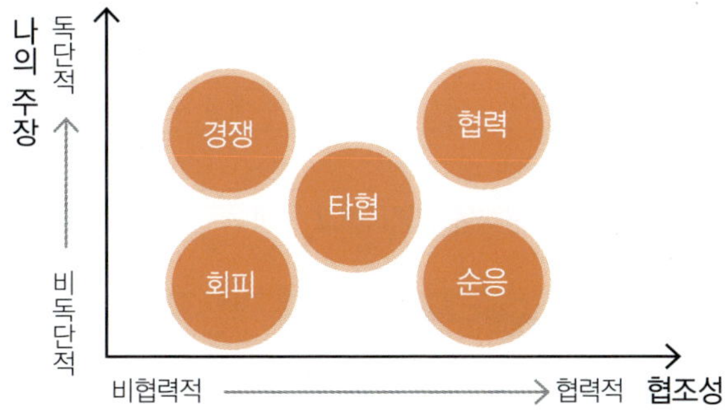

그림 10-9 Thomas- kilman의 다섯가지 갈등유형 상황

2) 토머스-킬만의 갈등 유형 분석을 위한 진단

표 10-9 갈등유형 분석을 위한 자가 진단 문항

번호	문 항	매우 그렇다	그렇다	보통이다	그렇지 않다	매우 그렇지 않다
		5점	4점	3점	2점	1점
1	나는 긴장을 초래할 수 있는 사항은 가급적이면 피한다.					
2	나는 나의 의견을 강력히 주장한다.					
3	나는 나의 입장을 관철하려고 노력한다.					
4	나는 다른 사람이 책임지고 문제를 해결하도록 할 때가 많다.					
5	나는 대부분의 경우, 모두가 만족할 수 있도록 노력한다.					
6	나는 모든 관심사와 문제를 즉각 공개한다.					
7	나는 목표를 추진하는데 확고한 편이다.					
8	나는 상대방에게 내 입장의 중간을 찾으려고 한다.					
9	나는 상대에게 나의 생각을 말한 후 상대 의견을 묻는다.					
10	나는 상대에게 내 입장의 장점을 납득시키려고 노력한다.					
11	나는 상대방의 기분을 상하지 않도록 노력한다.					
12	나는 의견차이가 생기면 즉각 해결하려고 노력한다.					
13	나는 의견차이에 대해서 항상 신경을 쓸 필요는 없다고 생각한다.					
14	나는 쌍방에게 이득과 손해를 공정하게 배분하려고 한다.					
15	나는 상대방의 입장이 매우 중요하다고 생각하면 그의 의견을 수용하려고 노력한다.					

16	나는 상대방의 의견을 존중하기 위해 나의 의견을 포기할 때가 종종 있다.					
17	나는 절충안을 찾으려고 노력한다.					
18	나는 절충안을 먼저 제의한다.					
19	나는 상대방에게 내입장의 타당성과 유용성을 설명하려고 노력한다.					
20	나는 항상 문제를 단도직입적으로 논의하려는 경향이 있다.					
21	나는 타협을 시도할 때, 상대의 의견을 존중하려고 노력한다.					
22	나는 혼자 생각해 볼 여유를 가질 때까지 문제를 미룬다.					
23	상대방이 나의 입장의 일부를 수용한다면, 나도 상대방의 입장을 수용하는 편이다.					
24	나는 상대방이 절충안에 동의할 수 있도록 노력한다.					
25	나는 의견이 상충될 때 타협하는 것보다 일치하는 사항을 강조한다.					
점수 합계						

〈 점수 환산 방식 〉

1. 갈등관리 유형별 해당하는 번호에 체크한 점수를 적는다.
2. 점수합계란에 해당 번호의 점수(5개문항)의 합계를 적는다.
3. 점수 합계에 따라 순위를 적는다.
4. 점수가 가장 높은 유형이 자신의 갈등관리 유형이다.

표 10-10 점수표

갈등관리 유형		극복 방법					점수 합계	순위
경쟁형	번호	2번	3번	7번	10번	19번		
	점수							
협력형	번호	5번	6번	9번	12번	20번		
	점수							
타협형	번호	8번	14번	16번	17번	24번		
	점수							
회피형	번호	1번	4번	13번	22번	23번		
	점수							
순응형	번호	11번	15번	18번	21번	25번		
	점수							

3) 토머스-킬만의 갈등 유형에 따른 해결 방안

표 10-11 갈등 상황에 따른 해결 방안

갈등 유형		내용 및 갈등 상황	해결 방안
경쟁형	내용	• 자신 : 독단적 행동 • 타인 또는 조직 : 비협력적인 유형 • 상대방을 지배하고 복종을 강요하는 유형	• 신속하고 결정적인 행동이 절실할 때 긴급조치로 사용 • 평판이 좋지 않은 중요한 이슈를 개선하기 위해 사용 • (부당한 규칙이나 규정을 강요할 때의 저항수단) • 비경쟁적인 행동을 악용하는 사람들로부터 자신을 보호하기 위해 사용
	갈등 상황	• 상대방의 입장은 전혀 고려 없이 자신의 공식적인 권위를 사용 • 일방적 승리(win–lose)를 추구 • 승자와 패자를 만드는 구조 추구	
협력형	내용	• 자신 : 독단적 • 타인 또는 조직 : 협력적인 태도 유형	• 조직 내 갈등 발생 시 서로의 이해관계를 모두 만족시키기 위해서 문제의 본질을 집중적으로 정확하게 파악하여 통합적인 문제 해결 대안을 도출해 내는 유형 • 상대와 좋은 관계를 유지하면서 서로가 원하는 것을 모두 얻는 방향에서 갈등을 관리하는 것이 필요
	갈등 상황	• 갈등 당사자 모두의 관심사가 너무 중요해서 통합적 해결안이 필요한 경우 • 갈등해결을 통해 상대방의 입장을 배우려고 할 경우 • 갈등 당사자 양측의 관심사를 통합하여 몰입을 얻으려고 하는 경우 • 윈윈(win–win)을 추구하는 유형	
타협형	내용	• 조직의 욕구와 개인의 욕구 간 균형을 지키려는 유형 • 상대방이 서로 관심사를 양보하는 유형 • 갈등 당사자들이 서로 다른 목표를 갖고 있거나 또는 비슷한 협상력을 지니고 있을 때 가능	• 협상, 표결 또는 제3자 개입에 의해 상호 간 입장에서 양보가 이루어지는 것이 일반적임 • 설득과 주장 등 협상을 통하여 서로 양보함으로써 양자가 만족할 수 있는 선에서 갈등을 해소함
	갈등 상황	• 현재의 갈등 상황이 복잡해서 잠정적 또는 임기응변적인 해결이 필요할 경우 • 자신의 입장에서 착오가 있거나 잘못이 있다는 것을 알았을 경우 • 문제가 나보다는 다른 사람에게 더 중요한 문제일 경우 • 불완전 승패(mini win–mini lose)의 관계로 귀결	
회피형	내용	• 자신 : 비 독단적 • 상대방 : 비협력적인 유형 • 자신과 상대방의 이익이 대립한 갈등 상황에서 이기고 지는 것에 큰 관심을 두지 않는 형태	• 목표가 중요하기는 하나 강하게 주장하기 위해 노력하거나 힘을 소진할 만큼 가치가 없는 경우에 응용 • 시간 제약으로 신속하게 해결 방안을 찾아야 할 경우에 응용
	갈등 상황	• 당면한 조직 내 갈등 문제를 무시하는 것이 자신에게 유리할 경우 선택하게 되는 유형 • 자신의 이해 충족 가능성이 전혀 없거나, 즉시 결정을 내리기 보다는 더 많은 정보가 필요할 경우 • 갈등 당사자보다 제3자가 갈등을 더욱 효과적으로 해결할 가능성이 있거나 또는 갈등 당사자 간 감정 충돌이 심하여 진정이 필요한 상황에서 주로 나타나는 유형	

<table>
<tr><td rowspan="2">순응형</td><td>내용</td><td>• 자신 : 비독단
• 상대방 : 협력적
• 자신의 이해 충족보다는 오히려 상대방의 이익이나 욕구를 충족시켜 주기 위해서 자신의 이익을 양보 또는 포기하는 유형</td><td rowspan="2">• 상대방과의 관계를 무엇보다 중요시하기 때문에 자신의 이익을 양보하는 대신 상대방의 이익을 충족해주는 선에서 갈등을 해소
• 상대방과의 관계 측면에서는 결국 자신의 관계 유지 욕구를 충족
• 경쟁하기와 반대 유형</td></tr>
<tr><td>갈등상황</td><td>• 우선 상대방의 신뢰가 필요한 경우
• 상대방의 의견이 자신의 의견보다 더 중요한 경우
• 상대방과 조화로운 관계가 필요한 갈등 상황의 경우
• 자신이 틀렸다고 느꼈을 때
• 자기보다는 다른 사람에게 훨씬 중요한 이슈가 있을 때
• 계속된 경쟁이 당신의 명분을 손상할 때
• 이해 당사자 쌍방에서 너무나 중요하여 타협할 수 없고 통합적인 해결 방안을 찾아야 할 때
• 서로 관계에 장애를 줄 수 있는 감정의 앙금을 해소해야 할 때</td></tr>
</table>

자료 : Thomas & Kilman(1975), 장한기 · 조영주(2006: 381)에서 재수정

표 10-12 갈등 해결의 전략

집단 간 갈등해결 전략	개인 간 갈등해결 전략
• 집단들의 상위 공동 목표를 설정한다.	• 강요(win–lose)
• 집단들에 충분한 자원을 확충한다.	• 양보(lose–win)
• 집단 간 규칙과 제도를 명문화한다.	• 회피(lose–lose)
• 집단들의 공동의 적을 설정한다.	• 타협(give & take)
• 집단 간 의사소통을 원활히 한다.	• 협동(win–win)

* 강요(win–lose) : 자신이 옳다는 것이 확실한 경우
* 양보(lose–win) : 나보다 상대방에게 더 중요한 문제일 경우
* 회피(lose–lose) : 갈등 유발 비용이 너무 크거나, 갈등이 깊어져 휴지기가 필요할 경우

3. 갈등관리 활동지

〈갈등관리 활동지〉

▶ 생활 속 감정 탐험

1. 내가 최근에 경험한 갈등 상황은?

2. 갈등 상황에서 나와 타인이 느꼈던 감정은?

1. 내가 느낀 감정 :

2. 상대방이 느낀 감정(예상) :

3. 부정적인 감정을 바꿀 수 있는 행동 및 생각은?

학습정리

1. 갈등관리 유형을 설명하시오.
2. 갈등관리 유형에 대한 해결 방안을 설명하시오.

[참고문헌]

김근우 · 이현정(2005), 「호텔기업의 변혁적 리더십이 조직공정성에 의한 직무만족과 조직이 시민 행동에 미치는 영향」, 한국호텔 경영학회

김난도(1997), "가상조직의 등장과 조직연구에의 이론적 · 실천적 함의", 「행정학보」, 제31권 제1호, 한국행정학회

백기복(2004), 「조직행동연구」 (제3판), 창민사

안문석(1991), 「정보체계론」, 법문사

안상윤(2017), 「병원조직인사관리」(제4판 발행), 보문각

오석홍(1981), 「조직이론」, 박영사, 1981년

유종해(1995), 「현대 조직관리」 (제4전정판), 박영사

윤우곤(1982), 「조직이론」, 법문사

이학종 · 김영조(2014), 「조직행동의 이해와 관리」, 오래출판사

이현길(2012), 「병원조직관리론」, 현문사

임창희(2001), 「조직행동」 (제2판), 학현사

조석준 · 허중경(1995), 「행정조직론」, 한국방송대학교 출판부

최만규 외(2008), 「병원인사관리」, 메디시언

한태영(2013). 갈등관리에 대한 직무탈진의 영향. 조직과 인사관리 연구

[네이버 지식백과] 갈등 [葛藤, conflict] (행정학사전, 2009. 1. 15., 이종수)

[네이버 지식백과] 갈등 관리 [conflict management] (심리학용어사전, 2014. 4.)

[네이버 지식백과] 리더십 (행복 소통의 심리, 2013. 2. 25., 나은영)

《서울신문》(2012. 8. 18.) 킬링 사회, 힐링을 갈구하다. 1-2면.

Barnard, C.I. (1938), The Functions of the Executive, Cambrige, MA: Harvard University Press.

Blake, R. & Mouton, J. S. (1964). The Managerial grid. Gulf: Houston, TX.

Crocker, J., & McGram, K. M.(1984) What's good for the goose is not good for the gander: Solo status as an obstacle to occupational achievement for males and females. American Behavioral Scientist, 27, 357-369.

De Dreu, C. K. W., Evers, A., Beersma, B., Kluwer, E. S., & Nauta, A. (2001). A theory-based measure of conflict management strategies in the workplace. Journal of Organizational Behavior, 22, 645-668.

Fiedler, F. E.(1993년) The leadership situation and the black box in contingency theories. In M. M. Chemers & R. Ayman(Eds.), Leadership theory and research: Perspectives and directions(pp.1-28). San Diego: Academic Press.

Follett, M. P. (1940). Constructive conflict. In H. C. Metcalf & L. Urwick (Eds.), Dynamic administration: The collected papers of Mary Parker Follett (pp. 30-49). New York: Harper. (Original work published 1926)

Forsyth, D. R.(2001) Group dynamics. Belmont, CA: Wadsworth.

Leavitt, H. J.(1951년) Some effects of certain communication patterns on group performance. Journal of Abnormal and Social Psychology, 46, 38-50.

Rahim, M. A., & Bonoma, T. V. (1979). Managing organizational conflict: A model for diagnosis and intervention. Psychological Reports, 44, 1323-1344.

Selznick, P.(1957), Leadership in Administration, NY: Harper and Row.

Thomas, K. W. (1976). Conflict and conflict management. In Dunnette, M. D. (Ed.), Handbook of Industrial and Organizational Psychology (pp. 889-935). Chicago: Rand McNally.

Thomas, K. W. (1992). Conflict and negotiation processes in organizations. In M. D. Dunnette & L. M. Hough (Eds.), Handbook of Industrial and Organizational Psychology (pp. 651-717). Palo Alto, CA: Consulting Psychologists Press.

Tjosvold, D. (1991). Team organization: an enduring competitive advantage. Chichester, England: Wiley.

Tjosvold, D. (1998). Cooperative and competitive goal approach to conflict: accomplishments and challenges. Applied Psychology: An International Review, 47, 285-342.

제11장

노사관계관리

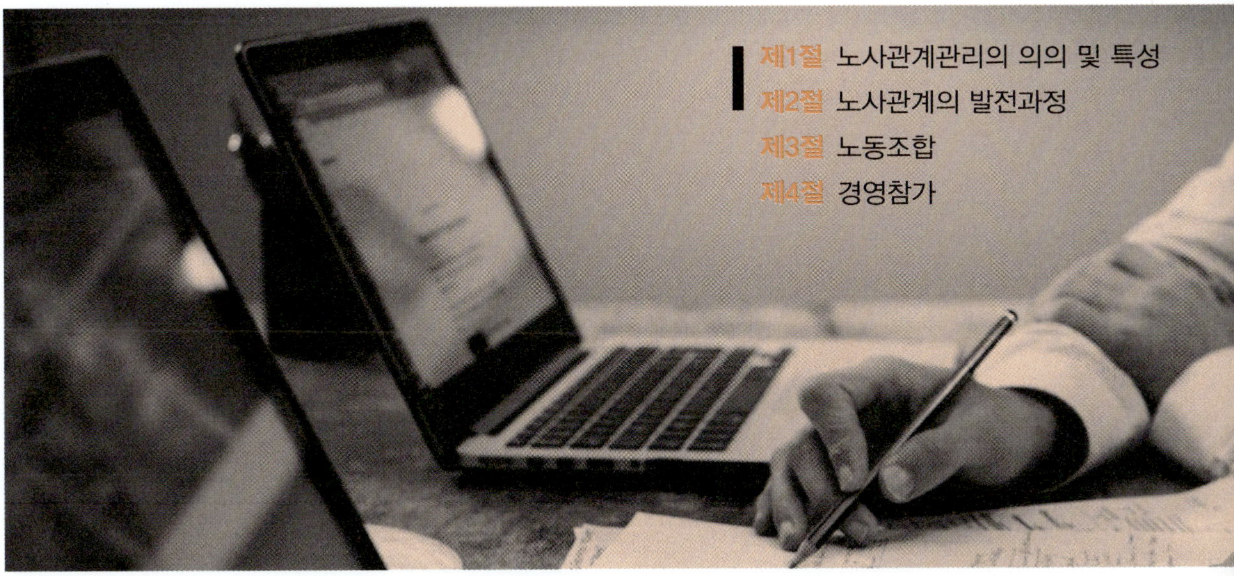

학습목표

1. 노사관계관리의 의의와 목적을 설명할 수 있다.
2. 노사관계관리의 특성을 설명할 수 있다.
3. 노동조합의 의의와 필요성을 설명할 수 있다.
4. 노사관계관리의 발전과정을 설명할 수 있다.
4. 노동조합의 경영참가 과정과 방법을 설명할 수 있다.
5. 노동조합의 중요성과 단체교섭을 설명할 수 있다.

11 노사관계관리

제1절 노사관계관리의 의의 및 특성

1. 노사관계관리의 정의

노사관계관리 개념은 일반적으로 기업의 경영활동에 필요한 노동력의 수요자 측인 사용자와 공급자 측인 근로자 및 노동조합과의 상호관계를 의미하는 것으로써, 산업사회의 고용주와 피고용자의 지배종속 관계 또는 생산수단의 소유자인 자본가와 노동자의 대립 관계를 나타내는 개념 등으로 이해되었다. 이는 고용을 근거로 한 자본가와 노동자 또는 노동자 단체 간에 전개되는 기업 내의 의사결정과 관련된 사회관계로 국제사회에서 흔히 노동관계로 지칭되는 개념이다.

즉, 노사관계관리란 경영과 노동조합 간에 안정적인 노사관계가 형성되도록 쌍방의 태도나 행동을 통제하고, 분쟁을 예방하고 해결하며, 상호 협동적 노력을 통해 산업경제의 지속적인 발전이 가능하게 하는 활동을 의미한다. 경영자 측은 노동조합을 협력의 방향으로 유도하는 것이 목적이다. 그러나 이는 기업이 노동조합에 대하여 충분히 민주적이고 협동적인 태도와 행동을 취할 때 그에 대한 반사로서 기대할 수 있는 것이다. 한편, 노동조합 측도 경영자 측을 협력의 방향으로 유도하는 것이 목적이다. 그러나 이것 또한 노동조합 측이 경영자 측에 충분히 협조적이고 이해적인 태도와 행동을 취할 때 가능한 것이다. 이와 같이 노사관계관리는 노사 쌍방이 서로 협동과 협조적인 입장을 취하고 상대방을 진심으로 이해하려는 태도를 갖출 때 노사관계가 안정적으로 발전할 수 있는 것이다.

노사관계관리는 다음과 같이 법률적 측면과 경제적 측면에서 살펴볼 수 있다.

1) 법률적 측면

(1) 노사관계관리는 사용자와 근로자 개인 간의 동등한 입장에서 행해지는 계약관계이다.
(2) 사용자나 근로자는 상대방에게 어떤 법적 강제력을 행사할 수 없기 때문에 개인의 계약자유가 실현된다.
(3) 이때 국가의 책임은 계약이 자유롭게 이루어지고 쌍방이 계약을 엄수하도록 하는 것이다.

2) 경제적 측면

(1) 사용자와 근로자가 자신의 이윤극대화를 위해 합리적인 행위를 한다는 가정을 기초로 하여 구매자와 판매자의 입장에서 시장거래가 형성되는 것이다.
(2) 여기에서 기업은 생산비의 개념으로 노동자를 고용하며, 근로자 역시 임금과 근로조건을 고려하여 거래관계에 참여하는 것이다.
(3) 노사관계관리는 근로자조직과 경영자 간에 근로자의 처우뿐만 아니라 임금, 생산성, 고용보장, 경영자의 고용 관행, 노동조합정책 및 노동문제에 대한 정부의 행동을 포괄하는 노동의 모든 영역을 포함한다(레스터, R.A. Lester).
(4) 노사관계관리는 노동관계의 직접 당사자인 근로자와 경영자, 그리고 그들 관계에서 노사정책, 단체교섭, 노사분쟁에 관한 규정을 설정하고 다루는 정부를 포함하여 노 · 사 · 정의 상호관계이다(던럽, J. T. Dunlop).

2. 노사관계관리의 의의

노사관계는 고용의 직접 당사자인 노동자와 사용자 그리고 정부와 각종 시민단체 등이 고용조건은 물론, 산업 전반에 따른 의사결정을 둘러싸고 조성하는 사회적 관계를 말하는 것이다.

노사관계는 자본주의 경제질서를 기반으로 만들어진 산물이기 때문에, 자본주의 경제질서의 전개 과정에 따라 그 기구와 내용도 함께 변화하고 있다. 즉, 기업 내 의사결정이 개별 고용계약에 맡겨지던 산업혁명 초기에는 노사관계가 개별기업 내 사용자와 개별 노동자 간의 관계로 이해되었다. 그러나 이러한 전제적 고용 관행, 즉 사용자의 임의 고용원칙에 대항하여 노동조합이 만들어지면서 노사관계도 사용자와 노동조합이라는 집단적 사회관계로 바뀌었다. 그리고 산업화와 함께 정치적 민주의식이 확산되어 노동자의 단결권이 보장되자, 노동조합도 자주성을 확보하게 되었고 이로 인해 근대적 노사관계에서는 노사 간의 대등성과 자율성이 기본 요건으로 등장하게 되었다.

3. 노사관계관리의 특성

노사관계의 특성은 노사관계의 공익성을 바탕으로 한 노사관계 산업 평화적 이념의 정립, 생산성 향상과 공정한 성과 배분의 실현, 노사관계의 안정에 있다. 그리고 노사관계관리의 특성은 노동조합과의 대립적 관계를 적극적으로 인정하고 그 대립을 완화 및 조정함으로써 경영의 안정과 향상을 위하여 인사, 노무, 임금 등의 제도개선, 경영자와 관리자의 자세 개선, 의사소통의 원활화 등이 있다. 노사관계관리는 구체적으로 다음과 같은 3가지 특성을 포함하고 있다.

1) 산업 평화적 이념의 정립

노사관계 공동의 목표는 산업민주주의 이념을 바탕으로 산업 평화적 이념의 정립에 두어야 한다. 산업 평화적 이념의 정립은 인격 존중의 원리, 대화 타협의 원리, 공동체의 원리가 기본이다.

(1) 인격 존중의 원리

'노사는 대등하다'는 입장을 가져야 한다. 산업민주주의는 인격의 평등과 개인의 자유를 보장하는 정신에 있기 때문이다.

(2) 대화 타협의 원리

노사의 자율적인 교섭관계에 이르는 방향은 노사가 계속적인 대화로 타협점을 찾는 문제해결 방식이 되어야 한다.

(2) 공동체의 원리

조직의 성장성, 합리성, 민주성을 추구하는 목표와 책임은 경영자와 근로자 모두에게 있음을 원칙으로 한다. 이는 기업발전의 성패가 노사 양측에 있음을 말하는 것으로서 즉 기업이 존속하지 못하면 근로자나 사용자도 존재할 수 없으므로 산업 평화적 노사관계 형성의 결정체가 된다.

2) 생산성 향상과 성과 배분의 실현

노사관계는 경영성과의 배분이라는 측면에서 볼 때 노사 대립의 개연성이 존재한다. 그러나 노사가 상대방의 입장이 되어서 서로의 사정을 이해하려고 노력한다면 양자 사이의 대립적 입장은 근본적으로 뛰어넘기 어려운 대립이 아니라, 기업의 생산성 향상을 통한 경영성과 증대와 공정한 배분의 실현을 통해 극복이 가능한 대립이다. 노사관계는 위와 같은 대립을 통한 분규와 무질서를 극복해 조화로 승화시키는 데 목적이 있는 것이다.

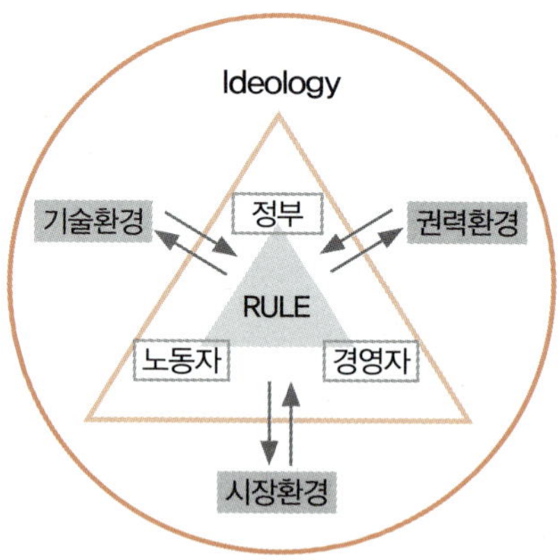

그림 11-1 노사관계 시스템(IRS) : Industrial Relations System

3) 노사관계의 안전성 확립

노사관계의 안정이란 노사가 사회의 진보를 지향하여 장기적인 공존 관계를 유지하고 발전시켜 나가는 상태를 뜻한다. 그리고 노사가 공존 관계를 유지 · 발전시켜 나가는 안정이란 상호 신뢰관계가 바탕이 되어야 하며, 이를 위해서는 노사 쌍방 간의 신뢰와 성실이 밑받침되어야 한다.

4. 병원 노사관계관리의 특징

병원의 노사관계란 사용자와 근로자 간의 관계이지만, 의사집단과 그 외의 집단 간의 균형을 유지하는 관계도 연관되어 있다. 이러한 1차적 관계에서의 문제해결과 더불어 의사 이외의 집단 내에서 계층 간의 조화를 이루는 것이라고 할 수 있으며 다음과 같은 특징이 있다.

1) 구조적적인 측면의 갈등

병원은 다양한 직종으로 구성되어 있으며 이러한 직종 간의 계층적 구조상 이질적인 욕구가 분산적으로 제시되어 근로자의 이해가 상반되고 있어 노사 간의 이해를 통합하기가 쉽지 않은 현실이다. 따라서 병원은 근로자 특정 계층 간의 상반된 이해를 조정하지 못하면 결국 노사 간의 상반된 이해를 합치시킬 수 없으며 상반된 이해의 범위는 더욱 벌어질 수밖에 없다.

2) 인력의 성별 분포 측면의 갈등

병원은 업무의 특성상 전체 인력의 65~70%를 여성 인력이 차지하고 있다. 1988년에 제정된 남녀고용평등법과 근로기준법 등에 법적으로 보장된 각종 제도적 장치에 대해 사용자는 여성 근로자에 대한 합리적이고 공정한 노사관리체계를 마련하여 사전에 문제가 발생하지 않도록 조치하고 실행해야 한다.

학습정리

1. 노사관계관리의 정의를 설명하시오.
2. 노사관계관리의 법률적 측면과 경제적 측면을 설명하시오.
3. 병원노사관계관리의 특징을 설명하시오.

제2절 노사관계의 발전과정

노사관계는 다양하고 복잡한 산업활동이 여러 형태의 차원에서 노사 간의 인간관계와 사회관계의 총체적인 활동을 나타낸다. 협의의 의미에서 노사관계는 사용자와 근로자의 자주적 조직인 노동조합과의 관계를 나타낸다. 노사관계는 노동조합의 급속한 발전과 사용자 측의 근로자와 노동조합에 대한 대응 및 정책의 추이에 따라 역사적으로 변화를 겪어온 과정을 단계적으로 유형화할 수 있다. 일반적으로 노사관계의 발전단계는 4가지 단계로 구분해 볼 수 있다. 즉, ① 전제적 노사관계, ② 온정적 · 자혜적 노사관계, ③ 완화적 · 협조적 노사관계, ④ 민주적 노사관계가 이에 해당한다.

1. 전제적 노사관계

전제적 노사관계는 19세기 중반까지 존재하였던 형태이다. 이 시기는 자유로운 자본시장이나 근대적 노동시장이 성립하지 못하였으며, 그 결과 기업의 경영은 소유자에 의한 경영의 단계에 있었던 까닭에 자본의 전제적 성격을 띠고 있었다. 즉, 사용자는 자본을 생산양식의 절대적인 권한을 행사하는 도구로 사용하고, 근로자는 자본의 지배 하에 있는 전제적 경영관리의 도구로 취급받았다. 근로자의 노동조건은 자본가의 일방적 의사로서 결정되고, 자본가와 근로자의 관계는 자본가의 절대명령과 근로자의 복종 그리고 종속의 관계로서 근로자의 기본적 권리와 인간적 요소는 자본가의 이윤극대화의 도구로 무시되었다.

1820년경 영국의 노동관계법의 내용을 보면 당시 노동자는 1일 14~18시간이라는 장시간 노동으로 혹사당하였다. 이를 방지하기 위해 1일 12시간으로 근로시간을 단축하기도 하였다. 1830년대의 독일과 프랑스 등 오늘날 대부분 선진국에서는 전제적 노사관계가 대표적으로 실시되었다. 따라서 사용자와 노동자의 관계는 대립적 또는 주종관계가 존속되었다. 노동자들은 생산성 향상을 위해 임금과 노동시간 등을 착취당했기 때문에 노동자들의 저항이 컸던 시기였다. 이 시기에 노동자의 저항은 처음에는 높은 결근율, 노동이동 등 근로자의 개인적인 반응으로부터 시작하여 점차 분규와 시위 그리고 폭동 등으로 변화하고, 이는 집단화되어 결국에는 노동조합 생성의 기초가 된 시기이다.

전제적 노사관계는 '소유경영'(owner management)이라고도 하며, 자본가와 노동자의 관계는 절대적인 명령과 복종이 존재하는 종속관계로서 노동자의 인간적 요소는 무시되었다. 즉, 사용자는 노동자의 저항을 억압하고 지배하는 전제적 관리방식으로 일관하였으며, 노동자는 이윤극대화의 도구로 전락하였다. 그로 인해 노동자는 장시간 노동, 저임금, 열악한 근무환경으로 육체적 · 정신적 소모가 매우 컸다. 이처럼 열악한 노동조건에 대항하여 노동자의 저항은 일상적이었으며, 그로 인한 사용자 측의 폭력적 대응이 전개되었다. 이러한 전제적 노사관계는 19세기까지 존재하였고, 사용자가 근로조건을 일방적으로 결정함으로써 근로자의 저항을 초래하였다.

2. 온정적 · 자혜적 노사관계

온정주의적 노사관계의 시기는 19세기 중반 이후에 나타났다. 이 시기에 자본과 노동은 여전히 자본가의 손에 좌우되었고, 특히 근로자에 대한 자본가의 태도는 마치 봉건영주가 농민에게 충성과 복종을 강요하는 것과 유사한 방식으로 이루어졌다. 이 시기에 사용자는 기업의 생산성 증대를 요구하였고, 그 대가로 근로자는 인간의 기본적 욕구를 어느 정도 임금으로 충족시켜 주어야 한다는 은혜적 보답을 요구한 때였다. 자본 전제적 생산양식이 지배적인 시기임에도 불구하고, 어느 정도의 인간적 접촉을 통하여 가족주의적인 사회관계가 성립되고, 노사 간에는 온정주의적 또는 은혜주의적 관계가 나타나게 된 것이다.

즉, 근로자는 사용자가 주는 임금을 은혜에 보답해야 한다고 생각했던 시기로서 근로자는 노동생산성 향상에 주력하였다. 사용자는 근로자에게 온정적 입장으로 임금을 생각하는 견해가 지배하는 시대였기 때문에 노사관계는 순조롭게 유지될 수 있다고 보는 이론이다. 사용자와 근로자의 관계는 여전히 전제적 주종관계에 놓여 있으면서도 어느 정도의 가족주의적 사회관계가 성립하였다. 즉, 사용자는 근로자의 기본적 욕구를 약간 충족시키면서 기업의 생산성을 증대시키려 했고, 근로자는 사용자가 주는 임금에 보답해야 한다는 온정주의 또는 은혜에 대한 보답이라는 사고방식이었다.

3. 완화적 · 협조적 노사관계

완화적 노사관계 단계는 종래 자본의 전제적 지배방식에서 점차 완화되어 합리주의가 생성되기 시작되었으며, 이에 따라 노사 간의 온정적 가족주의가 토착화되어 가는 시기이다. 이 때는 산업혁명이 거의 끝나갈 19세기 말기에 나타난 노사관계의 발전 형태로서 자본이 집중화되기 시작하여 독점 자본주의가 생성된 시기로서, 기업형태는 유한회사와 주식회사가 등장하였다. 따라서 경영의 규모도 종래보다 확대되었으며, 이 시기에는 테일러(F. W. Taylor)의 과학적 관리법이나 페이욜(H. Fayol)의 근대적 경영관리의 등장으로 경영의 합리화가 기업경영의 중심 과제로 나타난 때이다. 노동은 고용의 정착과 전문화, 숙련화 그리고 사회화가 실현되고, 근대적 노동시장이 형성되어 갔다. 이러한 노동력의 집중화와 사회화는 직종의 전문화로 이어져 직업별 노동조합이 생성되기 시작하였다. 여기에서 자본과 노동과의 관계는 필연적으로 종래와 같은 자본의 절대 전제적 특성에서 어느 정도의 변화를 가져오게 되었다. 그러나 노동자의 종속적인 성격은 여전히 강하게 남아 있을 수밖에 없었으며, 단체교섭에서도 노동조합의 힘은 여전히 미약하고 종속적인 형태가 존속되었다. 즉, 자본가 측은 종래의 자본 전제적 지배체제를 어느 정도 완화하는 데 그쳤을 뿐, 여전히 자본가의 지배가 강력하게 행사되던 시기이다. 이리하여 노사관계는 일면으로는 합리주의를 발전시키면서도 다른 한편으로는 종래의 온정적, 가족주의적인 관계가 여전히 남아 있었던 시기이다. 그러나 기업은 테일러의 과학적 관리법의 도입으로 자본 전제적 방식이 완화되어 경영 합리화의 중요성이 대두된 시기로 의미가 매우 크다.

이는 자본과 경영의 분리에 따라 경영자단체가 형성 · 발전되는 단계로서, 경영자가 노동조합을 인정하고 근로자의 복리증진과 의사소통으로 노사관계의 긴장적 대립을 완화하는 단계이다. 이 시기의 특징적 현상은 다음과 같다.

- 테일러(F. W. Taylor)의 과학적 관리법(scientific management)의 등장으로 합리적 경영이 발전하고, 숙련된 근로자들에 의한 근대적 노동시장이 형성됨에 따라 직업별 노동조합(craft union)이 출현한다.
- 그러나 단체교섭에 있어서 노동조합의 힘은 아직도 미약하여 자본가 측은 종래의 전제적 관리방식을 어느 정도 완화하는 데 그치는 수준이었다.
- 즉, 약간의 합리주의적 관리방식과 온정적 · 가족주의적인 관계가 혼재된 상태였다.

4. 민주적 노사관계

민주적 노사관계는 앞에서 설명한 여러 단계의 노사관계를 거쳐 이루어졌다. 1930년대 세계 대공황(The Great Depression) 이후 세계 각국의 자본주의가 전반적으로 심각한 위기에 처하게 되자 각국 정부는 노사관계에 더욱 개입하기 시작하였으며, 노동조합에 대한 적극적인 보호육성정책을 채택하였다. 또한, 산업사회학이나 조직사회학 등에서 논의되는 경영협동이론을 강조하고, 조직행동론과 인간관계론이 도입되어 이른바 건설적 노사관계를 주장하는 시기가 오게 된 것이다. 이러한 형태의 전형적인 예는 단체교섭제도로서 영국과 미국에서 나타났으며, 단체교섭이야말로 민주적 노사관계를 규정하는 최고의 방법이라고 믿기 시작한 시기이다.

이러한 민주적 노사관계의 발전은 자본의 집중과 독점화가 고도로 진전되고, 또한 경영규모가 더욱 확대되면서 시작되었다. 여기에서 소유와 경영의 분리가 촉진되어 경영 직능의 분권화 · 전문화 · 표준화, 전문직 경영자의 등장, 경영자단체의 조직화 등이 일반화되었다. 한편, 생산양식의 기계화 및 표준화가 진전됨에 따라 반숙련공 및 미숙련공이 대량으로 배출됨으로써 노동조합도 산업별 노동조합의 형태가 등장하게 되었다. 또한, 노동의 성격도 종래의 개별 기업의 근로자 중심에서 점차로 계급연대적 노동조합적인 성격을 강하게 띠게 된다. 여기에서 노사관계는 종래의 종속관계나 주종관계에서 벗어나 1:1의 대등한 관계로 바뀌게 되고, 단체교섭을 통한 고용조건의 결정이라는 산업민주주의의 이념으로 노사관계가 형성된 것이다. 따라서 민주적 노사관계는 산업민주주의 이념이 바탕이 되어 성립되었다.

이는 자본주의가 고도로 발전함에 따라 산업별 노동조합이 발전하게 되고, 또 전문경영자가 기업의 책임자로 전면적으로 등장하는 단계이다. 이 단계에서는 노동조합과 전문경영자가 대등한 입장에서 임금과 작업조건 등을 공동으로 결정하는 단계이다.

- 자본과 경영의 분리가 촉진되어 경영 직능의 분화 및 전문화, 생산양식의 기계화 · 표준화가 진전됨에 따라 산업별 노동조합(industrial union)의 형태가 등장한다.
- 노동의 성격도 점차 계급연대적, 총노동적인 성격으로 변화됨에 따라 노사관계는 대등한 관계로 바뀌고 단체교섭을 통한 고용조건의 결정이라는 산업민주주의(industrial democracy)의 이념이 형성된다.

1929년 후반 세계 대공황 이후 자본의 집중과 독점화가 심화되면서 소유와 경영이 분리되고, 전문경영자를 중심으로 하는 경영자단체가 조직됨으로써 노동력의 이용 형태가 변화하게 된다. 현대적 노사관계 형태의 대표적인 것으로서 산업별 노동조합의 발전, 전문경영자의 등장, 노동조합과 전문경영자가 근로조건의 공동 결정, 노사의 대등한 사회적 지위를 인정받는 단계이다.

표 11-1 산업사회의 변화와 노사관계의 발전과정

구분	산업화 초 · 중기	산업화 후기	정보화 사회
노사관계	• 적대적 노사관계 (이해관계의 조정불가능)	• 이해 대립적 노사관계 (이해관계의 조정가능)	• 이해 공통적 노사관계 (이해관계의 조정, 극복)
노동운동	• 정치적 조합주의 • 자본주의 생산방식의 타파 • 사회주의운동의 등장	• 경제적 조합주의 • 근로자생활의 보호 • 근로조건의 개선유지	• 국민적 조합주의 • 분배와 성장의 조화 • 국민경제의 발전과 조화
정치와의 관계	• 정치에 종속	• 정치로부터의 독립	• 정책에 참여
이론적 배경	• 막스(H. K. Marx)의 자본론	• 웨버(M. Weber)의 관료제 이론	• 합리적 경영관리론

학습정리

1. 산업사회의 변화와 노사관계의 발전과정을 설명하시오.
2. 완화적 · 협조적 노사관계를 설명하시오.
3. 민주적 노사관계를 설명하시오.

제3절 노동조합

1. 노동조합의 정의

노동조합은 근로자가 주체가 되어 근로조건의 유지 · 개선 및 기타 근로자의 경제적 · 사회적 지위의 향상을 목적으로 조직한 단체라고 할 수 있다. 우리나라 「노동조합 및 노동관계조정법」 제2조 제4호는 “노동조합이라 함은 근로자가 주체가 되어 자주적으로 단결하여 근로조건의 유지 · 개선 기타 근로자의 경제적 · 사회적 지위의 향상을 도모함을 목적으로 조직하는 단체 또는 그 연합단체를 말한다”라고 규정하고 있다.

그러나 노동조합은 다음 어느 하나라도 해당하는 경우에 노동조합으로 보지 않는다.

① 사용자 또는 항상 그의 이익을 대표하여 행동하는 자의 참가를 허용하는 경우
② 경비의 주된 부분을 사용자로부터 원조받는 경우
③ 공제 · 수양 기타 복리사업만을 목적으로 하는 경우
④ 근로자가 아닌 자의 가입을 허용하는 경우(다만, 해고된 자가 노동위원회에 부당노동행위의 구제신청을 한 경우에는 중앙노동위원회의 재심판정이 있을 때까지는 근로자가 아닌 자로 해석하여서는 아니 된다)
⑤ 주로 정치운동을 목적으로 하는 경우

2. 노동조합의 기능

노동조합의 기능은 크게 기본적인 기능과 사회적 기능으로 구분할 수 있다.

1) 노동조합의 기본적인 기능

(1) 단결권

근로조건의 향상을 도모하기 위하여 근로자와 그 단체에게 부여된 단결의 조직 및 활동을 비롯하여 단결체에 가입 및 단결체의 존립 보호를 위한 헌법상의 권리를 말하며, 단체교섭권 및 단체행동권(쟁의권)과 함께 근로기본권(노동기본권)이라고 한다.

우리나라 헌법은 제33조에서 단결권을 보장하고, 노동조합 및 노동관계조정법은 제1조 등에서 자주적인 근로 3권의 보장을 천명하고 있다. 헌법은 단결권의 보장을 단순히 소극적인 의미에서 자유권의 하나로서만 보장하는 것이 아니라 노사의 실질적인 평등을 확보하기 위하여 적극적인 생존권의 하나로서 이를 보장하고 있다. 즉, 국가가 근로자의 단결의 자유를 부당하게 침해해서는 안 된다는 것뿐만 아니라 사용자도 이 단결권을 부당하게 침해해서는 안 된다는 의미로 보장하는 것이다. 따라서 사용자가 단결의 자유를 제한 또는 방해하는 것은 위법행위로서 책임을 면치 못하며, 또 나아가서 그러한 약정은 무효가 되는 것이다. 헌법은 이러한 단결권의 노사관계에서의 적극적 성격을 중시하고, 일반적인 '결사의 자유'(헌법 21조)와 구별하여 특별히 이를 규정하고 있다.

이러한 근로자의 단결권을 침해하거나 지배 및 개입하는 사용자의 행위는 부당노동행위로서 엄격히 규제되어 있다(노동조합 및 노동관계조정법 81조).

(2) 단체교섭권

단체교섭권은 근로조건의 유지 및 개선에 관한 교섭이라는 점에서 사용자와 사업장 내 근로자 대표 사이에 생산성 향상이나 근로자의 복지증진에 관하여 협의하는 근로자 참여 및 협력 증진에 관한 법률 상의 노사협의제와는 구별된다. 단체교섭권은 단체교섭을 전제로 하지 않은 단결이나 쟁의행위가 무의미하다는 점에서 집단적 노사관계의 중심적 권리라고 할 수 있다.

우리나라 헌법은 이를 근로 3권의 하나로서 보장하고 있다(제33조 제1항). 이에 따라 노동조합 및 노동관계조정법도 단체교섭권의 법률적인 보장을 확인하고(제1조), 노동조합이 단체교섭을 요구할 수 있는 권한(제29조)과 사용자가 단체교섭에 응할 의무(제81조 제3호)를 규정하고 있다.

① 단체교섭의 주체는 노동조합이다.

② 산업별 노동조합도 단위노동조합의 위임이 있는 경우에는 가능하다.

③ 단위노동조합이 산업별 노동조합일 경우 스스로 당사자로서 권한 행사를 하거나 지부 또는 분회에 권한을 위임할 수 있고, 공동교섭을 수행할 수도 있다.

⑤ 이를 실제로 수행하는 자(단체교섭의 담당자)는 노동조합의 대표자 또는 노동조합으로부터 위임을 받은 자이다.

단체교섭의 범위는 근로조건에 관한 것이 주된 것이기는 하나 그 밖에도 근로조건과 밀접한 관련이 있는 것으로서 사용자가 처분할 수 있는 사항이면 교섭대상이 될 수 있다. 우리나라 노동조합 및 노동관계조정법은 노동조합 또는 조합원을 위해서 교섭하고 단체협약을 체결할 권한을 가진다(제29조 1항)라고만 규정하고 있어, 어디까지가 교섭사항이 되는지가 분명하지 않다. 또한, 노동쟁의의 정의를 '임금 · 근로시간 · 복지 · 해고 기타 대우 등 근로조건의 결정에 관한 노동관계 당사자 간의 주장의 불일치로 인한 분쟁상태'(노동조합 및 노동관계조정법 제2조)라고 규정하고 있어 단체교섭의 결렬을 노동쟁의의 발생으로 보는 동시에 반사적으로 교섭사항을 열거하는 데 그치고 있다.

단체교섭의 결과는 단체협약의 체결로 귀착되는 것이 일반적이지만, 반드시 단체협약의 체결만을 목적으로 할 필요는 없다. 그리고 단체교섭은 폭력이나 파괴행위에 의한 교섭이 아닌 한 정당행위로 간주하여 형사책임이 면책된다(노동조합 및 노동관계조정법 제4조). 민사책임 또한 단체교섭권의 정당한 행사에 기인한 사용자의 손해에 대하여 법적 책임이 없다(노동조합 및 노동관계조정법 제3조).

(3) 단체행동권

우리나라 헌법은 단체행동권을 단결권 및 단체교섭권과 함께 근로기본권으로 보장하고 있다(헌법 제33조). 따라서 근로자는 단체행동권으로서의 쟁의권을 행사하여 사용자의 지휘명령권을 배제함으로써 기업에 있어서 업무의 정상적인 운영을 저해하는 집단적 행위를 정당하게 할 수 있는 것이다.

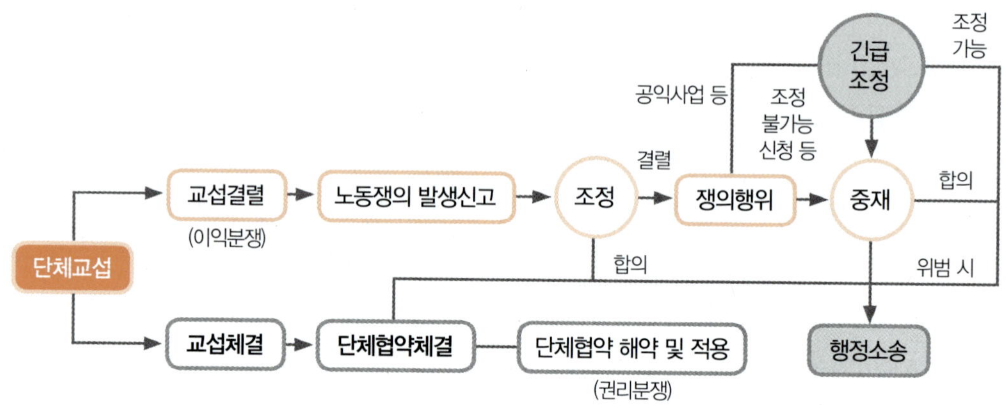

그림 11-2 단체교섭의 절차

노사 간의 실질적 평등을 추구하기 위하여 현대국가는 근로자의 단체행동이 법령이 정하는 범위 내에서 행하여지는 한 이를 보장하고, 사용자에게도 이에 수반되는 손해를 감수하도록 하였다. 그러나 단체행동권은 단체교섭권과는 달리 '투쟁적 행동'으로 전개되는 특성이 있으므로 사용자에게는 물론, 일반 공중에게까지 심각한 영향을 주는 경우가 많다. 따라서 우리나라 헌법에서는 주요 방위산업체에 종사하는 근로자의 단체행동권을 법률이 정하는 바에 의해 이를 제한하거나 인정하지 않을 수 있도록 명문으로 규정하고 있고(헌법 제33조 제3항), 이에 따라 방위사업법과 노동조합 및 노동관계조정법은 주요 방위산업체에 종사하는 근로자에 대하여 쟁의행위를 금지하고 있다.

우리나라 헌법상 단체행동권의 보장은 형사면책(노동조합 및 노동관계조정법 제4조), 민사면책(노동조합 및 노동관계조정법 제2조) 및 단체행동에 참여한 근로자에 대한 불이익처우 금지(노동조합 및 노동관계조정법 제81조)로 구체화 되는데, 문제가 되는 것은 단체행동권의 범위와 한계이다. 일반적으로 단체행동의 정당성 문제로서 그 목적과 수단 및 형태에 관한 논의가 일어나고 있다. 한마디로 단언하기는 어려우나, 폭력이나 파괴행위 또는 안전보호시설을 정상적으로 유지 및 운영하는 것을 저해하는 행위는 정당한 단체행동이라고 할 수 없다.

근로자의 단체행동권의 행사 방법에는 파업, 태업, 보이콧, 피케팅(시위) 등이 있다. 다만, 단체행동권이 근로자만을 위하여 보장되었다고 해서 일체의 사용자의 대항행위(쟁의행위)가 금지되는 것은 아니다. 사용자는 근로자의 파업 · 태업 등에 대하여 직장폐쇄(lockout) 등으로 대항할 수 있다.

2) 노동조합의 사회적 기능

노동조합의 사회적 기능에는 경제적 기능과 공제적 기능 그리고 정치적 기능이 있다(표 11-2).

(1) 경제적 기능

노동조합이 조합원의 경제적 이익과 권리를 유지하고 개선하는 기능을 말한다. 근로시간의 단축, 임금인상, 작업환경의 개선, 복지후생 등이 그 예이다.

(2) 공제적 기능

노동조합원의 노동능력이 질병, 재해, 고령, 사망, 실업 등으로 일시적 또는 영구적으로 상실되는 경우를 대비하여 노동조합이 기금을 설치하여 상호공제하는 활동을 하는 것을 말한다.

(3) 정치적 기능

노동관계법을 비롯한 모든 법령의 제정 및 개정, 세제, 물가정책, 사회보장제도, 기타 사회복지정책 등 정부의 경제 · 사회정책에 관한 노동조합의 정치적 발언과 주장으로 근로자의 생활 향상을 위한 불가결의 활동 분야를 말한다.

표 11-2 노동조합의 3대 기능과 의미

기능	의미
경제적	조합원의 경제적 이익과 권리를 유지하고 개선하는 기능
공제적	조합원의 노동능력 상실을 대비하여 조합이 기금을 설치하여 상호공제 활동하는 기능
정치적	사회복지정책, 정부의 경제, 사회정책에 관한 노동조합의 정치적인 발언과 주장으로 근로자의 생활 향상을 위한 불가결의 활동 분야

3. 노동조합의 유형

1) 직업(종)별 노동조합

(1) 배경

중세 시대 유럽의 길드(guild)의 전통을 이어받은 직인들이 조직한 초기의 노동조합 형태로 직업별로 조직되었다.

(2) 1840~1850년대에 영국에서 나타나기 시작

인쇄공조합, 제화공조합, 선반공조합, 목공조합 등을 말하며, 이는 미국으로 이식되어 미국 노동운동의 특성을 이루었다.

(3) 교섭정책의 특징

숙련노동자 중심 → 길드의 전통과 관련성, 노동력의 공급 제한, 해당 직종의 독점력 행사를 목표로 함(차별적 교섭정책) → 노동시장에서 독점력 행사를 위해 초기에는 지역 단위에서 점차 전국단위로 조직이 확대되었다.

(4) 조직적 특징

성격상 초기업적 조직(사업장 수준을 넘어서서 조직), 실업자도 포함되었다.

2) 산업별 노동조합

(1) 배경

19세기 말 공장제 수공업에서 공장제 기계공업으로 이행하면서 숙련 노동이 해체되고, 모든 노동이 미숙련으로 일반화되었다.

(2) 자본 간 경쟁이 격화되면서 노동조건이 산업단위에서 균등해지는 특성이 나타남

즉, 이윤율 균등화(=잉여가치율의 균등화)가 발생하여 산업수준에서 노동조건을 규제할 필요가 생겨나 동일한 이해를 가진 산업단위의 노동자들이 단결함(미숙련으로 동질적임)

(3) 교섭정책적 특징

숙련 수준이 낮아서 노동력의 대체가 용이함. 따라서 차별적 교섭정책 불가능(표준적 교섭정책) → 산업 전체에서 노동조건을 표준화할 필요성 제기 → 산업별 표준 노동조건의 형성이 목적(산업별 최저기준)이었다.

(4) 조직적 특성

초기업적 조직, 실업자도 포함, 대규모 조직 → 세계 최대의 노동조합인 독일의 금속노조, 공공노조는 조합원 수가 약 250만명이 되었다.

(5) 산업 내에서 독점이 형성되고 규모의 경제에 따라 기업규모가 대형화됨

그에 따라 이에 대응하는 효과적인 조직임이 입증됨 → 유럽 대부분의 나라에서 일반화된 형태이다.

3) 일반노동조합

(1) 배경

자본주의 초기에 숙련 노동자들에게 배제된 미숙련 노동자들이 직종과 산업을 넘어서서 결성 → 주로 불안정하고 취약한 노동계층의 이해를 대변하였다.

(2) 주로 영국과 미국에서 발달

직업별 노조와의 대응관계 → 운송부문에서 발달 → 미국의 Teamster(트럭운전사노조)가 대표적, 우리나라의 경우 항만운수를 담당하던 연합노조가 해당한다.

(3) 교섭정책적 특징

직업적, 산업적 동질성이 없기 때문에 일반적 노동조건의 최저기준을 목표로 함 → 고용안정, 최저임금, 노동시간 등이 주요 의제이다.

4) 기업별 노동조합

(1) 자본가들의 이해를 대변하기 쉬운 노동조합

자본가가 독점적 지위를 갖는 기업단위이기 때문에 → 대부분 어용노조로 조직되었다.

(2) 노동자들이 자발적으로 조직하는 경우는 거의 없고 법으로 강제하는 경우가 많음
1980년 개정된 우리나라의 노동법이 노동조합의 형태를 기업별로 강제함

(3) 세계적으로 일본과 우리나라에 특유한 조직 형태이다.

4. 노동조합의 설립

헌법에 명기된 "결사의 자유"와 관련되어 우리나라의 경우 법적인 보호를 받기 위해서는 법적 요건을 요구하고 있다. 노동조합 및 노동관계조정법의 규정에 의거 실질적 요건과 형식적 요건이 있다.

1) 실질적 요건

(1) 적극적 요건

① 사용자로부터 독립성 유지
② 노동자만 조합원 자격 인정
③ 노동자들의 근로조건 개선(개별적 노사관계)을 목적으로 함(수단: 단체교섭, 단체협약 체결, 쟁의행위 등)

(2) 소극적 요건

① 사용자의 이해를 대변하거나 사용자로부터 경제적 원조를 받으면 안 된다.
② 노동자가 아닌 사람의 조합원 자격을 불허한다.
③ 정치적 목적의 추구 등을 불허한다.

2) 형식적 요건

(1) **설립 신고서 작성** : 설립신고서 기재 항목을 관련 법에서 규정하고 있다.
(2) **노동조합의 규약 작성** : 법으로 규약에 포함되어야 할 사항을 적시하고 있다.
(3) **설립 신고** : 노동부장관 혹은 자치단체장에게 신고 → 합법노조로 법적인 보호를 받게 된다(신고주의).

5. 노동조합의 조합원 가입방식

1) closed shop

① 노동조합원으로 가입이 되어 있어야 채용이 가능하다.
② 조합의 탈퇴 및 제명은 곧바로 해고를 의미한다.
③ 채용과 해고에 대한 권한을 노동조합에 위임한 형태이다.
미국과 영국에서 많이 성행하였으나 점차 법적으로 불법화되어 현재는 거의 사라진 상태이다. 우리나라의 항운노조가 이에 해당한다.

2) open shop

① 조합원 자격이 고용의 조건이 되지 않는 형태로 조합원과 비조합원 모두 채용이 가능하다.
② 개인의 자유로운 가입과 탈퇴가 고용과 무관하게 보장되는 방식이다.
③ 비조합원의 고용을 통해 조합원을 압박할 수 있다.
④ 우리나라에서는 관련 법으로 이 제도를 규정하고 있다.

3) union shop

① 위의 두 가지 유형에서 중간적 형태로 사용자가 조합원 자격 여부와 무관하게 자유롭게 노동자를 채용할 수 있다.

② 일단 채용되고 나면 일정기간(수습기간) 경과 후에 조합원이 되어야 하는 방식이다.
③ 우리나라에서 법적으로 허용하고 있으며, 상당수 노동조합에서 이를 채택하고 있다.

6. 노동조합의 운영구조

1) 총회

① 최상급 의사결정기관이다.
② 규약의 제정 및 개정, 임원 선거, 단체협약 등의 주요 사항을 의결한다.
③ 조직의 규모가 큰 경우 대의원대회가 일부 이를 대신할 수도 있다.

2) 대의원대회

① 총회를 대신할 수 있는 하위기관이다.

3) 집행부(임원)

총회 혹은 대의원대회에서 선출하며, 일정 기간 동안 조합의 집행을 담당한다.
(1) **감사** : 노동조합 운영에 대한 회계감사 설치 의무
(2) **노동조합 전임자** : 단체협약에 의하여 사용자에게 노동을 제공하지 않고 노동조합의 업무에만 종사하는 사람을 말한다.

학습정리

1. 노동조합의 정의를 설명하시오.
2. 노동조합의 기능을 설명하시오.
3. 노동조합의 설립의 요건을 설명하시오.
4. 노동조합의 조합원 가입방식을 설명하시오.

제4절 경영참가

1. 경영참가의 기본개념

1) 경영참가의 의의

경영참가란 전통적으로 사용자 측의 배타적 권리라고 생각하였던 경영권에 대하여 근로자 또는 노동조합이 일정 부분 분담하는 것으로, 근로자들의 이익을 유지하고 증대시키기 위해서 노사 간에 공동으로 경영관리기능을 수행하는 것을 의미한다(Mills, 1986). 1967년 국제노동기구(ILO)는 '경영참가'란 근로자 또는 노동조합이 기업의 제 계층적 수준에서 경영상의 의사결정에 참가하여 영향력을 행사하는 과정을 말한다고 규정하고 있다.

2) 경영참가의 정의

근로자의 경영참가제도는 노사관계를 대립적 관계에서 협력적 관계로 전환함으로써 기업의 생산성을 높이고 성과 배분을 촉진할 수 있도록 하기 위하여 근로자가 경영과 자본 그리고 이윤분배 등에 참여할 수 있도록 하는 총체적 제도를 말한다. 또한 경영참가란 "근로자 또는 노동조합이 기업경영과 관련하여 제기되는 여러 가지 의사결정에 참여하여 영향력을 행사하는 과정"을 말하는 것으로서, 종래의 경영자 권한이라고 생각하였던 경영권에 대하여 근로자들의 이익을 유지하고 증대시키기 위해서 노사가 공동으로 경영관리기능을 수행하는 것을 의미한다.

3) 경영참가의 특성

경영참가는 다음과 같은 특징을 갖는다.

첫째, 자본가나 경영자의 지배로부터 근로자의 지배를 확립하려는 것은 아니다.

자본주의 특성상 사유재산권이 보장되므로 근로자의 지배는 성립될 수 없으며, 근로자의 경영의사결정 참여에 의미가 있다.

둘째, 광의적 측면에서 자본참가(종업원지주제), 이익참가(이윤분배제), 관리참가(의사결정 참가)를 포함하고 있다.

셋째, 경영참가는 단체교섭과 구별하여야 한다.

단체교섭은 임금이나 근로조건의 결정에 노동조합의 대표가 참가하여 생산된 경제적 가치의 분배에 관한 공동 결정일 뿐이며, 경영참가는 경영방침이나 계획, 생산수단의 운영에 관한 의사결정에 참가하는 것이므로 단체교섭과는 성격이 다르다.

4) 경영참가의 이론적 배경

(1) 산업민주주의

경영의사결정에 권력을 행사하는 것이다.

(2) 주주 자본주의 vs 이해관계자 자본주의

기업은 다양한 이해관계자로 구성되는 공공이익의 연합체이므로 이해관계자 간 이익갈등을 조정하기 위해 관계자들이 기업지배구조에 참여해야 한다는 것이다.

(3) 노조 회피의 수단

근로자에게 약간의 권력과 영향력을 주는 대신 재산권과 작업장 통제를 위한 경영권이라는 근본적 체계에 대한 위협을 제거하기 위한 수단으로 활용한다.

2. 경영참가의 목적과 중요성

1) 경영참가의 목적

주식회사제도가 발달함에 따라 소유와 경영의 분리 현상이 나타나면서 경영권에 대한 인식 및 성격도 변화하게 되었다. 오늘날 근로자들을 임금만으로 직장생활에 만족하지 않으며, 직무 및 조직 생활을 통하여 자신의 성취욕구와 참여욕구 및 자아실현욕구를 충족시키려 하고 있다. 경영자는 근로자들을 조직경영에 참여하게 함으로써 그들의 창의성과 자발성을 발휘할 기회를 제공하고 나아가서 노사협력의 기틀을 마련하는 것이 필요하다.

(1) 산업민주주의 실현

인간은 자신의 이해관계나 관심사에 대하여 의사를 표명하고 참여하고자 하는 본능적인 욕구를 지니고 있다. 근로자들은 노동조합을 결성하여 근로조건에 대한 단체교섭을 요구하고 자신들의 직무행동과 관련이 있는 작업방식이나 생산체계에 대하여 발언권을 요구하게 되었다. 이러한 근로자들의 요구에 따라 노사의 자주적 협정에 의하거나 국가의 입법에 따라 공장위원회, 경영협의회, 노사협의회, 노사공동결정제도 같은 노사협력기구로 발전하게 된 것이다. 근로자나 노동조합의 대표는 이러한 노사협력기구에 참가하여 자신들의 활동을 강화하고 주장을 관철하기 위하여 산업민주주의를 실현하려고 한다.

(2) 인간성 존중

근로자의 경영참가는 인간성 회복에 중요한 역할을 한다. 즉, 근로자는 경영의사결정에 참가하여 자신의 의사를 반영함으로써 노동에 대한 인간성 회복을 촉진할 수 있다. 그리고 경영참가는 근로자에게 많은 자율성을 부여함으로써 그들의 무력감이나 비인간적 통제의식을 감소시킬 수 있으므로 직장생활에서 소외의식이 해소되고 인간성 개발에도 중요한 역할을 한다. 따라서 경영자는 근로자를 경영에 참여하게 함으로써 직무를 통한 내재적 만족을 얻도록 하고, 근로생활에서 소외의식을 해소하도록 하며, 근로자에게 인간성 개발의 기회를 제공하여 자신의 인격과 인권을 가진 도덕적 존재라는 사실을 인식하도록 하는 것이 중요하다.

(3) 경영 효율성 제고

경영참가는 근로자의 성취동기 유발을 통하여 경영 효율성의 제고에 중요한 기능을 한다. 즉, 근로자는 경영의사결정에 참가하여 창의적 아이디어를 제시함으로써 경영개선에 기여할 수 있고, 참여의식의 제고를 통하여 성취동기를 유발시킴으로써 생산성 향상과 품질개선 그리고 원가절감 등의 경영 효율성을 향상할 수 있다.

경영참가는 근로자들의 애사정신이나 회사에 대한 충성심을 강화할 수 있다. 이러한 경영참가는 근로자에게는 생산성 향상 의식이, 경영자에게는 인간성 존중의 사고가, 노사는 동반자적 공동체 의식이 정착함으로써 공존공영이 이룩될 수 있게 하고, 국가는 노사협력과 산업평화를 유지하는 계기가 될 수 있다.

경영참가가 근로자의 성취동기 유발과 경영 효율성 증대에 기여할 수 있는 이유는 다음과 같다.

① 근로자들도 유용한 아이디어를 가지고 있다.
② 효과적 하의상달은 고위층의 건전한 정책결정에 필수적 요소이다.
③ 근로자들은 자신들이 참가하여 내린 결정을 더욱 잘 받아들인다.
④ 근로자들은 자신들에게 영향을 미치는 결정에 참가한다면 더욱 열심히 일하게 된다.
⑤ 근로자들이 의사결정 참가를 통해 결정된 정책의 의도를 잘 알게 되므로 더욱 합리적으로 일하게 된다.
⑥ 근로자들의 참가는 근로자와 경영자 간에 더욱 협력적인 자세를 촉진하게 될 것이며, 그렇게 함으로써 연대감 증진과 산업평화의 정착으로 능률의 향상을 이룩할 수 있다.

2) 경영참가의 중요성

현대 근로자들은 일반적으로 교육수준이 높아지고 의식수준이 향상됨에 따라 근로를 단순한 생존의 수단으로 생각하기보다는 근로생활의 질을 향상하는 터전으로 인식하고 있다. 근로자의 경영참가를 통하여 다음과 같은 노사 공존공영의 상호작용을 기대할 수 있게 된다.

첫째, 노사 상호신뢰를 증진할 수 있다.

경영참가를 통해 노사의 일상적인 대화 통로가 마련됨으로써 노사문제, 경영문제를 대립이 아닌 협의로 해결하고 노사 공동의 노력으로 경영목표를 달성하는 과정에서 상호신뢰의 분위기가 조성되고 노사공동체 의식이 형성될 수 있다.

둘째, 사용자는 근로자나 노동조합에 대한 이해를 높일 수 있다.

사용자는 근로자의 경영참가를 통해서 그들의 일상생활이나 기업에 대한 태도, 사고방식, 고충사항 등을 보다 정확하게 이해할 수 있으므로 인사관리 관행이나, 단체교섭에 있어서 공정하고 합리적인 결정을 할 수 있다.

셋째, 근로자는 기업과 경영에 대한 이해를 높일 수 있다.

근로자들은 경영참가를 통해 기업경영에 관한 제반 문제의 토의과정에서 기업의 경영실태를 깊이 이해하게 되고 사기가 높아지며 대립적 의식이 사라지게 된다.

3. 경영참가제도의 유형

1) 유형

(1) 자본참가

자본참가란 근로자들이 자본의 출자자로서 기업경영에 참여하는 방식으로 재산참가 또는 소유참가라고도 한다. 즉, 자본참가는 근로자들이 자기회사의 주식을 취득 · 보유하게 하여 자본의 출자자로 기업경영에 참가하도록 하는 경영참가제도를 말한다. 자본참가의 형태로는 종업원지주제와 노동지주제도가 있다.

(2) 이윤참가

이윤참가는 기업의 생산성 향상에 근로자나 노동조합을 적극적으로 참여시키고 그들의 협력적 참가로 얻어진 이윤의 일부를 임금 이외의 형태(이익분배 · 성과배분)로 근로자들에게 배분하는 경영참가 형태이다. 이 제도는 1891년 영국에서 처음으로 실시되어 유럽에서는 변동성 임금의 형태로 급속히 확대되었다.

(3) 의사결정참가

의사결정참가는 근로자 또는 노동조합이 경영의사결정에 참가하는 제도로서 의사결정권의 행사 범위와 방식에 따라 노사협의제와 노사공동결정제도로 구분하고 있다.

학습정리

1. 노동조합의 경영참가 의의를 설명하시오.
2. 노동조합의 경영참가의 목적과 중요성을 설명하시오.

[참고문헌]

권상철(2004), 현대 노사관계론, 학문사

김균 · 김진희(2020), "인사관리에 대한 인식이 조직의 핵심가치 실현에 미치는 효과: 팀워크의 매개효과", pp.329-351.

박오원 · 차종석(2018), "인적자원관리 제도에 대한 인식과 창의적 성과 간의 관계: 동기부여 선호도의 조절효과", HRD연구, 제20권 제3호, pp.87-111.

양건모 · 배귀희(2013), "노사에 대한 신뢰가 조직몰입과 협력에 미치는 영향: 서울메트로 지하철공사 노사를중심으로", 지방정부연구, 제17권 제3호, pp.245-268.

이종법 · 류태모 · 윤대혁(2003), 노사관계론, 대명

정종진 · 이덕로(2007), 신노사관계론, 법문사

홍세희(2017), "양적변화 자료분석을 위한 잠재성장모형", 서울, 박영사

Allen, N. J., and J. P. Meyer(1990), "The Measurement and Antecedents of Affective, Continuance,Normative Commitment," Journal of Occupational Psychology, 63, pp.1-18.

찾아보기

ㄱ

ㄴ

ㄷ

ㄹ

ㅁ

ㅂ

ㅇ

A

B

C

D

E

F

G

H

I

J

K

L

M

N

O

P

Q

R

S

T

U

V

W

X

Y

기타

편/저/자/소/개

유형식 [2장, 6장] 前 경북전문대학교 보건행정과 교수

고성진 [3장, 7장] 한빛글로벌 경영컨설팅연구소 연구위원

양혜정 [8장] 동원대학교 보건의료행정과 교수

양희정 [4~5장] 前 여주대학교 보건의료행정과 교수

이수재 [1장, 9장] 여주대학교 보건의료행정과 교수

정희태 [11장] 前 남서울대학교 보건행정학과 교수

황미경 [10장] 동원대학교 보건의료행정과 교수

병원인사관리 값 25,000원

2021년 3월 20일 제1판 1쇄 발행
2025년 6월 20일 제2판 1쇄 발행

편저자 : 유형식·고성진·양혜정·양희정
이수재·정희태·황미경
발행인 : 주 영 일
발행처 : **계 축 문 화 사**

서울특별시 종로구 통일로12길 16-17
우편번호 : 03029
TEL : 735-2257·738-9746
FAX : 723-9025
E-mail : gyechuk@hanmail.net
홈페이지 : http://gyechuk.co.kr
1973. 10. 31 등록번호 제300-1973-8호
ISBN 978-89-5629-841-2 93510